kailash

Turid Müller

# VERDECKTER **NARZISSMUS** in Beziehungen

Die subtile Form toxischen Verhaltens erkennen und sich von emotionalem Missbrauch befreien

kailash

MIX
Papier | Fördert gute Waldnutzung
FSC® C014496

Penguin Random House Verlagsgruppe FSC® N001967

5. Auflage

in der Penguin Random House Verlagsgruppe GmbH
Neumarkter Straße 28, 81673 München
produktsicherheit@penguinrandomhouse.de
(Vorstehende Angaben sind zugleich Pflichtinformationen nach GPSR.)

Lektorat: Judith Mark
Satz: Satzwerk Huber, Germering
Umschlaggestaltung: Bettina Stickel, ki 36 Editorial Design, München
Umschlagmotiv: knoppper/istockphoto
Foto der Autorin: © Turid Müller, Fotograf: Torge Niemann
Druck und Bindung: GGP Media GmbH, Pößneck
Printed in Germany
ISBN 978-3-424-63224-8

www.kailash-verlag.de

*Für den Menschen, der mit mir durch diese Hölle gegangen ist.*

*Und für alle, die auch in der Gegend sind …*

# Inhalt



## TEIL I: Den Absprung wagen

## TEIL II: Die Wunden heilen

## TEIL III: Liebe finden

# Hinweis

Narzisstischer Missbrauch ist nicht zu unterschätzen. Betroffene werden Opfer von seelischer und/oder körperlicher Gewalt. Die Folgen: psychosomatische Erkrankungen, Depressionen, Angststörungen, Fatigue, Posttraumatische Belastungsstörungen und viele weitere mögliche Beschwerden. Lebensbedrohliche Gesundheitszustände, Übergriffe oder Suizide sind keine Seltenheit.

Dieses Buch kann eine Therapie nicht ersetzen. Ich rate allen Betroffenen, sich eine (mit dem Thema vertraute) therapeutische Begleitung zu suchen.

Solltest du Selbstmordgedanken haben bzw. in einer akuten Krise stecken: Bitte leg das Buch zur Seite und hol dir sofort Unterstützung. Unter 112 erreichst du die notärztliche Versorgung; unter 0800 111 0 111 oder 0800 111 0 222 die Telefonseelsorge. Wo du Hilfe findest, wenn du häusliche Gewalt erlebst, gestalkt oder bedroht wirst, findest du im Anhang unter »Kontakte«.

Als Überlebende sind wir lange genug nicht ernst genommen worden. Höchste Zeit, dass wir uns selbst ernst nehmen! Der erste Schritt ist Selbstfürsorge.

# Vorbemerkungen

Liebe Lesende,
wie ihr merkt, duze und euchze ich beherzt drauflos. Ich hoffe, es ist okay, mir für ein paar Stunden das (in der Selbsthilfeliteratur übliche) Du zu leihen? Ich habe diese familiäre Ansprache sehr schätzen gelernt. Für mein Empfinden stärkt sie den Zusammenhalt dieser weltumspannenden Gemeinde von Menschen, die narzisstischen Missbrauch erlebt und überlebt haben. Es ist das vertrauensvolle Du von Wissenden, die ähnliche Erfahrungen teilen. Wir sind Mitstreitende auf unseren Wegen. Wir sind nicht allein.

Herzlich
Turid

# Vorwort

Seit ich mit diesem Buch befasst bin, fragen mich Menschen: »Worüber schreibst du?«

Das ist schnell erklärt, dachte ich: »Über Narzissmus.«

In den meisten Fällen kommt dann zurück: »Ah! So wie bei Trump!«

»So wie bei Trump[1] – nur versteckter«, versuche ich zu präzisieren.

Und wenn mich dann verdutzte Blicke treffen, hole ich etwas aus:

»Um zu wissen, dass Trump Narzisst ist«, zitiere ich an dieser Stelle routiniert meinen Vater, »braucht man nicht mal Küchenpsychologie! – Der hat für die Standardwerke über Narzissmus Modell gestanden. Und zwar für alle, überall auf der Welt und sooo großartig, wie das nie zuvor jemand getan hat!«

> »Narzisstische Führung hat gerade in Krisenzeiten Hochkonjunktur. Sie punktet durch einfache Lösungen.«
> BÄRBEL WARDETZKI[2]

Nachdem wir gemeinsam eine Runde gelacht und uns gewundert haben, warum so jemand trotzdem gewählt wird, lege ich nach: »Ich schreibe über eine Form von Narzissmus, die viel subtiler ist. Man erkennt ihn nicht. Und gerade deshalb ist er so gefährlich.«

Im Gesicht meines Gegenübers bildet sich dann für gewöhnlich ein Fragezeichen, und ich weiß: Das ist etwas Neues!

Genau deshalb schreibe ich dieses Buch: Narzisstische Verhaltensweisen als solche zu erkennen ist der Schlüssel, um uns und andere davor zu schützen. Während wir auf der politischen Bühne meist nicht ohne Skepsis sind, legen wir in unserer Partnerschaft (im besten Fall) die Rüstung ab. Narzissmus kann uns hier also noch ungeschützter treffen und uns ernstlich schaden: Wer rechnet schon damit, dass der Mensch auf der anderen Betthälfte eine Gefahr ist?

Verdeckter Narzissmus bedeutet, dass der Missbrauch unbemerkt bleibt – nicht selten sogar für die Opfer! Sie leiden unter Selbstzweifeln, verlieren Energie und Lebensfreude, werden krank an Körper und Seele. Aber sie können sich nicht vorstellen, dass es an ihrer Partnerschaft liegt. Schließlich ist ihr Herzensmensch sehr liebevoll und fürsorglich – das bestätigt auch sein breiter Fanclub! Selbst in der Paarberatung zeichnet sich ab, dass der Grund für die Schwierigkeiten ganz woanders liegt ... Und auch die Familie meint: Eine gute Ehe sei eben harte Arbeit!

Aber obwohl die Urlaubsfotos wirklich jedem Pilcher-Film den Rang ablaufen, fühlt sich irgendetwas merkwürdig an. Von Anfang an. Und immer mehr. Doch will es partout nicht gelingen, den Finger draufzulegen, was da genau nicht stimmt. Es ist verwirrend!

Wenn es dir so geht, dann möchte ich dir sagen: Hör auf dein Bauchgefühl! Du bist nicht verrückt. Es gibt zwei Worte für das, was du erlebst: verdeckter Narzissmus.

Sich aus einer solchen toxischen Bindung zu lösen ist kein Spaziergang. Doch es ist das Ticket in die Freiheit, zu dir selbst und Richtung Liebe. Denn du wirst wissen, dass das, was du erlebt hast, keine echte Liebe war. Aber du wirst sie erkennen, wenn sie dir begegnet, und du wirst nichts mehr darunter nehmen.

Auch wenn du es jetzt noch nicht so ganz glauben kannst: Bald wirst du dich beglückwünschen für die Suche, auf die du dich gerade begibst. Denn sie wird dich in eine unbeschwerte und lebenswerte Zukunft führen. Eines Tages wachst du auf und wunderst dich: Huch! So entspannt kann Leben sein!?

Wirklich wahr. Ich habe es selbst erlebt …

# Einführung

Ich bin Diplom-Psychologin. Trotzdem musste ich feststellen, dass ich (kurz, aber heftig) etwas erlebt hatte, das man wohl als toxische Beziehung bezeichnen muss. Hätte ich beizeiten ein Buch wie dieses gelesen – vielleicht wäre mir dann einiges erspart geblieben.

Weil es mir nicht erspart blieb, habe ich genug Erfahrungen gesammelt, um das Buch zu schreiben, das ich meinem jüngeren Ich gern in die Hand drücken würde. Ich hoffe, es erreicht zumindest dich im richtigen Moment.

> »Ich habe einmal jemanden so sehr geliebt, dass ich versucht habe, ihn zu reparieren, während er mich gebrochen hat.«
> TEAM NARZISSMUS FACETTEN, HERA SANDER[3]

Vielleicht fragst du dich gerade, was in deiner Beziehung so verquer ist? Oder du überlegst sogar, dich zu trennen, bringst es aber nicht fertig, weil alle von deiner besseren Hälfte begeistert sind und meinen, du hättest den Hauptgewinn gezogen? Vielleicht findest du eure Probleme jedes für sich genommen gar nicht so gravierend – nur lässt sich irgendwie nichts gemeinsam klären? Oder du hast erst ein paar Dates hinter dir und bist unsicher, ob daraus was Festes werden kann: Augenscheinlich seid ihr seelenverwandt – aber irgendwas ist merkwürdig!

Wo du auch auf das Wort gestoßen bist – der Begriff »verdeckter Narzissmus« hat offenbar deine Aufmerksamkeit erregt, und du hoffst und fürchtest gleichermaßen, er könnte die Antwort auf all deine quälenden Fragen sein. Denn wenn du eure Paar-Probleme googelst, wirft die Suchmaschine das Wort »Narzissmus« aus – aber der Mensch an deiner Seite ähnelt so gar nicht dem Klischee! Doch trotzdem stapelt sich zwischen euch ein Haufen schwer greifbarer Verletzungen. Und du hast keine Ahnung, was da los ist? Möglicherweise gibst du dir selbst die Schuld für das, was du für »Beziehungsprobleme« hältst?

Mag sein, du beweist nicht zum ersten Mal das richtige Händchen für die falsche Wahl. Vielleicht steckst du aber auch in einer ganz anderen Klemme.

Zum Glück gibt es viele richtige Augenblicke, um dieses Buch zu lesen:

**Teil 1**

Wenn du dich fragst, ob deine Partnerschaft toxisch oder ob deine bessere Hälfte narzisstisch ist, kann es hilfreich sein, die charakteristischen Muster zu erkennen.

Wenn du den Verdacht hast, dass deine Beziehung emotional missbräuchlich ist, findest du hier Entscheidungshilfen, ob und wie eine Trennung sinnvoll ist.

**Teil 2**

Wenn du in naher oder ferner Vergangenheit narzisstischen Missbrauch erlebt hast, kann dich Teil 2 bei deinem Heilungsprozess begleiten.

**Teil 3**

Wenn du verhindern willst, erneut an einen narzisstischen Menschen zu geraten, findest du in Teil 3 Informationen über typische Warnzeichen. Außerdem gibt es Rüstzeug fürs Dating.

Jedem Kapitel ist ein (von eigenen Erfahrungen inspirierter) fiktiver Erfahrungsbericht im Tagebuch-Stil vorangestellt.[4] In den zitierten Beispielen im Text kommen dann andere Überlebende zu Wort. Beides ist vermischt mit bzw. runtergedampft auf quasi archetypische Essenzen, die sich aus unzähligen Fällen speisen und allgemeingültig sind. – Solltest du den Eindruck kriegen, Menschen wiederzuerkennen, ist das der beste Beweis dafür, dass die Person, die du im Kopf hast, hier nicht beschrieben wird: Alle Fallbeispiele (meine Tagebuch-Sequenzen eingeschlossen) sind aus dem Leben gegriffen – aber so durcheinandergewürfelt, dass Kunstfiguren entstanden sind. Die Verfremdung dient dem Schutz der Privatsphäre.

Den Abschluss jedes Kapitels bilden konkrete Anregungen für dein Leben. Ich empfehle, nicht alle Aufgaben zu bearbeiten, sondern ein paar davon auszuwählen. Dabei kann es sowohl interessant sein, die Übungen zu machen, die dich sofort ansprechen – als auch die, gegen die du sofort eine innere Abwehr spürst. Aber Achtung! Wenn der innere Widerstand zu stark ist, hat er vermutlich einen Sinn. Zum Beispiel könnte es ein Schutz deiner Seele vor Überforderung sein. Dann ist das vielleicht etwas, das du in der Therapie ansprechen möchtest oder für später liegen lässt, wenn sich der Knoten etwas gelöst hat und du dich bereit fühlst, ihn anzugehen. Vielleicht ist es aber auch einfach nicht deine Übung. Und da das Erlernen von Grenzen ein zentrales Element unserer Reise ist, nimm deine Grenzen bitte ernst. Wenn du unsicher bist, frag in der Beratung nach. Auch wenn du unter einer schwerwiegenden psychischen Erkrankung leidest, empfiehlt es sich, vorsichtig damit zu sein, auf eigene Faust die Seele zu erkunden.

Für alle Körperübungen gibt es in der Regel individuelle Kontraindikationen. Im Zweifel prüfe bitte im Rahmen eines persönlichen Trainings oder durch ärztliche Beratung, ob die beschriebene Praxis (gerade) für dich geeignet ist oder ob du besser eine andere wählst.

In meiner Ansprache wende ich mich an Überlebende narzisstischen Missbrauchs. Darüber hinaus kann dieser Ratgeber auch für Menschen interessant sein, die nicht persönlich betroffen sind: Zum Beispiel können sich Angehörige Betroffener oder Beschäftigte aus dem Gesundheitswesen einen Einblick verschaffen und so noch fundierter Unterstützung bieten.

Natürlich ist es möglich, mit dem Kapitel zu starten, das dich gerade am meisten anspricht. Empfehlen würde ich allerdings, ganz altmodisch vorn anzufangen. Es werden fortlaufend neue Begriffe eingeführt, die wichtig für die Mustererkennung sind. Diese Erklärungen würden bei einem Quereinstieg fehlen. Auch ergeben die Informationen aus den drei Teilen nur zusammen ein vollständiges Bild.

Übrigens: Wer eine Allergie gegen Anglizismen hat, muss jetzt bitte ganz stark sein, denn in diesem Buch wimmelt es nur so davon. Die amerikanische Selbsthilfe-Szene ist der deutschen weit voraus und hat die Nomenklatur geprägt. Sie zu kennen ist hilfreich, um sich auch international über diese Inhalte verständigen zu können.

Wichtig ist mir auch zu sagen: Dieses Buch ist kein 10-Schritte-Programm.

Ich fürchte, womit wir es hier zu tun haben, ist etwas zu komplex für ein Patentrezept. Ich sehe es eher als Reiseführer mit Wanderkarte und Empfehlungen. Welche Route du nimmst, weißt du selbst am besten.

Auch wenn es ein Balanceakt war – ich habe dieses Buch aus zwei Perspektiven geschrieben: als Psychologin und als Betroffene. Passend dazu fußen meine Recherchen auf Fachliteratur sowie auf Selbsthilfe-Medien und Erfahrungen. Die Blickrichtungen ergänzen einander.

Aus meiner Doppelrolle heraus ist auch die Idee zu diesem Ratgeber entstanden: Ich bin immer noch fassungslos, wenn ich darüber nachdenke, dass ich (immerhin Diplom-Psychologin) nicht verstanden habe, woher die Spannungen in meinen Beziehungen rührten! Und dass es niemand gemerkt hat, der vom Fach und mit mir im Gespräch war. Wenn es mir passieren konnte, dann kann es allen passieren! Und tatsächlich: Seitdem ich meine Geschichte erzähle, höre ich von vielen ähnlichen Erfahrungen – in Partnerschaften, WGs, Arbeitskontexten und Familien.

Verdeckter Narzissmus ist subtil und daher schwer zu erkennen. Aber er kann uns in allen Lebensbereichen begegnen. Uns davor in Acht zu nehmen wird uns nicht beigebracht, wenn wir aufs Leben vorbereitet werden. Wenn Missbrauch nicht körperlich wird, fällt er oft durch das Raster – von Bekanntenkreis, Gesundheitswesen und staatlichen Institutionen. Meines Erachtens gibt es nur ein wirksames Mittel dagegen: mehr Wissen.

Ich hoffe, dass dieses Buch einen Beitrag dazu leisten kann.

# TEIL I

# Den Absprung wagen

»Eine schmerzliche Wahrheit ist besser als eine Lüge.«
Thomas Mann

# 1.
# Zwei Gesichter: verdeckten Narzissmus verstehen

Ich liege im Schlafsack und bin wach. Hellwach.

Was ein schöner Ferientag hätte sein sollen, war etwas, wovon ich mich erholen muss.

Ich kann mir so langsam keinen Reim mehr auf sein Verhalten machen. Wir sind im Urlaub, verdammt! Sollten wir nicht glücklich sein?

Als er vorhin kurz laufen war, griff ich zum Handy und startete eine Google-Suche. Das hätte ich mal lieber gelassen. Denn als ich das Ergebnis sah, kam der Schmerz. Er war immer da. Aber jetzt spüre ich ihn wie eine offene Wunde. Die Einsicht überflutet mich mit einer Wucht, der ich keinen Widerstand entgegensetzen kann: der Mann auf der Isomatte neben mir – ein Soziopath oder Narzisst?

In Sekunden liegt nicht nur mein Camping-Trip in Trümmern – nein, mein ganzes Leben! Und mit ihm das Bild, das ich von mir habe: Plötzlich bin ich ein bedauernswertes Hascherl, das sich runtermachen und manipulieren lässt. Ein Opfer!

Ich war blind. Und nun, da ich sehen kann, tut es umso mehr weh.

Ich fühle mich allein. Nein, richtiger wäre: Endlich fühle ich, wie allein ich bin. Neben diesem Mann. Schon. Die. Ganze. Zeit.

Als ich dies in mein Tagebuch schrieb, ahnte ich noch nicht, dass ich der Wahrheit schon sehr nahe war. Doch die schlechte Beraterin Hoffnung schlug noch mal zu: Einige relativierte Heul-Attacken später saßen wir glücklich vereint in seinem Bulli. Und ich plante unsere Hochzeit. Schließlich konnte es doch nicht sein, dass der Mann an meiner

Seite derart gestört war! Oder? Und die typischen Symptome eines Narzissten oder Soziopathen passten auch nicht auf ihn. Er war ja viel zu nett! Zu normal! Es musste eine andere Erklärung für sein Verhalten geben!

Kurz: Ich drehte noch ein paar Runden auf dem Karussell, bis es mich schließlich unsanft ausspuckte …

Fazit: Im Pärchen-Urlaub »Persönlichkeitsstörungen« googeln kann ich nicht empfehlen. Jedenfalls nicht, wenn man sich erholen will.

Da du dieses Buch liest, bist du vielleicht da, wo ich damals war: in der Phase des Googlens:

Irgendwas ist merkwürdig. Die Schwierigkeiten miteinander sind unerklärlich. Man beginnt, nach Antworten zu suchen, und gibt einschlägige Begriffe in Suchmasken ein. Häufig sind es Schlagworte wie »Heruntermachen«, »keine Fehler zugeben« oder »nicht entschuldigen«.

Zunächst stößt man dann auf erschreckende Begriffe aus dem Gruselkabinett der klinischen Psychologie: Narzissmus, Sozio- und Psychopathie. Viele brechen an diesem Punkt die Recherche ab. Denn das scheint einfach undenkbar: Geisteskranke Gewalttäter im Krimi haben so etwas – aber doch nicht mein Partner!, denken wir uns.

Mangelnde Information ist einer der wesentlichen Gründe dafür, warum so viele Menschen in krank machenden Bindungen ausharren.[5] Das Erlebte verstehen und benennen zu können, ist ein wesentlicher Schritt der Heilung. Er gibt uns die Klarheit und Entschlusskraft zurück, die wir durch den geistigen Nebel des toxischen Miteinanders eingebüßt haben.

Werfen wir also einen Blick auf Narzissmus und seine unterschiedlichen Spielarten.

## Gesunder Narzissmus – gut, wenn man ihn hat!

Das Wort Narzissmus ist mit zahlreichen Missverständnissen verbunden.[6] Ein Teil der Unklarheiten beruht darauf, dass es nicht nur pathologischen Narzissmus gibt, sondern auch gesunden, den wir alle haben. Und das ist auch gut so: Wer (sogar bei Rückschlägen) um seinen Wert weiß, der kommt ohne Vergleich aus.[7] Eigenliebe und ein stabiles Selbstwertgefühl machen es unnötig, sich anderen gegenüber aufzublasen.[8]

Zudem gibt es Lebensphasen, in denen wir besonders narzisstisch sind: als kleine Kinder, bevor wir gelernt haben, dass die Welt sich nicht nur um uns dreht[9]; als Teenager, wenn die Hormone verrücktspielen, und sogar als junge Erwachsene, wenn wir um unsere Identität ringen. Das sind richtige und wichtige Entwicklungsschritte.

Auch die ein oder andere narzisstische Verletzung aus der Kindheit tragen sicher viele Menschen mit sich rum. Unser Selbstwert schwankt von Zeit zu Zeit. So weit ist das normal.

Zur Unterscheidung von gesundem und pathologischem Narzissmus gibt es drei Ansätze:

1. Eine der vorherrschenden Annahmen in der Wissenschaft ist, dass gesunder und krankhafter Narzissmus zwei Pole einer Eigenschaft sind und auf einem Kontinuum liegen – sprich: Menschen mit einer narzisstischen Störung haben demzufolge schlicht zu viel des Guten erwischt.[10]
2. Die meisten gehen davon aus, dass Narzissmus beides hat – gesunde und weniger gesunde Ausdrucksformen.[11]
3. Und dann gibt es noch die Idee, dass gesunder und krankhafter Narzissmus zwei völlig verschiedene Paar Schuhe sein könnten[12]: Denn *positiver* oder *gesunder Narzissmus* bedeutet, dass wir einen stabilen Selbstwert haben und förderliche Strategien, um diesen zu regulieren. *Pathologischer* Narzissmus zeichnet sich durch das Gegenteil aus: Minderwertigkeitsgefühle und eine dysfunktionale Selbstwertregulation.

Klar, auch eine narzisstische Abwehr von Minderwertigkeitsgefühlen haben alle Menschen: Wer hat nicht schon mal zur eigenen Ehrenrettung kein gutes Haar an der Konkurrenz gelassen? Aber beim pathologischen Narzissmus ist diese *Entwertungs-* oder *Spaltungsabwehr* zum Schutz einer positiven Meinung von sich unabdingbar und besonders gnadenlos.[13]

Es ist also komplex. Und es fällt nicht leicht zu sagen, wo denn nun genau die Grenze zur Störung überschritten ist. Fest steht: Die *narzisstische Persönlichkeitsstörung* (und ihre mildere Form, die *narzisstische Persönlichkeitsakzentuierung*) gehen weit über das hinaus, was man unter gesundem Narzissmus oder alltäglichen Selbstwert-Schwankungen versteht.

## Grandioser Narzissmus – ein Klassiker

Wenn wir das Wort »Narzissmus« hören, denken wir an eine schillernde Persönlichkeit – charismatisch, vielleicht ein bisschen zu sehr von sich überzeugt. Aber durchaus unterhaltsam! Nur: auf die Dauer durch den Mangel an Empathie und die starke Ich-Bezogenheit eben doch verletzend. Wobei wir Eitelkeit und Arroganz vielleicht auch lange entschuldigen, zumal es sich doch um so außergewöhnliche Individuen handelt: witzig, clever, eloquent!

Gerade auf den ersten Blick ist schwer zu merken, dass jenseits der schicken Oberfläche nicht viel Tiefgang zu erwarten ist. Und dass die ach so spannenden Geschichten gern mit »Ich …« beginnen. Zuhören gehört übrigens nicht zu den Kernkompetenzen dieser Menschen – es sei denn, es dient der Selbstinszenierung.

Dafür machen sie sich gut als Star der Party, als Diva, leidenschaftlicher Liebhaber oder mächtige Führungspersönlichkeit. Solche Charaktere können attraktiv und anziehend auf uns wirken. Ihre Eigenschaften scheinen (zunächst) faszinierend, und die extravaganten Erlebnisse können wirklich aufregend sein! Denn Hand aufs Herz: Wer wird nicht gern mit einer Luxusyacht zu einem Picknick auf eine einsame Insel entführt ...?

Tatsächlich verbirgt sich aber hinter dem gestylten Äußeren, den großen Gesten und dem beeindruckenden Lebenslauf zuweilen eine Persönlichkeitsstörung. Das hat einschneidende Folgen für das Umfeld. Gerade nahe Angehörige leiden meist stark unter den damit einhergehenden Verhaltensweisen. Das fängt bei dem übergroßen Bedürfnis nach Aufmerksamkeit an, geht weiter mit Kritikunfähigkeit, Herabwürdigungen und Wutanfällen und führt bis hin zu Affären, Doppelleben, Kontrolle und sogar körperlicher Gewalt.

Hier unterscheidet sich Narzissmus von vielen anderen psychischen Erkrankungen: Gewöhnlich haben die Betroffenen den Leidensdruck. Bei Narzissmus ist das anders. Da leidet das Umfeld.[14] Aber das wirst du vermutlich bereits am eigenen Leib erlebt haben, sonst würdest du das hier nicht lesen.

Der hier beschriebene *grandiose Narzissmus* ist also die typische Variante dieser Persönlichkeitsstörung. Doch wenn du das, was du erlebst, hier nicht oder nur teilweise wiedererkennst, ist gut zu wissen: Es gibt noch andere.

**Die fünf großen E des Narzissmus (nach Reinhard Haller)[15]**

1. Egozentrik
2. Eigensucht
3. Empfindlichkeit
4. Empathiemangel
5. Entwertung

## Narzissmus – Diagnose im Umbruch

Wer in der Schule mit griechischen Sagen beglückt wurde, kennt die Fabel vom allseits umschwärmten Narziss, der sich in sein eigenes Spiegelbild verliebte. Daher rührt das Wort Narzissmus.[16]

Was landläufig unter Narzissmus verstanden wird, der sogenannte grandiose Narzissmus, ist dem Verhalten ähnlich, das sein griechischer Namensgeber an den Tag legte: Betroffene halten sich für überlegen und wichtig. Sie wollen bewundert werden und erwarten eine Sonderbehandlung. Was aussieht wie ein übergroßes Selbstwertgefühl[17], ist eigentlich genau das Gegenteil: Scham – so vernichtend und bedrohlich, dass sie nicht bewusst werden darf. Daher wird der geringe Selbstwert[18] durch grandiose Einstellungen und Verhaltensweisen überkompensiert.[19]

Auch die Narzisse, in die Narziss schließlich verwandelt wird (weil er ihm verfallene Liebeskranke mit seiner Kaltschnäuzigkeit sogar in den Tod treibt), ist namentlich verwandt: Genau wie Beziehungen mit narzisstischen Menschen ist auch ihre strahlende Blüte giftig. Blume und Diagnose eint die Zweigesichtigkeit: das schöne Bild nach außen und die schleichende toxische Wirkung auf alle, die zu nahe kommen. Diese Eigenschaft führt dazu, dass Narzissmus gerade für Außenstehende kaum erkennbar ist.

Die nach der tragischen Sagengestalt benannte psychische Erkrankung gehört zu den *Persönlichkeitsstörungen*. Das ist der Fachbegriff für Charakterstrukturen, die derart unflexibel ausgeprägt sind, dass Leid und Konflikte die Folge sind.[20] Das heißt: Sie betreffen den Kern einer Person und gehen somit deutlich tiefer als etwa die sogenannten *neurotischen Störungen* – wie zum Beispiel Essstörungen oder Depressionen. Daher sind sie auch schwerer zu heilen.[21]

Im aktuellen Diagnose-Manual der American Psychiatric Association, dem *DSM-V*, wird die narzisstische Persönlichkeitsstörung zusammen mit Borderline, der antisozialen und der histrionischen Persönlichkeitsstörung den *Cluster B personality disorders* zugerechnet.[22]

Vor allem mit diesen »verwandten« Persönlichkeitsstörungen kann es Ähnlichkeiten, Überschneidungen und daher zuweilen Verwechslungsgefahr geben.[23]

**Diagnostische Kriterien gemäß DSM V[24]**

Mindestens fünf der folgenden Kriterien müssen erfüllt sein:

1. Hat ein grandioses Gefühl der eigenen Wichtigkeit (z. B. übertreibt die eigenen Leistungen und Talente; erwartet, ohne entsprechende Leistungen als überlegen anerkannt zu werden).
2. Ist stark eingenommen von Fantasien grenzenlosen Erfolgs, Macht, Glanz, Schönheit und idealer Liebe.
3. Glaubt von sich, »besonders« und einzigartig zu sein und nur von anderen besonderen oder angesehenen Personen (oder Institutionen) verstanden zu werden oder nur mit diesen verkehren zu können.
4. Verlangt nach übermäßiger Bewunderung.
5. Legt ein Anspruchsdenken an den Tag (d. h. übertriebene Erwartungen an eine besonders bevorzugte Behandlung oder automatisches Eingehen auf die eigenen Erwartungen).
6. Ist in zwischenmenschlichen Beziehungen ausbeuterisch (d. h. zieht Nutzen aus anderen, um die eigenen Ziele zu erreichen).
7. Zeigt einen Mangel an Empathie: Ist nicht willens, die Gefühle und Bedürfnisse anderer zu erkennen oder sich mit ihnen zu identifizieren.
8. Ist häufig neidisch auf andere oder glaubt, andere seien neidisch auf ihn/sie.
9. Zeigt arrogante, überhebliche Verhaltensweisen oder Haltungen.

Im ICD, dem in Deutschland gebräuchlichen psychologischen Diagnoseschlüssel, wird Narzissmus nicht mehr gesondert erwähnt. Denn das kategoriale System der Persönlichkeitsstörungen wird (mit Ausnahme von Borderline) abgeschafft. Das im *ICD-11* neue dimensionale Modell unterscheidet nicht länger zwischen verschiedenen Persönlichkeitsstörungen, sondern kennt nur noch eine einzige Persönlichkeitsstörung mit unterschiedlichen Schweregraden und Qualitäten.[25]

An den verschiedenen und im Wandel begriffenen Ansätzen zu Narzissmus wird sichtbar, wie sehr die Wissenschaft damit noch im Prozess ist.[26] Das kann dazu führen, dass man Überlebenden narzisstischer Beziehungen ausredet, im Narzissmus-Begriff Klarheit zu suchen. Darum verweise ich hier ausdrücklich auf die Forschung von Pincus und Lukowitsky: Sie haben (gerade auch bezogen auf den DSM) auf ein massives Problem der Definition von Narzissmus hingewiesen, was Ungenauigkeiten bei der Beschreibung konkreter Merkmale des Narzissmus, bei Testverfahren, Forschung und Behandlung der Störung zur Folge habe. Daraus ergibt sich selbstverständlich eine Ungenauigkeit in der Datenlage. Logisch: Wenn alle etwas anderes unter Narzissmus verstehen, messen auch alle etwas anderes! Die unklaren Forschungsergebnisse seien kein Grund, die (in der Praxis vielfach anzutreffende) Narzissmus-Diagnose abzuschaffen. Das sei die falsche Schlussfolgerung! Angezeigt sei vielmehr eine Schärfung des Narzissmus-Begriffs.[27]

In jüngster Zeit wird in der psychologischen Forschung und Praxis immer deutlicher, dass es verschiedene Erscheinungsformen von Narzissmus geben muss. Unterschieden werden der oben beschriebene *grandiose Narzissmus* und der sogenannte *vulnerable Narzissmus.* Während der grandiose Typus eher durch Neid oder Aggressionen gekennzeichnet ist, scheint es auch einen »schüchternen« Narzissmus zu geben: Hier stehen Scham für die eigenen Bedürfnisse und Ambitionen sowie Verletzlichkeit gegenüber Ablehnung oder Kritik im Vordergrund und führen zu sozialem Rückzug.[28] Da die Wirklichkeit aber nicht in Schubladen passt, sind immer Mischformen zwischen der grandiosen und der vulnerablen Symptomatik zu beobachten.[29] Die eine oder andere Facette kann allerdings dominant sein.

Inzwischen zeichnet sich sogar die Annahme ab, dass es sich bei *Grandiosität* und *Vulnerabilität* wahrscheinlich um zwei Seiten einer Medaille[30] handelt, und dass narzisstische Menschen zwischen vulnerablen und grandiosen Verhaltensweisen hin- und herpendeln.[31] Dies kann zum Beispiel damit einhergehen, wie es für sie im Leben läuft: Haben sie Erfolg, gelingt es ihnen, ihre Selbstzweifel vorübergehend durch Großartigkeit zu übertünchen. Müssen sie Misserfolge einstecken, fallen sie in ein Loch und sind eher im verletzlichen Modus.[32] Dabei kann »Erfolg« etwas wie Macht sein oder auch die Bestätigung, die man dadurch erfährt, jemandem zu helfen.[33]

Narzissmus hat also immer beide Aspekte: Grandiosität und Vulnerabilität. Problematisch ist: Vulnerabler Narzissmus ist auf den ersten Blick nicht unbedingt als Narzissmus zu erkennen. Denn Betroffene verhalten sich ja eben genau nicht so, wie man es von (grandiosen) narzisstischen Menschen erwarten würde – im Gegenteil:

**Unterschiede: Merkmale von grandiosem und vulnerablem Narzissmus[34]**

| Grandioser Narzissmus | Vulnerabler Narzissmus |
|---|---|
| Eingebildetheit, Überheblichkeit | Rage, Wut, Ärger, Neid |
| Arroganz | Hilflosigkeit, Leere |
| Dominanz | niedriges Selbstwertgefühl, Scham, Beziehungsvermeidung, Suizidalität |

**Gemeinsamkeiten: Mit grandiosem und vulnerablem Narzissmus korrelierende Merkmale[35]:** Aggressionen und Depression. Gewalt gegen sich und andere.

## Vulnerabler Narzissmus: weiche Schale, harter Kern?

Ob Computer-Nerd, melancholische Künstlerpersönlichkeit oder zu rettendes Mäuschen – die Großartigkeit ist beim vulnerablen Narzissmus gut verborgen. Was wir sehen, sind Menschen mit Selbstwertproblemen, zurückhaltende, introvertierte, sensible Gemüter. Sie stellen sich zwischenmenschlich eher ungeschickt an, angeln sich Zuwendung über die Mitleidstour.[36] Eine Überlebende schildert das so: *Es war viel Hilfsbereitschaft da, weil ich gesehen habe, dass sie Schwierigkeiten hatte, aus denen sie nicht rauskam. Weil sie sich manchmal benommen hat wie ein kleines Mädchen.*

Grandioser Narzissmus heißt: außen selbstsicher, innen unsicher. Vulnerabler Narzissmus (*Hypersensitivity*) ist eher umgekehrt: Unsicher wirkende Menschen haben tief drinnen eine grandiose Haltung.

Während grandioser Narzissmus Menschen eher zu erfolgreichen Overachievern macht (und umgekehrt), sind Menschen mit vulnerablem Narzissmus eher Underachiever, die unter ihren Möglichkeiten bleiben. Sie stecken in der Opferrolle fest oder denken sich im Stillen: »Wenn mich nur endlich wer lassen würde – ich würde es allen zeigen!« Und da zeigt sich dann eben doch die Größenfantasie.

Doch auf den ersten Blick wirken Menschen mit vulnerablem Narzissmus alles andere als von sich überzeugt. Möglich sogar, dass sie uns idealisieren.[37] Oder die Verantwortung fürs eigene Leben nicht übernehmen.[38] Sie erscheinen eher unsicher oder sogar depressiv. Und tatsächlich sind sie das zuweilen auch. Die innere Leere, die flachen Gefühle, die Langeweile und die mangelnde Lebenslust (hinter der Maske für alle narzisstischen Menschen charakteristisch) weisen große Schnittmengen zu depressiven Symptomen auf und gehen auch häufig mit Depressionen einher. Und tatsächlich wird vulnerabler Narzissmus nicht selten übersehen oder fehldiagnostiziert – oft als Depression.[39]

**Erkrankungen, die oft zusammen mit Narzissmus auftreten *(Komorbidität)*[40]**

Häufig tritt eine narzisstische Störung zusammen mit den folgenden Erkrankungen auf, wird mit ihnen verwechselt bzw. ihretwegen bei der Diagnostik übersehen:

| Grandioser Narzissmus | Vulnerabler Narzissmus |
|---|---|
| antisoziale, histrionische & paranoide Persönlichkeitsstörung | Borderline-, selbstunsichere & dependente Persönlichkeitsstörung |
| bipolare Störungen | Depressionen, selbstverletzendes Verhalten, Suizidalität |
| Suchterkrankungen (Alkohol & andere Substanzmittel, aber auch Sex-, Spiel- & Arbeitssucht) | Angststörungen, Suchterkrankungen |
| Burnout, Posttraumatische Belastungsstörungen, Suizidalität, selbstverletzendes Verhalten | |

(Bitte bedenken, dass die Unterscheidung zwischen grandiosem und vulnerablem Narzissmus eine künstliche ist.)

Die Scham, die beim grandiosen Narzissmus durch Größen-Ideen abgewehrt werden soll, weil sie als zu bedrohlich erlebt wird, ist beim vulnerablen Narzissmus sichtbarer und für die Betroffenen auch spürbarer. Aber bei beiden Varianten ist sie das zentrale Gefühl.

Kurz: Vulnerabler Narzissmus ist kaum als solcher erkennbar. Und selbst dem geschulten Blick von Profis entgeht er oft – unter anderem deshalb, weil der Diagnoseschlüssel DSM sowie die gängigen Tests eher grandiose Merkmale aufspüren und vulnerable übersehen.[41] Aber zu allem Überfluss gibt es da noch eine weitere Schwierigkeit …

**Unterschiede zwischen Depressionen und narzisstischer Depression**[42]

| | Charakteristika | |
|---|---|---|
| | **Depression** | **Narzisstische Depression** |
| zentraler Affekt | Schuld | Scham |
| Stimmung | Traurigkeit, Melancholie | keine richtige Traurigkeit, sondern: Leere, Freudlosigkeit, Gefühl der Wertlosigkeit, Langeweile, Sinnlosigkeit, Agitation |
| weitere Charakteristika | Depressionen gehen häufig mit Angst-Symptomen einher. Depressionen können sich hinter körperlichen Symptomen verbergen. | Stimmungs- und Angstsymptome sind durchzogen von Ärger, Neid, Scham, Missgunst. Außerdem oft auffällig: Perfektionismus, Anspruchshaltung, Selbstkritik. |
| Gegenübertragungsreaktion: Das (therapeutische) Gegenüber fühlt … | … den Impuls zu »helfen, zu versorgen oder zu beschützen.[43]<br><br>… Schuld- und Unzulänglichkeitsgefühle sowie Aneignung der Selbstvorwürfe.<br><br>… das Bedürfnis, das »weiche« Gegenüber abzuhärten. | … sich abgewertet, inkompetent, ungeduldig, ausgenutzt, gehemmt oder ängstlich, das hypersensible Gegenüber zu verwunden.<br>… sich zur Bewunderung genötigt (Spiegelübertragung).<br><br>… sich idealisiert (idealisierende Übertragung). |

| | | |
|---|---|---|
| Auslösende Ereignisse/ Ursachen | positive wie negative einschneidende Lebensereignisse<br><br>Rollenkonflikte<br><br>Störung des Hirnstoffwechsels<br><br>und viele weitere | Bei Narzissmus: vom Außen abhängiger Selbstwert, führt bei Ausbleiben von Bestätigung zu psychischer Bedrohung<br><br>Bei Grandiosität: enttäuschte Erwartungen äußerer Bestätigung<br><br>Bei Vulnerabilität: chronisches Gefühl, ungenügend zu sein |

## Verdeckter Narzissmus: unsichtbar und gefährlich

Sowohl grandioser als auch vulnerabler Narzissmus können sich auf offene *(overt)* und verdeckte *(covert)* Art äußern.[44] Und die verdeckten Verhaltensweisen sind so dermaßen unter dem Radar, dass sie wiederum nur schwer als Narzissmus erkennbar sind – auch für therapeutische Profis.[45]

Hier geht es um Verhalten, das wir zunächst nicht als toxisch einstufen würden, weil die narzisstische Motivation dahinter latent, nicht aber direkt beobachtbar ist. Oft merken die Zielpersonen erst nach Jahren oder Jahrzehnten, dass sie Opfer von emotionalem Missbrauch geworden sind[46] – wenn überhaupt. Die Herabsetzungen finden in der Regel nicht nur (wie Narzissmus-üblich) hinter verschlossenen Türen statt, um die glänzende Fassade nicht zu besudeln – auch passieren sie unmerklich: in Witzen[47], in winzigen nonverbalen Gesten, durch unterschwellige Beeinflussungen, Scheinkomplimente, Necken und andere kaum merkliche Abwertungen: *Vor einem Vortrag sagte er: So genau guckt dich eh keiner an – da musst du nicht so drauf achten! Dass das eine Beleidigung war, ist mir erst später aufgefallen.*

Die Unkenntnis darüber, in welcher Bredouille man sich befindet, verschärft die Folgen für die Opfer.

Für deine weitere Recherche ist vermutlich gut zu wissen, dass es in den Begrifflichkeiten eine verwirrende Unschärfe gibt: Oft wird grandioser Narzissmus mit offenem Narzissmus gleichgesetzt und vulnerabler mit verdecktem Narzissmus.

Stand der Forschung ist allerdings: Grandioser und vulnerabler Narzissmus zeigen sich beide in einer Mischung offener und verdeckter Merkmale. Offene Elemente sind direkt beobachtbar – wie zum Beispiel das Verhalten von Personen und ihre (ausgedrückten) Einstellungen und Emotionen. Auf verdeckte Elemente können wir nur schließen, denn sie sind nicht direkt wahrnehmbar – wie etwa Kognitionen (Gedanken), nicht mitgeteilte Gefühle, Motive und Bedürfnisse.[48]

Ein offener Ausdruck von, sagen wir, Grandiosität lässt sich also beispielsweise daran erkennen, dass ein Mensch andere zusammenstaucht. Das können die Sinne empfangen. Hinter dem Angebot, für andere da zu sein, kann sich dagegen unausgesprochen (also verdeckt) Verachtung für die Unterstützten verbergen: Die Hilfe dient insgeheim womöglich eher dem Beweis der eigenen Überlegenheit als der Sorge für andere. Die im Verborgenen liegenden inneren Beweggründe lassen sich nur erahnen.[49]

Analog kann Vulnerabilität offen und verdeckt zutage treten: Eine Person kann permanent sagen: »Aus mir ist nichts geworden, weil alle gegen mich sind!«, oder sie kultiviert diese Opfer-Mentalität nur in Gedanken.

Es handelt sich also schlicht um verschiedene Modi des Ausdrucks. Das Forschungsteam um Aaron L. Pincus hat mit dieser Unterscheidung viel Klarheit in die verworrene Nomenklatur gebracht. Ihre klinischen Ergebnisse zeigen, dass faktisch bei allen Betroffenen zugleich offene und verdeckte grandiose Elemente sowie offene und verdeckte vulnerable Elemente auftreten:[50] Unter jedem offen grandiosen Verhalten liegt vermutlich ein Zustand verdeckter Vulnerabilität. Und andersrum ist jede offen sichtbare Vulnerabilität mit einer zugrunde liegenden Grandiosität verknüpft. Das eine lässt sich nicht vom anderen trennen.[51]

Das wird fälschlicherweise allerdings dennoch oft getan. Vorwiegend in der Trivialliteratur – aber (aufgrund der Verwirrungen rund um den Narzissmus-Begriff) auch in der Forschung. Die Weisheiten aus Wissenschaft und Selbsthilfe zusammenzuführen, stellt mich daher vor die Herausforderung, mit diesem Widerspruch umzugehen. Mir hilft dabei das Arbeitsbild, dass es verschiedene Mischungsverhältnisse gibt: Ein Mann, der zu einem bestimmten Zeitpunkt mehr vulnerable Symptome hat, die sich eher verdeckt äußern, würde in einem Ratgeber vielleicht als verdeckter Narzisst beschrieben werden.

Dieses Buch legt den Schwerpunkt auf die versteckteren Erscheinungsbilder – einfach deshalb, weil diese bisher seltener beschrieben wurden. Ich werde zur Vereinfachung zuweilen so tun, als gäbe es offenen und verdeckten Narzissmus als klar voneinander abgrenzbare Typen. Und wir behalten im Hinterkopf, dass die wirkliche Welt komplexer ist, ja?

## Offener & verdeckter Narzissmus – eine Gegenüberstellung

Offener Narzissmus ist leicht zu erkennen; er springt uns direkt ins Gesicht – gerade der grandiose: Diese Menschen sind vermutlich spätestens auf den zweiten Blick nicht mehr nur sympathisch. Ihre narzisstischen Eigenschaften sind (wie das Wort vermuten lässt) relativ offensichtlich: Wer diese Menschen besser kennt, merkt, dass sie auf ihren Vorteil bedacht sind und wenig Interesse oder Mitgefühl für andere entwickeln. Mit ihrer hohen Meinung von sich halten sie nicht hinterm Berg: *Ständig musste ich mir anhören, dass andere Leute sie toll finden: Dieser oder jener Kommilitone hat gesagt: Du siehst ja wieder super aus!*

Sie suchen sich tendenziell eher Rollen, die ihnen ermöglichen, sich ganz offen ins Rampenlicht zu stellen, um Applaus und Macht zu erlangen: Draufgängerin, Revoluzzer oder Politikerin beispielsweise.[52] Auch sie haben die Narzissmus-typische Doppelköpfigkeit. Aber es ist nicht diese besonders tückische Mogelpackung wie beim verdeckten Narzissmus.

Menschen mit verdecktem Narzissmus achten peinlich genau darauf, was andere von ihnen denken. Sie werden geschätzt. Und niemand würde über sie sagen, dass sie narzisstisch sind. Sie wirken nett und hilfsbereit.[53] Und darauf sind sie auch sehr bedacht. Ihre Maske sitzt lange Zeit tadellos. Nur ihre Opfer erhaschen ab und an einen Blick dahinter. Doch weil das, was sie sehen, nicht in das Bild passt, das sie von dieser Person haben, erklären sie es weg – weil nicht sein kann, was nicht sein darf. Erst ganz am Ende einer solchen Partnerschaft kriegt die Maske Risse, und das wahre Gesicht kommt zum Vorschein. Doch selbst dann fällt es schwer zu glauben, dass alles andere nur eine Illusion war.

Da ihr Selbstgefühl schwach ist, suchen sich Menschen mit verdecktem Narzissmus eher Missionen oder Berufe, aus denen heraus sie unbemerkt Stärke ziehen können, indem sie sich einen selbstlosen Anstrich geben: Rollen wie Märtyrerin, von der schnöden Welt unverstandener Eremit, Rebellin, Missionar, Ärztin oder ewig werdender (und nie praktizierender) verhinderter Künstler sind alle bestens geeignet, um im Geheimen eben doch die Größenfantasie zu pflegen, auserwählt, wegen übergroßer Genialität verkannt und mit göttlichem Auftrag im Dienste der Menschheit unterwegs zu sein.[54]

Wie sieht das konkret aus? – Eine typische Situation zum Demonstrieren der Unterschiede ist zum Beispiel der Restaurantbesuch. Klischeekiste auf:

Eine Frau geht mit ihrem narzisstischen Mann essen. Hat sie an ihrer Seite einen eher offenen (und grandiosen) Narzissten, behandelt er alle Welt wie Dienstboten. Die Kellnerin hat es mit ihm nicht leicht. Sie bekommt von ihm eine Extraportion Herablassung. Außer natürlich, er prahlt vor ihr, was für ein toller Hecht er ist. – So oder so: Alle sind froh, als das Paar endlich geht. Und seine Frau tut allen ein bisschen leid.

Ist der Partner im Beispiel ein eher vulnerabler Narzisst, ist der Narzissmus schon viel schwerer zu erkennen: Sie hat ihn aus seiner Höhle gelockt, um ihn auf andere Gedanken zu bringen. Denn sie weiß: Er steht mal wieder am Rande des Nervenzusammenbruchs. Wie viel er gestern wieder getrunken (oder anderweitig konsumiert) hat, kann sie nur ahnen. Auf jeden Fall ist er noch wacklig auf den Beinen. Schon bevor sie bestellen (sie hat ihn natürlich eingeladen, um ihm zusätzlich zu monströsen Unterhaltsforderungen seiner verrückten Exfrau nicht noch mehr aufzubürden), versucht sie ihn aus seinem Gedankenkarussell zu befreien. Geduldig sortiert sie mit ihm die Querelen im Orchester, seine Selbstzweifel nach der letzten Presse-Kritik und seine finanziellen Sorgen. Doch auch beim Nachtisch sind sie thematisch irgendwie immer noch nicht vom Fleck gekommen. Sie beißt sich auf die Zunge, um es nicht zu sagen – aber: Manchmal beschleicht sie der Eindruck (und sie schämt sich wirklich dafür, so etwas Gemeines auch nur zu denken), er möchte seine Probleme behalten! Jedenfalls haben sie diese Schleife nicht zum ersten Mal gedreht … Ob er wohl depressiv ist? Ohne Seelenschmerzen könne er nicht komponieren, behauptet er – mit aber auch nicht, denkt sie bei sich.

Als sie das Lokal verlassen, geht es ihm zumindest ansatzweise besser; sie dagegen ist urlaubsreif. Komisch! Dabei war sie doch vorhin noch voller Elan! Die Kellnerin blickt ihnen versonnen nach: Es muss wunderbar sein, jemanden zu haben, der einen aufrichtet, wenn man mal einen schlechten Tag hat! Was sie nicht ahnt: Es gibt fast nur noch schlechte Tage …

Hat die Dame aber einen Narzissten geehelicht, dessen grandiose und vulnerable Facetten eher verdeckt bleiben, geht der Abend wiederum ganz anders aus – zum Beispiel so:

Sie freut sich, endlich mal wieder etwas mit ihrem Mann zu unternehmen, und wünscht sich nichts sehnlicher als ein gutes Gespräch. Schon auf dem Weg ins Restaurant gibt es allerdings eine kleine Unstimmigkeit. Sie würde das gern aus der Welt schaffen und spricht es an. Aber er unterbricht sie, denn nun betreten sie das Lokal. Und es soll ja schließlich keiner mitbekommen, dass sie einen Streit haben! Mit überschwänglicher Freundlichkeit begrüßt ihr Mann alle Anwesenden, und sie stellt ihren Gesprächsbedarf zunächst zurück. Doch auch beim Hauptgang kommen sie noch nicht zu einer vertraulichen Unterredung. Denn ihr Mann ist inzwischen mit der Kellnerin und dem Ladeninhaber in ein angeregtes Gespräch vertieft und erkundigt sich detailliert nach deren Befinden. (Am Nachbartisch wundert man sich derweil, dass so ein netter Mann eine so reservierte Partnerin hat. Der Arme!)

Zusammen mit dem vorzüglichen Nachtisch schluckt seine Frau schließlich auch ihren Klärungswunsch hinunter. Denn sie ist wieder einmal überzeugt: Sie hat einen großartigen Ehemann! Allseits beliebt und umsichtig! Sie nimmt sich vor, nicht nachtragend zu sein.

Natürlich fließt reichlich Trinkgeld. Herzlich verabschiedet ihr Mann sich von allen Anwesenden und verspricht, bald wiederzukommen. Doch kaum fällt die Tür vom Schankraum hinter ihnen zu, ist er wie ausgewechselt: wortkarg, freudlos und abweisend. Aber vermutlich bildet sie sich das nur ein. Oder?

**Facetten der narzisstischen Persönlichkeitsstörung (NPS) nach Pincus et al.[55]**

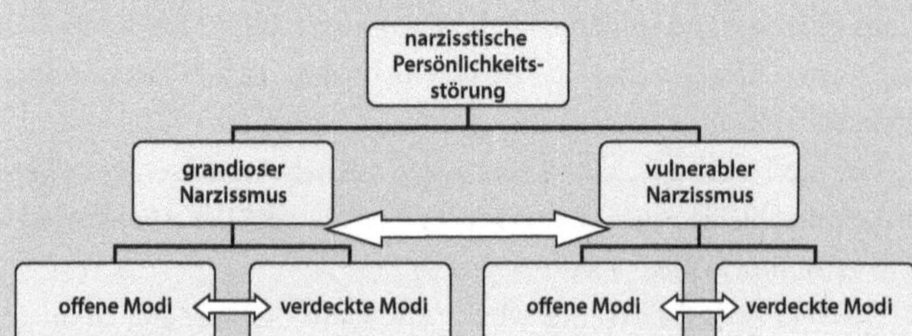

So. Und jetzt machen wir die Klischee-Kiste wieder zu und räumen mit einem weiteren Missverständnis rund um Narzissmus auf.

## Narzissmus – nur was für Männer?

Ein weiterer Mythos rankt sich um Narzissmus: Narzissten seien immer (oder zumindest meistens) Männer. Das ist nicht der Fall.

Richtig ist: Es scheint den grandiosen Narzissmus häufiger bei Männern als bei Frauen zu geben. Beim vulnerablen[56] beziehungsweise verdeckten Narzissmus[57] dagegen liegen die Frauen etwa gleichauf. Auch ganz grundsätzlich gilt: Wie in so vielen anderen Bereichen ziehen auch beim Narzissmus die Frauen langsam nach.[58]

Bisher wird Narzissmus allerdings bei Frauen aufgrund von Geschlechts-Stereotypen oft fehldiagnostiziert und somit übersehen. Denn: Man erwartet Narzissmus bei Frauen nicht.[59] Hier wirkt das Klischee als selbsterfüllende Prophezeiung.

Hinzu kommt, dass verwirrende Bezeichnungen im Umlauf sind: Der Ausdruck »*weiblicher Narzissmus*« wird oft synonym verwendet für den verdeckten bzw. vulnerablen Typ oder auch für *Co-Narzissmus.* »*Männlicher Narzissmus*« wird oft synonym verwendet für den offenen bzw. grandiosen Typ.[60]

Warum? Die unterschiedlichen Erscheinungsformen sind typisch für die Geschlechterrollen: Jungen und Männer werden immer noch eher zu Dominanz und offen ausgedrückten Aggressionen ermutigt, während Mädchen und Frauen eher lernen, dass sie besser weniger offensichtliche Wege gehen, wenn sie sich durchsetzen wollen.[61]

Doch auch Männer können »weiblichen« Narzissmus und Frauen grandioses Verhalten an den Tag legen. Wegen der Aufweichung starrer Geschlechterrollen ist das sogar zunehmend zu erwarten.

Gern würde ich da einen differenzierteren Blick liefern – aber: Forschung, die im Hinblick auf das Geschlecht einen weniger binären Ansatz hat, ist leider Zukunftsmusik.[62] Festhalten können wir aber jetzt schon: Die Formulierungen »weiblicher« und »männlicher« Narzissmus sind irreführend, weshalb ich sie nicht verwenden werde.

## Narzissmus – rar oder Regelfall?

Fest steht: Narzissmus gab es immer schon.[63] Zur Häufigkeit narzisstischer Störungen gibt es unterschiedliche Untersuchungsergebnisse. Die Zahlen schwanken zwischen ca. unter 1[64] und 8 Prozent; manche Schätzungen liegen sogar weit höher.[65] Doch wie häufig Narzissmus tatsächlich ist, lässt sich nur schwer ermitteln – auch wegen der Unklarheit in der Begriffsbestimmung und der fehleranfälligen diagnostischen Tools.[66]

Es ist möglich, dass die Häufigkeit unterschätzt wird: Wenn diagnostische Fehlerquellen (wie z. B. die Blindheit des DSM für vulnerablen Narzissmus[67]) ausgeschlossen würden, könnten die Zahlen deutlich höher liegen.[68]

Schwierig ist außerdem die hohe Dunkelziffer: Menschen mit narzisstischer Persönlichkeitsstörung sind (mit wenigen Ausnahmen) nicht in der Lage, eigene Schwächen und die Auswirkungen ihres Verhaltens auf andere zu reflektieren.[69] Dementsprechend halten sie sich auch nicht für krank und laufen selten irgendwo auf, wo sie eine Diagnose kriegen und Teil einer Statistik werden könnten – vor allem, wenn sie eher grandios unterwegs sind. In die Therapie kommen sie nämlich vorwiegend in vulnerablen Zuständen und narzisstischen Krisen, die eher fehlinterpretiert und nicht als Narzissmus erkannt werden.[70]

Zudem ist die Diagnostik dadurch erschwert, dass die Betroffenen keine Krankheitseinsicht haben und die Schwere ihres Zustandes herunterspielen oder schlicht nicht bemerken: *Ich-synton* sagt man dazu, wenn Menschen ihre Emotionen, Kognitionen und Impulse nicht als störend, sondern als Teil von sich erleben.[71]

Weil die Gesellschaft (nicht zuletzt dank der Selbstdarstellung in den sozialen Netzwerken) immer narzisstischer wird[72], scheint es eine Zunahme zu geben, zumindest bei milderen Varianten[73] bzw. bei der jüngeren Generation.[74] Außerdem ist zu bedenken, dass es noch weitere narzisstische Störungen gibt, die mit eingerechnet werden sollten.

## Es ist ein Kontinuum: Schweregrade von Narzissmus

Narzissmus scheint sich auf einem Spektrum zu bewegen: An der Schwelle, wo der Narzissmus noch nicht stark genug ausgeprägt ist, um eine Persönlichkeitsstörung zu diagnostizieren, spricht man von einer *Persönlichkeitsakzentuierung*.[75] Dann folgt die voll ausgeprägte *narzisstische Persönlichkeitsstörung*, die sich vulnerabel und/oder grandios zeigen kann.[76] In starker Ausprägung und bei gleichzeitigem Auftreten von antisozialen Persönlichkeitsmerkmalen spricht man von *malignem (bösartigem) Narzissmus*. Er wird als psychiatrische Entsprechung für »das Böse«[77] gehandelt. Gewaltverbrechen und politische Gräueltaten gehen oft auf schwere Störungen dieser Art zurück. Sind die antisozialen Merkmale noch dominanter, liegt eine *antisoziale Persönlichkeitsstörung* vor; diese gehört auch zu den narzisstischen Störungen[78] und grenzt in schweren Fällen an *Psychopathie*: Auch psychopathische Menschen manipulieren, um zu bekommen, was sie wollen. Aber ihnen ist in der Regel egal, was andere von ihnen halten. Narzisstische Menschen dagegen brauchen ihr Umfeld, um sich wertvoll zu fühlen.[79]

Über die genaue Abgrenzung und Abstufung besteht Uneinigkeit. Relativ einig ist man sich dagegen über die grundlegende Tendenz: Während Menschen mit narzisstischer Persönlichkeitsstörung immerhin kognitive Empathie empfinden können, wenn sie dazu motiviert sind, nehmen Empathiefähigkeit und Reue mit zunehmender Stärke der Störung immer mehr ab. Und das Gewaltpotenzial steigt.[80]

Narzissmus gibt es außerdem mit unterschiedlichsten *Funktionsniveaus.* Auf dem untersten Funktionsniveau sind die Betroffenen so desorganisiert und so wenig in der Lage, ihren Alltag zu gestalten, dass eine Unterscheidung von anderen Persönlichkeitsstörungen kaum möglich ist, weil ihre Symptome ständig zwischen denen verschiedener Störungen wechseln. Hochfunktionale Betroffene haben vielleicht einen renommierten Job, ein Haus, eine kinderreiche Ehe und interessante Hobbys. So stellen wir uns einen Menschen mit einer tiefgreifenden Persönlichkeitsstörung nicht vor. Und es ist auch für Profis schwer zu erkennen, dass diese gut angepassten Menschen dennoch an einer Persönlichkeitsstörung leiden.[81] Zwischen diesen zwei Polen gibt es viele Graustufen.

## Viele Gesichter – eine Diagnose: andere Arten von Narzissmus

Vor allem in der amerikanischen Selbsthilfeliteratur werden inzwischen viele weitere Spielarten unterschieden, die einzeln, abwechselnd oder auch in Mischformen auftreten können.[82] Diese werden zwar nicht in den psychologischen Diagnose-Manualen beschrieben (und zudem überall anders benannt), sie helfen aber dennoch dabei, die verschiedenen Ausdrucksformen von Narzissmus dingfest zu machen. Daher möchte ich einige davon in aller Kürze skizzieren. Ich habe diejenigen ausgewählt, die ich für besonders verdeckt halte.

*Gutartiger Narzissmus (engl.: benign narcissism)* bedeutet: Die Betroffenen sind in der Jugend stecken geblieben und wirken etwas unreif. Trotzdem ist es möglich, viel Spaß mit ihnen zu haben. Aber an dem Tag, an dem du versuchst, in die Tiefe zu gehen oder schwere Lebensthemen zu teilen, merkst du, wie oberflächlich die Beziehung ist. Diese Oberflächlichkeit kann dich vor große Probleme stellen, wenn du eine engere Bindung aufbauen möchtest. Denn das wird kaum gelingen, wenn ein erwachsenes Einlassen nicht auf beiden Seiten möglich ist.[83]

Narzissmus wird außerdem zuweilen über das Spielfeld der Überlegenheitsgefühle beschrieben. Man unterscheidet zum Beispiel *intellektuellen (cerebral)*[84] oder *körperlichen (somatic) Narzissmus.* Während die einen mit Köpfchen glänzen, setzen die anderen ihr Aussehen ein, um narzisstische Bestätigung zu bekommen. Was den einen das Dekolleté, ist den anderen der Doktortitel. Doch: Ein Schönling oder eine Barbie fallen uns vielleicht eher als narzisstisch auf als jemand, der zu viele Fremdwörter benutzt. Weil wir kluge Worte nicht sofort mit Oberflächlichkeit in Verbindung bringen.

Besonders schwer zu erkennen ist auch etwas, das als *kommunaler Narzissmus* (*communal narcissism)*[85] beschrieben wird. Diese Leute ziehen ihre Selbst-Aufwertung aus sozialem Engagement, aus dem Schützen von Walen oder aus anderen Tätigkeiten, die wir eigentlich allesamt bewundernswert und gemeinnützig finden. Das Problem: Sie tun es nicht um der Sache willen, sondern um Bestätigung zu bekommen. Typisch narzisstisch streben auch sie danach, in einer Disziplin »am besten« zu sein. Bloß lautet ihr Superlativ nicht Schönheit oder Intelligenz (*agentic*), sondern Welt-Rettung (*communal*).[86] Lassen Applaus, Klicks oder Bundesverdienstkreuze aber auf sich warten, kriegen ihre Opfer das zu spüren. Und diese fragen sich dann natürlich, ob mit ihnen selbst was nicht stimmt, wo sie doch mit solchen Heiligen liiert sind.[87] Wissenschaftliche Untersuchungen stützen das Modell.[88]

Ähnlich geht es den Angehörigen bei *selbstgerechtem Narzissmus* (*self-righteous narcissism*): Ihre besseren Hälften empfinden sich auch als solche: Sie sind stets moralisch überlegen und tun immer das Richtige![89]

Narzisstische Menschen können wie beim vernachlässigenden Narzissmus (*neglectful narcissism*[90]) auch durch Abwesenheit glänzen: Die Einkäufe, die sie uns mitbringen wollten, oder gemeinsame Termine – einfach vergessen! Während grandios narzisstische Menschen prahlen und vulnerable jammern, ist diese Spezies schlicht nicht am Gespräch mit uns interessiert. Gewalt findet hier durch Unterlassung statt, ist also mal wieder schwer dingfest zu machen, denn: Es ist ja nichts passiert!

Elinor Greenberg, eine bekannte Gestalttherapeutin, beschreibt *heimlichen Narzissmus*[91] als einen verkappten Typ mit einer unscheinbaren, unterstützenden und ruhigen Fassade: Betroffene haben Angst davor, im Mittelpunkt zu stehen. Sie lenken die Aufmerksamkeit daher nicht auf sich selbst, sondern auf Personen oder Institutionen, die sie idealisieren, um sich dann wegen ihres Bezugs zu ihnen bedeutend fühlen zu können. Verschiedene Erscheinungsformen sind beispielsweise: Assistenz, Kumpel, Fan oder Mentee.

Da das Leben sich nicht an Typenmodelle hält, gibt es natürlich auch hier viele Mischformen.[92] Die Typisierung ist nur ein Werkzeug, das uns bei der Mustererkennung unterstützt.[93] Gut möglich, dass die narzisstische Person in deinem Leben etwas von allen in sich vereint.

Übrigens wird auch diskutiert, ob die Kultur Einfluss auf die Ausprägung nehmen kann. Es gibt unterschiedliche Theorien. Reinhard Haller, einer der renommiertesten Gerichtspsychiater Europas, geht davon aus, dass in der westlichen Welt eher die offensichtlichen und im Fernen Osten eher die versteckten Typen anzutreffen sind.[94]

## Ursachenforschung: Wie entsteht Narzissmus?

In der Psychologie fragt man sich auf der Suche nach der Ursache ja immer: Erbe oder Umwelt? Und kommt dann zu dem Schluss: Beides irgendwie. – So ist es auch hier.

Man geht davon aus, dass es bei der Entstehung von narzisstischen Persönlichkeitsstörungen erbliche und umweltbedingte Faktoren gibt, die zusammenwirken.[95] Beim Auftreten der Krankheit gibt es familiäre Häufungen. Das deutet darauf hin, dass die Gene eine Rolle spielen. Stärker sind aber wohl Umweltfaktoren in der Kindheit, welche die Entstehung einer narzisstischen Persönlichkeitsstörung begünstigen können[96]: zum Beispiel kalte oder narzisstische Eltern, Vernachlässigung, mangelnde oder inadäquate elterliche Spiegelung, Verstrickung, Verwöhnung oder übermäßige Bewunderung[97], frühe Übernahme der Eltern- bzw. Erwachsenen-Rolle (*Parentifizierung*), Missbrauch (auch seelischer bzw. verbaler) und andere Traumata.[98] Diese Umwelteinflüsse sind aber keine Garantie dafür, eine narzisstische Persönlichkeitsstörung zu entwickeln. Andere Menschen mit ähnlichen Voraussetzungen entwickeln andere Störungen oder bleiben relativ unversehrt.

Eine Gemeinsamkeit der Betroffenen scheint zu sein, dass alle in prägenden Phasen nicht um ihrer selbst willen geliebt wurden. Sondern wenn überhaupt, dann nur für das, was sie für jemanden tun konnten[99]: Leistungen erbringen und der Familienstolz sein, als Mädchen zum eigentlich geplanten Jungen mutieren oder als Kuscheltier und Kummerkasten für die einsame Mama fungieren. So bilden sie ein *falsches Selbst* aus und verbergen ihr *wahres* – auch vor sich.

Was auch immer die Auslöser sind – die Folgen sind ein gestörtes Selbstwertgefühl und Probleme dabei, dieses zu regulieren: Narzisstische Menschen haben zwei extreme Selbstbilder ausgeprägt – ein makelloses und ein mickriges –, zwischen denen sie hin- und herpendeln. Wie sie sich gerade sehen, ist von ihren Lebensumständen und den Reaktionen ihrer Umwelt abhängig. Alle Manipulationen und Projektionen sind Versuche, sich als fehlerfrei und besonders zu sehen, weil die Alternative unerträglich beschämend wäre und zu Minderwertigkeitsdepressionen und Selbsthass führen würde.[100]

Vulnerabler und grandioser Narzissmus stellen zwei verschiedene Tendenzen dar, mit der empfundenen Scham umzugehen.[101] Beim grandiosen Narzissmus gelingt es, die Maske des falschen Selbst aufrechtzuerhalten, um die Minderwertigkeitsgefühle abzuwehren. Wo dies nicht möglich ist, steht die vulnerable Seite im Vordergrund.[102]

Menschen mit narzisstischen Störungen sind also selbst verletzte Seelen. Trotzdem ist das natürlich kein Freifahrtschein für missbräuchliches Verhalten.

## Prognose: Ist Narzissmus heilbar?

Es gibt unterschiedliche Einschätzungen dazu, wie gut Menschen mit Narzissmus auf Therapie ansprechen.[103] Manche kommen zu der Einschätzung, dass es eine der am schwersten behandelbaren Störungen ist.[104] Wenn es sich um eine Persönlichkeitsstörung handelt, wird man die tiefe Grundlage nicht vollends verändern können, doch das Verhalten ist zum Teil modifizierbar.

Wie gut das gelingt, ist unterschiedlich.[105] Möglichkeiten zur Veränderung gibt es wohl vor allem für die (leider äußerst kleine) Gruppe derer, die die Fähigkeit zur Selbstreflexion haben. Denn die große Schwierigkeit ist ja eben gerade, dass narzisstische Menschen keine Schwächen an sich wahrnehmen können. In Behandlung begeben werden sich also die wenigsten, da es an *Krankheitseinsicht* mangelt. Und wenn sie es doch tun, dann meist auf äußeren Druck hin.[106] Viele werden die Therapie aber schnellstens wieder verlassen. Denn behandlungsbedürftig zu sein stellt natürlich eine Bedrohung für den Selbstwert dar.[107]

Die klassische Abwehr ist eine Verbündung mit der behandelnden Person (ggf. auch im Rahmen einer Paartherapie) oder deren Abwertung: »Der Grünschnabel hat keine Ahnung!«[108]

In vulnerablen Phasen oder narzisstischen Krisen gibt es unter Umständen genug Leidensdruck, um sich Hilfe zu holen.[109] Hier besteht dann allerdings wiederum die Gefahr, dass die narzisstische Störung nicht als solche erkannt, sondern mit Depression, Burnout oder etwas anderem verwechselt[110] und folglich falsch behandelt wird.[111]

Darüber hinaus gibt es Hinweise darauf, dass korrektive Lebensereignisse ebenfalls eine günstige Wirkung auf die Entwicklung haben und den Narzissmus vermindern können.[112]

Wenn es gelingt, das Leben so zu gestalten, dass es den persönlichen Idealen gerechter wird, kann sich das Selbstbewusstsein stabilisieren. Auch schwere Verluste wie Trennungen oder berufliches Scheitern können Menschen wachrütteln und zum Umdenken bringen.

Unterm Strich lässt sich also sagen: Es ist nicht unmöglich, eine leichte Verbesserung zu erzielen – aber es ist langwierig, sehr unwahrscheinlich und wird in erster Linie schon an der fehlenden Therapie-Bereitschaft scheitern.

Dr. Ramani Durvasula, eine der führenden Figuren der amerikanischen Narzissmus-Selbsthilfe, rät dringend davon ab, wegen der Hoffnung auf Veränderung in einer missbräuchlichen Beziehung zu verweilen. Das Versprechen, sich zu verändern, gehört durchaus zu den Taktiken, mit denen narzisstische Menschen ihre Opfer bei der Stange halten. [113] Hoffnung ist ein starker Klebstoff.[114]

**Opfer, Survivor & Targets**

In der Literatur gibt es verschiedene Begriffe für Menschen, die narzisstischen Missbrauch erleben. Die gängigsten sind *Opfer*, *Survivor* (*Überlebende*) und *Targets* (*Zielpersonen*).

Keine dieser Bezeichnungen ist despektierlich gemeint. Keine beabsichtigt, Betroffene in die Opferrolle zu drängen. Im Gegenteil: Die Wortwahl soll deutlich machen, dass niemand vor narzisstischem Missbrauch gefeit ist. Und dass es eben nicht um gewöhnliche Beziehungsprobleme geht, zu denen beide beitragen.

An dieser Stelle noch ein Wort der Warnung: Es kommt immer wieder vor, dass narzisstische Menschen sich auf Paartherapie einlassen. Oft auf Initiative des Opfers, das nach einer Lösung sucht. Dies scheint gerade bei verdecktem Narzissmus vielfach nach hinten loszugehen: Ist der Mensch auf der anderen Seite des Schreibtischs nicht geschult, was Narzissmus angeht, besteht die Gefahr, dass er dem narzisstischen Charme erliegt und die Verantwortung für die Probleme ausschließlich beim Opfer sieht. Dies steht unter Umständen wirklich neben sich und wirkt therapiebedürftig. Dass hier Ursache und Wirkung verwechselt werden, ist leider keine Seltenheit.[115] Narzisstische Menschen liefern eine überzeugende Show!

Therapeutische Interventionen durch (in Narzissmus) Ungeschulte, die (gerade verdeckten) narzisstischen Missbrauch nicht erkennen, können retraumatisierend sein.[116]

Paartherapie wirkt meist über eine Verbesserung der Kommunikation. Das kann allerdings nur gelingen, wenn beide Parteien kommunizieren können (und wollen).[117] Da narzisstischen Menschen die Basics dafür fehlen (Selbstreflexion, Verantwortungsübernahme, Gefühle und Bedürfnisse äußern etc.), ist das meist zum Scheitern verurteilt[118] oder kann sogar kontraproduktiv sein: Gerade am Anfang einer narzisstischen Beziehung kann Paarberatung zum narzisstischen Trainingscamp mutieren. Denn hier wird klar, wo die narzisstische Maske bröckelt und verbessert werden muss. Zugleich kommen die Schwächen der Zielperson zur Sprache, was neue Angriffspunkte für Manipulationen bietet.

Ich persönlich kann nur empfehlen: Wenn du Klarheit suchst, nimm *allein* Beratung in Anspruch. Und zwar am besten bei jemandem, der sich mit verdecktem narzisstischem Missbrauch auskennt. Das Vorhandensein von Vorerfahrungen mit Narzissmus kannst du bereits in einem telefonischen Vorgespräch oder in deinem ersten Anschreiben abklären.

In Abwesenheit der Person, um die es geht, kann und darf ein Profi keine offizielle Diagnose stellen. Aber eine Therapie kann dich dabei unterstützen, dich zu sortieren, für dich zu sorgen und eine Entscheidung zu treffen. *Dass der Therapeut es geschafft hat, mich wieder aufzurichten, meine Stärken zu sehen und wer ich bin, das hat es gebraucht. Dass jemand von außen da ist, der mir sagt: Du bist gar nicht so klein! Und du bist nicht der Böse hier! Das hat meine Perspektive zurechtgerückt. Und da sind mir diese ganzen Dinge erst bewusst geworden: Wie sehr ich mich von meinem Mann hab klein machen lassen! Wie sehr ich mich hab steuern lassen!*

Aber: Augen auf! Auch in Therapie und Coaching sind häufig narzisstische Gemüter am Werk.[119] Nimm dir drei bis fünf Probestunden Zeit, um herauszufinden, ob ihr gut zusammenarbeiten könnt und ob du bei der Person in guten Händen bist.

## »Narzissmus!« Darf man das sagen?

»Label sind für Dosen, nicht für Menschen!«, heißt es. Normalerweise würde ich dieser Redensart voll und ganz zustimmen. In diesem Fall aber möchte ich davor warnen: Diagnosen und andere Begrifflichkeiten helfen, Muster zu erkennen, um handlungsfähig zu werden. Und in Bezug auf narzisstischen Missbrauch bringt die Erkenntnis, endlich einen Namen für das Erlebte zu haben, oft den entscheidenden Durchbruch.

Solltest du also bei dem Wort »Narzissmus« Hemmungen haben, sei dir versichert: Das ehrt dich. Aber in diesem Fall hilft es dir nicht weiter.

> »Wenn wir eine Diagnose stellen, beschreiben wir ein Muster […], nie eine Person. […] Die Muster […] lassen sich mit Melodien vergleichen, die auf einem Instrument gespielt werden […]. Die meisten […] haben die Wahl getroffen, immer wieder eine ganz bestimmte Melodie zu spielen. In der Regel sind sie sich gar nicht gewahr, dass sie sich auch anders entscheiden könnten.«
> ELINOR GREENBERG[120]

Möglicherweise kann dich der Gedanke entlasten, dass du gar keine Fremddiagnose machen musst. Die Muster erkennen und benennen zu können reicht aus. Wir gebrauchen das Wort »Narzissmus« also nicht als Diagnose, sondern deskriptiv:[121] als Überbegriff für die typischen Verhaltensweisen.

Übrigens: Ein Mensch braucht nicht die diagnostischen Kriterien für eine voll ausgeprägte narzisstische Persönlichkeitsstörung zu erfüllen. Schon starke narzisstische Anteile sind ausreichend, um das Umfeld zu beeinträchtigen. Diese Einsicht ist relativ neu und gerade erst dabei, ihren Weg ins Bewusstsein des Gesundheitswesens zu finden. Bislang wurde die zerstörerische Wirkung solcher Beziehungen weitgehend unterschätzt.[122]

Doch höre ich da noch ein »Aber …«?

## Selbstzweifel: Oder bin *ich* gestört!?

Wenn du jetzt oder nach dem Lesen der typischen Interaktionsmuster den Eindruck hast, dass eigentlich du der Mensch mit dem Problem bist, dann ist das nichts Ungewöhnliches. Und es spricht übrigens eher dafür, dass du es *nicht* bist! Selbstreflexion gehört ja gerade nicht zu den narzisstischen Markenzeichen. Und eigene Schwächen zu bemerken schon gar nicht. Indem du dich hinterfragst, offenbarst du im Gegenteil zwei Eigenschaften, die eher dafür sprechen, dass du Opfer von narzisstischem Missbrauch geworden bist: Narzisstische Menschen bevorzugen als Opfer besonders Menschen mit ausgeprägten empathischen Eigenschaften. Diese zeichnen sich unter anderem dadurch aus, dass sie sich selbst ständig hinterfragen. Sie wachsen gern, sind kritikfähig und wollen für ihr Umfeld, mit dem sie intensiv fühlend verbunden sind, nur das Beste. Es ist also für diesen Menschenschlag nur natürlich, als Erstes den Blick nach innen zu richten und zu prüfen, ob es da einen eigenen Anteil gibt. In toxischen Beziehungen wird diese Eigenschaft ausgenutzt.

Denn: Sollte deine »bessere Hälfte« wirklich narzisstische Züge haben, suggeriert sie dir vermutlich seit langem, dass du an allem schuld bist, was zwischen euch schiefläuft. Vielleicht wirst du sogar als labil, krank oder narzisstisch betitelt. Das liegt unter anderem an *Projektion* – der psychischen Entsprechung des Kotzens[123]: Unverdauliches wird nach außen getragen. So projizieren narzisstische Menschen unliebsame Eigenschaften nicht selten auf ihr Umfeld und werfen ihren Opfern ihre eigenen Verfehlungen vor. Daher befürchten viele Opfer narzisstischer Partnerschaften, selbst narzisstisch zu sein.

Lange Rede, kurzer Sinn: Verwirrt zu sein wäre angesichts der Umstände normal und spricht in diesem Fall für deine seelische Gesundheit.

## Crazymaking – wenn du denkst, du drehst durch …

Warum liest du dieses Buch? Wahrscheinlich, weil du eine Antwort auf die Frage suchst, was eigentlich los ist. Vermutlich weißt du nicht mehr, was du glauben sollst: Der Mensch, der behauptet, dich zu lieben, tut Dinge, die damit nicht in Einklang zu bringen sind. Du pendelst zwischen zwei parallelen Realitäten und weißt einfach nicht, welche stimmt. Und langsam zweifelst du an deinem Verstand.

Es kommt nicht von ungefähr, wenn du durcheinander bist. Tatsächlich haben wir es hier vielleicht mit dem einen der ersten Indizien dafür zu tun, dass es sich bei der Beziehung wirklich um eine toxische handelt. Man spricht in dem Zusammenhang von *Crazymaking* – also von »Verrücktmachen«.

Der Einfluss, dem wir ausgesetzt waren oder sind, mag subtil sein, ist aber alles andere als wirkungslos. Die zerstörerische Kraft von narzisstischen Manipulationen wird in der Literatur zuweilen mit Geheimdiensttechniken verglichen: Typischerweise fühlen sich die Opfer wie in einem Nebel der Unklarheit. Entscheidungen zu treffen wird immer schwieriger – das betrifft die große »Bleiben oder gehen«-Frage genauso wie die Auswahl von Konserven im Supermarkt. Sie werden psychisch und physisch labiler, zweifeln an sich und ihrer Einschätzung der Situation. Zuweilen kann das so weit gehen, dass sie buchstäblich den Eindruck haben, verrückt zu werden, und sich in Behandlung begeben. In dem Fall kann man nur hoffen, dass die Behandelnden erkennen, dass es sich hier um das *Narcissistic Victim Syndrome* (auch *Narcissistic Abuse Syndrome* genannt) handelt und dass eine Behandlung keinen Erfolg haben wird, solange das Opfer in der krank machenden Beziehung bleibt. Denn: Wir sind nicht verrückt – wir werden verrückt gemacht!

**Narcissistic Abuse Syndrom**

Symptome von Menschen in narzisstischen Beziehungen – Auswahl[124]

- Nebel, Konfusion
- Interessenverlust, Selbstverlust
- Verminderung von Selbstwert & Selbstvertrauen
- Panikattacken
- Wutausbrüche
- Schlaflosigkeit
- Gewichtsverlust oder Gewichtszunahme
- Rumination (Grübeln), Selbstbeschuldigung, sich selbst hinterfragen
- beschleunigte Herzfrequenz
- Muskelschmerzen
- Übelkeit und Erbrechen
- Krankheiten
- Todessehnsucht, Suizidgedanken
- Verzweiflung, Hilfesuchen, Angst vor Vernichtung

Klingt es viel dramatischer, als du dich fühlst? Auch das kann ein Hinweis auf narzisstischen Missbrauch sein: Denn es ist nicht untypisch, dass die Opfer Schwierigkeiten haben, den erlebten Missbrauch ernst zu nehmen.

Die Symptome von Menschen in narzisstischen Beziehungen sind vergleichbar mit denen von Kriegsgefangenen.[125] Wie es dazu kommt, wie der Missbrauch aussieht und wieso er unbemerkt bleiben kann, erfährst du in den nächsten Kapiteln.

## Impulse

1. Wissen ist Macht: Dieses Buch ist ein guter Anfang. Vielleicht möchtest du deinen Blick noch etwas erweitern? Dann wirf einen Blick in den Anhang.
2. Abstand tut gut: Oft sind toxische Beziehungen derart verstrickt, dass es kaum möglich ist, klar zu sehen. Daher kann es von Vorteil sein, etwas auf Distanz zu gehen: Meditiere; pflege Kontakte, die dich nähren; fahr ein Wochenende allein ans Meer; unternimm etwas nur für dich oder zieh dich zu Hause immer mal zurück.
   Aber Achtung! Wenn narzisstische Menschen merken, dass sie weniger Aufmerksamkeit bekommen, können sie ungehalten werden. Dann greifen sie eventuell zu immer extremeren Mitteln, um dir eine starke Reaktion zu entlocken. Wenn du befürchten musst, dass der Mensch an deiner Seite durch Rückzug so verärgert wird, dass du in Gefahr gerätst, dann brauchst du vielleicht wasserdichte Vorwände oder eine dezente Rückzugs-Strategie, die keinen Verdacht erregt: Du musst dich um eine gute Freundin kümmern, du nimmst dir unauffällig Zeit für dich, wenn du ohnehin allein zu Hause bist, oder du sorgst für inneren Abstand, indem du dich mental an einen Kraftort zurückziehst.[126]
   Möglich, dass du jetzt merkst, dass du sofort da rausmusst. Dann hol dir fachkundige Hilfe und bring dich in Sicherheit. Im Anhang findest du entsprechende Kontakte.
3. Selbst-Empathie: Ich könnte wetten, dass du sehr empathisch bist – eine Eigenschaft, die viele Zielpersonen auszeichnet. Lass dein großes Mitgefühl, mit dem du sonst dein Umfeld bereicherst, heute mal dir selbst zuteilwerden. Nimm dich in den Arm, sprich

mit dir und lass deine Gefühle und Bedürfnisse zu. Sei genauso verständnisvoll mit dir wie ein liebevoller Elternteil mit seinem Kind. »Beeltere« dich.[127]

Wenn du dich dabei ertappst, dass du im Selbstgespräch ähnlich ruppig mit dir selbst umgehst wie deine bessere Hälfte in schlechten Stunden, dann brems dich. Es nützt nichts, dir vorzuwerfen, dass du dich so behandeln lässt. Versuche Mitgefühl mit dir selbst zu kultivieren. Wenn du narzisstischen Missbrauch erlebst, ist es kein Wunder, wenn du nicht auf der Höhe bist. Hab Geduld mit dir. Dich selbst liebevoll zu behandeln ist der Beginn einer neuen Ära: Wenn du weißt, was du wert bist, lässt du nicht mehr zu, dass jemand dich klein macht.

4. Sorg für dich: Je besser du aufgetankt bist, desto klarer kannst du denken, entscheiden und handeln. Also tu was für dich! Je mehr inneren Puffer du hast, desto weniger kann dich die augenblickliche Situation angreifen.
5. Eigenblut-Therapie: Schreib Tagebuch! Es ist sehr überzeugend, schwarz auf weiß zu lesen, dass es inzwischen mehr schlechte Tage sind als gute oder dass du über ein bestimmtes Problem schon seit 15 Jahren Einträge zu Papier bringst. Alternativ kannst du dir auch Briefe schicken, Morgenseiten[128] (jeden Morgen drei Seiten alles schreiben, was kommt) schreiben oder Audio-Nachrichten aufnehmen – Memos an dich selbst sozusagen. Meine Freundin erfand dafür die passende Bezeichnung »Eigenblut-Therapie«! – Wer könnte einen besser überzeugen als man selbst? Du hörst deinen inneren Zustand. Und du umgehst einen potenziellen inneren Schweinehund, falls der was gegen Schreibarbeiten hat. Diese Verabredung mit dir selbst könnte dich durch den gesamten Prozess begleiten.
6. Verrückt: Bist du in deiner Partnerschaft jemals als »verrückt« bezeichnet worden? Oder so ähnlich? Das ist *die* narzisstische Hintertür, wenn wir anzusprechen wagen, was passiert: eine Veränderung im Verhältnis beispielsweise. Was immer du zuvor gesagt oder getan hast, scheint bedeutungsvoll zu sein. Nimm es ernst!

# 2.

# Aufs Podest gestellt und vom Sockel gestürzt: Die drei Phasen der toxischen Partnerschaft

Angefangen hat es wie immer harmlos. Wie wir es dann wieder so schnell geschafft haben aneinanderzugeraten, ist mir wie so oft ein Rätsel. Aber heute war es wirklich eine Bestzeit: Zirka zehn Minuten lagen zwischen seinem (natürlich verspäteten!) Erscheinen und dem Eintrudeln der ersten Gäste.

Ich erkenne den Mann, in den ich mich verliebt habe, nicht wieder: Der psychologisch versierte Softie mit dem Herzen am rechten Fleck ist fort! Und ich weiß nicht, wie ich ihn wieder hervorlocken kann, den Mann, den ich heiraten will.

Die Dinge, die er mir vorwirft, sind absurd. Und ich verzweifele daran, ihn davon zu überzeugen, wer ich bin: Immer noch dieselbe. Die Frau, die seinen Ring trägt.

Seit Monaten habe ich mich auf die Einweihungsparty gefreut. Heute bin ich auf Autopilot da durch und hab die Stunden gezählt, bis die Gäste endlich gehen! Die haben natürlich gemerkt, dass ich nicht okay bin. Hab irgendwas von »Zwiebeln geschnitten« gemurmelt. Aber es war unser Streit, der mich nicht losgelassen hat. Den ganzen Abend über saß er verstockt in einer Ecke. Jetzt ist er schweigend ins Bett.

Die erste gemeinsame Nacht in meinem neuen Zuhause hatte ich mir anders vorgestellt! Frohen Einzug auch!

Als ich diese Zeilen in mein Tagebuch schrieb, waren wir – wie ich heute weiß – in der *Discard-Phase*. Das ist die letzte der drei typischen Phasen, die narzisstische Beziehungen durchlaufen.[129]

Diese Phasen zu erkennen ist bei verdecktem Narzissmus besonders schwer, denn der zunehmende Missbrauch findet sehr unterschwellig statt:

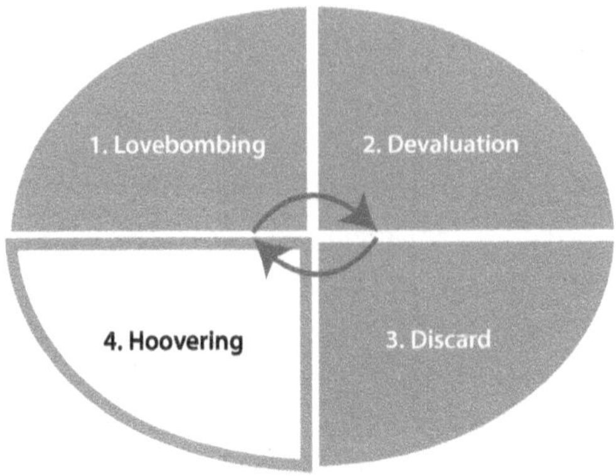


Die drei Phasen toxischer Beziehungen – gegebenenfalls mit Hoovering

## Lovebombing: die Idealisierungs-Phase

Die meisten Beziehungen starten mit Schmetterlingen im Bauch – und narzisstische mit den extra großen. Während des *Lovebombings*, auch *Idealisierungs-Phase* genannt, werden die Opfer als solche ausgewählt und eingewickelt: Bei Flirten, Dating und *Honeymoon* liefert man uns eine Show, wie großartig der Mensch ist, in den wir uns gerade verlieben. Es ist, wonach es klingt – eine »Liebesbombardierung«: *Er hat wunderbar geschrieben! Lyrik! Alles ganz intensiv! Zärtlich! Liebevoll! Wie man sich das nur wünscht! So sensibel! Einfach voller Emotionen!*

Wir (und alle, die uns nahestehen) werden angefixt. *Grooming* sagt man im Englischen – eine Vokabel, die eigentlich benutzt wird, um zu beschreiben, wie sich Pädophile mit süßen Bonbons und ebenso süßen Worten das Vertrauen Minderjähriger (und ihrer Bezugspersonen) erschleichen[130]: Wir werden auf Händen getragen. Und ein treffender Spruch, der in diesem Zusammenhang immer wieder fällt, ist: Wenn es zu schön ist, um wahr zu sein – dann *ist* es das vielleicht auch …[131]

**Sechs Stadien beim Grooming[132]**

1. Zielperson auswählen: Opfer mit vulnerablen Eigenschaften finden.
2. Bindung aufbauen: Vertrauen des Opfers und seiner Umgebung gewinnen sowie Informationen bekommen.
3. Bedürfnis erfüllen: Die Informationen werden benutzt, um eine Lücke zu füllen, z. B. durch Geschenke, Aufmerksamkeit …
4. Zugang & Isolation: Situationen schaffen, in denen man mit dem Opfer allein ist.
5. Der Missbrauch beginnt: Die Abhängigkeit ist etabliert, die Grenzen aufgeweicht – das Ziel ist erreicht.
6. Kontrolle behalten: Das Opfer wird zum Schweigen gebracht und das Commitment gesichert – mit allen Mitteln.

Im Zeichen von grandiosem bzw. offenem Narzissmus sind hier Hubschrauberflüge zu einem Candle-Light-Dinner auf dem Eiffelturm zu erwarten. Beim verdeckten Narzissmus geht's auch ne Nummer kleiner. *Lapdog-(Schoßhündchen-)Lovebombing*[133] beispielsweise verzichtet auf Diamantringe und Karibikurlaub und arbeitet stattdessen mit dem expliziten oder impliziten Versprechen, für immer dazubleiben. In der Lovebombing-Phase wird unsere tiefste Sehnsucht aufgespürt und verwendet, um uns zu binden. Die Zwillingsseele scheint gefunden! Die Ähnlichkeiten sind frappierend! Und sie halten uns über Jahre, weil wir Dinge denken wie: »Eine Frau, mit der ich meine Spiritualität so teilen kann, finde ich nie wieder!«

Aufgrund der Spaltung in ein wahres und ein falsches Selbst haben narzisstische Menschen kein besonders ausgeprägtes Selbstgefühl, keine klare Identität. Sie *spiegeln* uns (*Mirroring*) und passen sich wie ein Chamäleon an. Kein Wunder, dass wir sie für Seelenverwandte halten!

Klarer Fall: Es ist Liebe!!! Doch vielleicht meldet sich zaghaft ein Bauchgefühl, das etwas anderes behauptet. Aber das wird schnell weggewischt. Schließlich wollen wir doch unbedingt unser Happy End! Und außerdem ging alles so schnell. Und bevor wir es merken, sind wir hormonumnebelt und stecken zu tief drin, um noch klar zu sehen oder gar einen Rückzieher zu machen.

In dieser Phase zeichnen sie das Bild von sich, das ab jetzt unsere Meinung von ihnen bestimmt. Diesen glücklichen Tagen werden wir ewig nachtrauern. An diesem Idealbild halten wir bis zum bitteren Ende fest. Wenn wir später trotz zunehmender Ungereimtheiten bleiben, dann unter anderem deshalb, weil wir dieses Gefühl zurückwollen. Wir halten das ungute Verhalten für die Ausnahme und merken nicht, dass es längst zur Regel geworden ist: *Ich war ein halbes Jahr glücklich – und die restlichen dreißig Jahre habe ich gelitten.*

Dr. Ramani spricht in diesem Zusammenhang auch vom *»Paris-Moment«.*[134] Weil man noch nach 50 zunehmend unglücklichen Jahren diese Erinnerungen hervorkramen und sagen wird: Aber wir hatten Paris! Oder: diesen Tag am Meer! Was auch immer es war – es scheint alles andere aufzuwiegen, und wir wollen es zurück!

Narzisstische Menschen bombardieren uns in dieser Anfangsphase mit Liebe. Denn sie haben uns idealisiert. Uns nah zu sein, wertet sie auf. Doch so, wie sie jetzt ihr übertrieben positives Bild von sich auf uns projizieren, werden wir in den folgenden Phasen auch zur Leinwand für alles, was sie an sich nicht sehen wollen. Und das ist dann deutlich weniger angenehm … aber davon ahnen wir zu diesem Zeitpunkt noch nichts.

Der Mensch, in den wir uns verliebt haben, scheint hingebungsvoll zuzuhören und will alles über uns erfahren. Es fühlt sich gut an – kann aber auch etwas überfordernd und einen Tick drüber sein. Die Aufmerksamkeit, die uns geschenkt wird, ist enorm. Es ist ein berauschendes Gefühl, so sehr gewollt zu werden – haben wir nicht alle in der Kindheit irgendwie ein bisschen zu wenig Aufmerksamkeit bekommen?

*Morgens war schon beim Aufwachen eine Nachricht da. Abends auch. Oft mit der Frage, wo ich bin. Auch wenn ich gerade erst von ihm nach Hause gekommen war. Ich hielt das für Interesse oder Anhänglichkeit …*

Wenn wir an die Intensität des Kontakts gewöhnt sind, werden wir auf Entzug gesetzt– der Beginn unserer emotionalen Abhängigkeit. Und alle Verletzlichkeiten, die wir in den scheinbar intimen Gesprächen der Anfangszeit offenbaren, werden später gegen uns verwendet. Aber jetzt halten wir die Fragen danach noch für Interesse.

Irgendwann während dieser Anbahnung gibt es zuweilen eine Art Test: Wir werden daraufhin geprüft, ob wir auch bleiben, wenn es hart auf hart kommt. Wenn wir bestehen, ist klar: Wir sind als Opfer geeignet.[135]

Das ganze Bombardement ist ein einziges großes Ablenkungsmanöver: Wir verpassen es, die Person erst mal gründlich kennenzulernen, bevor wir uns an sie binden. Und wir übersehen den Preis, den uns das kosten wird.[136] Wir wähnen uns im siebten Himmel und merken nicht, wenn es langsam düster wird um Wolke sieben …

## Die Abwertungs-Phase: ein Wechselbad der Gefühle

Nach welcher Zeitspanne die zweite Phase eingeleitet wird, ist unterschiedlich. Meist nach ein paar Wochen oder Monaten.[137] Es kann auch mal ein Jahr sein.[138] Ich habe schon Überlebende sagen hören, dass es bei ihnen auch mehrere Jahre gewesen sein könnten. Im Rückblick entdeckt man jedoch durchaus das eine oder andere übersehene Warnzeichen bereits beim Lovebombing. Hier schleicht sich unbemerkt die nächste Phase ein.

In der *Abwertungs-Phase* (engl. *Devaluation Phase*) werden wir unsanft von dem Sockel gestoßen, auf den man uns eben gestellt hatte. Das beginnt harmlos, zum Beispiel mit schleichendem Rückzug (die Restaurant-Rechnung wird nicht mehr übernommen, keine Museumsbesuche mehr gemacht ...)[139], und steigert sich dann unmerklich bis zu grausamen Erniedrigungen. Beim verdeckten Narzissmus ist auch das gut verpackt: Ein Augenrollen – natürlich überinterpretiert! Ein despektierlicher Kosename, der aber selbstredend nur neckisch gemeint ist; und wenn wir das anders sehen, sind wir empfindlich und verstehen keinen Spaß. Oder es ist plötzlich lästig, wenn wir so oft Messages schreiben, wie sie das zuvor etabliert haben.

Wir finden Gründe und Entschuldigungen, die uns helfen, die Verletzungen mit dem Bild in Einklang zu bringen, das wir beim Lovebombing von unserem Herzensmenschen gewonnen haben: die anstrengende Arbeit, der stressige Tag, die schwierige Kindheit, der kulturelle Hintergrund, die erlittenen Traumata oder die katastrophale Exbeziehung. *Natürlich gab es am Anfang schon diese Wutausbrüche. Aber die hab ich natürlich nicht auf irgendwelche Krankheiten geschoben. Ich hab gedacht: Okay, die ist einfach temperamentvoll.*

Vielleicht müssen wir uns diese Ausreden nicht selbst ausdenken, sondern bekommen diese *Backstory* sogar mundgerecht serviert: *Er hat ja immer viel auf den Nachtdienst auf Station geschoben: Wenig Schlaf, Stress ... Und dann habe ich gedacht: Ich unterstütze ihn nicht richtig.*

Es ist die Summe vieler kleiner Nadelstiche, die die Botschaft transportiert: »Du bist (mir) nichts wert!«[140] Das Selbstvertrauen sinkt. Und mit ihm schwinden Energie, Lebensfreude und Gesundheit. Zuweilen geht das so weit, dass die Vorstellung, an den zunehmenden Erkrankungen zu sterben, wie eine Erlösung anmutet.

Doch dieser Prozess ist schleichend. Der Abbau des Opfers fällt zunächst nicht auf. Und wenn er dann nicht mehr zu übersehen ist, wird alles Mögliche als Ursache in Betracht gezogen. Nur dass es an der Partnerschaft liegen könnte, darauf kommt niemand. *Ich lief von Pontius zu Pilatus. Alle behandelten die körperlichen Symptome ihres Fachgebiets. Mit mäßigem Erfolg. Dass all diese Erkrankungen eine gemeinsame Quelle haben könnten, das dämmerte mir erst, als ich Bücher über Narzissmus zu lesen begann.*

Diese Phase ist von zunehmender Verwirrung geprägt. Es fällt immer schwerer übereinanderzukriegen, dass uns unser Herzblatt in einem Moment wehtut und im nächsten wieder so liebevoll ist wie in den ersten Tagen. Diese Paralleluniversen in Einklang zu bringen, versuchen wir aber mit wachsender Verzweiflung. Und so erzählen wir aller Welt (und damit uns), wie glücklich wir sind und wie gut wir es haben. *Als ich mich irgendwann getrennt habe, fiel meine Familie aus allen Wolken: »Du hast doch immer so begeistert von ihr erzählt!« Da erst wurde mir klar, dass ich mich nur wenigen Menschen mit meinen Sorgen geöffnet hatte. Ich hätte ja auch nicht gewusst, was ich sagen soll. Es war alles so schwer zu greifen! Zunächst klang jede einzelne Begebenheit wie eine Lappalie. Und als es dann langsam doch heftiger wurde, habe ich mich geschämt.*

Alle Versuche, an der Beziehung zu arbeiten, laufen ins Leere. Denn dazu gehören zwei. Und die andere Hälfte zieht nicht mit. Wir stecken fest. Als Paar ist keine Entwicklung möglich.

Trotzdem haben wir es jahrelang versucht – allein: Wir haben geglaubt, was man uns erzählt hat: dass es an uns liegt. Dass wir an uns arbeiten müssten. Doch so sehr wir uns auch (vermeintlich) verbessern – alles wird nur schlimmer! Und schließlich haben wir genug und gehen auf die Barrikaden. Vielleicht, weil wir nicht mehr bereit sind, uns für alles zu entschuldigen. Vielleicht, weil wir das Flirten mit dem Nachbarn nicht mehr hinnehmen wollen. Oder weil wir unsere Bedürfnisse oder den Wunsch nach einem reifen Kontakt auf Augenhöhe nicht mehr hintenanstellen wollen.

Doch die Gespräche, Konfrontationen und Ultimaten führen zu nichts. Nur zu Streit. Die Diskussionen drehen sich im Kreis. Und plötzlich verteidigen wir uns gegen eine ganze Liste von Anklagepunkten. Und am Ende sind es doch wieder wir, die sich entschuldigen. Das Thema, das wir eigentlich besprechen wollten, ist vom Tisch. Und wir werden mit Schweigen oder Liebesentzug bestraft. Nur um am nächsten Morgen wieder Frühstück ans Bett gebracht zu kriegen, als wäre nichts gewesen. Narzisstische Menschen wissen, wann sie nachlegen müssen, um uns nicht zu verlieren. *Er hatte ein Gespür für Stimmungsänderungen: Wenn ich mich zurückgezogen habe, da hat er gemerkt: Oh, die kümmert sich nicht mehr! Und dann kam wieder ein Versuch: Lass uns doch mal reden!*

Genau darum lassen wir das alles über uns ergehen: Weil die Entwertungen immer wieder mit Bröseln von Lovebombing abgewechselt werden, um uns bei der Stange zu halten.[141] Weil wir uns bereitwillig die Schuld zuschieben lassen. Und weil wir uns immer wieder an den Anfang zurückerinnern und zu wissen glauben: Das ist ein toller Mensch. Der kann gar nicht gemein sein! Das ist sicher nur eine Durststrecke. *Ich hab immer an das Gute geglaubt und gedacht: Sie ändert sich! Es wird besser! Ich halte durch, ich halte durch!*

Die Lovebombing-Phase ist die Karotte vor unserer Nase. Wir tun alles, um die Seligkeit der ersten Zeit wieder zurückzubekommen. Doch das Tor zum Paradies bleibt für immer verschlossen. Trotzdem kann uns die Hoffnung darauf über Jahrzehnte und durch unvorstellbare seelische und körperliche Pein in der krank machenden Verbindung halten. Wir zerbrechen uns den Kopf, wie wir es anstellen können, unsere große Liebe wieder für uns zu gewinnen. *Wie könnte ich mich verändern, dass sie mich wieder so attraktiv findet wie am Anfang?*

*Ich hätte einfach gerne diese leuchtende Frau zurück, die ich damals am Hafen abgeholt habe!*

Aber es reicht nie. Wenn schließlich die letzte Phase eingeläutet wird, dann, weil wir zu unbequem geworden sind. Zu fertig. Oder zu langweilig.[142]

Narzisstische Menschen werden oft mit Vampiren verglichen.[143] Die »Untoten« saugen uns die Lebenskraft aus, um ihre innere Leere zu füllen. Sie wollen *narzisstische Zufuhr* (*Supply*)[144]: Sie ernähren sich energetisch von unserer Bewunderung, davon, dass sie uns klein machen oder uns Gefühlsausbrüche entlocken. Daraus ziehen sie ihr Selbstwertgefühl. Wenn wir kein guter Supply mehr sind (oder der Nachschub schon in der Warteschleife hängt), beginnt das große Finale. Dabei können sie einem vorkommen wie ein kleines Kind: Obwohl das Spielzeug schnell langweilig wurde, spielt es noch so lange damit, bis es ein neues hat. Dann wird das alte ausrangiert.

Möglich, dass diese Phase erst nach Jahrzehnten kommt. Vielleicht aber auch nie. Denn wenn der Narzissmus verdeckt ist, kann eine Beziehung auch sehr lange Zeit stabil sein.[145]

Doch Stabilität ist nicht zwangsläufig ein Indiz für Qualität …

## Discard-Phase: der Absch(l)uss

Verdeckter Narzissmus kann so unauffällig sein, dass es lange wirkt, als wären wir in einer liebevollen Beziehung. Aber irgendwann kriegt die hübsche Maske Risse. Und was wir erleben, sieht mehr und mehr nach dem aus, was die Diagnoseschlüssel beschreiben. Es wird immer schwerer zu leugnen, dass es uns nicht gut geht. Wir fühlen uns gemeinsam einsam. *Wir waren in der Karibik, am schönsten Platz der Welt. Ich war im Pool; er saß bei Action-Serien vor dem Fernseher. Es war so ein irrsinniger Abstand zwischen uns! Da habe ich zum ersten Mal gemerkt: Man kann sich auch in einer Beziehung völlig allein fühlen.*

»Discard« bedeutet »Ausschuss« – und so fühlen wir uns auch: Minderwertig und auf dem besten Wege, aussortiert zu werden. Die Erniedrigungen werden immer heftiger und beginnen die Brotkrümel der Zuneigung zu überwiegen, die ab und an für uns ausgestreut werden.[146] Ich habe diese plötzlichen Nähe-Inseln[147] »Eintagswunder« getauft. Und genauso langlebig sind sie auch. Und zudem äußerst verwirrend.

An diesem Punkt haben wir uns selbst herabgewürdigt, Demütigungen in Kauf genommen, unsere Grenzen übertreten lassen und unsere Werte verraten. Wir sind längst nicht mehr im Einklang mit uns selbst und können kaum noch in den Spiegel schauen. *Ich war im Stress und hab den Müll nicht ganz korrekt getrennt. Er hat die Mülleimer auf meinen Schreibtisch ausgekippt, den Inhalt sortiert und mich angebrüllt: »Du Null!« Meine Töchter, die das mitansehen mussten, schämen sich noch heute dafür. Ich schäme mich auch – nämlich dafür, dass ich es zugelassen habe.*

Wir haben uns nach Leibeskräften verbogen, um die auseinanderdriftenden Parallelwelten zusammenzuhalten, aber jetzt stehen wir kurz vor dem Zusammenbruch. Wir sind erschöpft, durcheinander und von dem permanenten Stress völlig zermürbt.

In dieser Phase beginnt der ursprüngliche verdeckte Narzissmus, sich immer offener zu zeigen: Statt durch Stille geächtet zu werden, sind wir nun zunehmend auch mit offener Wut konfrontiert. *Und dann war immer dieses Zittern vor dem nächsten Ausbruch. Du warst glücklich, wenn es gerade toll lief, aber hattest eigentlich schon die Angst im Hintergrund: Was kann ich jetzt tun, um einen Wutausbruch zu vermeiden? Und du scheiterst immer, weil du nie alles bedenken kannst. Und wenn es dann der falsch eingeräumte Geschirrspüler ist …!*

Die zunehmenden Provokationen reizen uns so sehr, dass wir auf unsere Reaktionen nicht immer stolz sind. Das ist der Moment, wo auch vertrauensvolle Wesen mit hohen moralischen Ansprüchen sich plötzlich dabei erwischen, wie sie im Schreibtisch der Partnerin wühlen, wie sie das Passwort des Ehegatten knacken oder das Handy checken. Hier liegen die Nerven blank. Oft hat die narzisstische Seite Affären – oder zumindest etwas, das die Eifersucht des Opfers anstachelt. Und da wir den Eindruck haben, mit Lügen abgespeist und in unseren Ängsten nicht ernst genommen zu werden, greifen auch die Geduldigsten unter uns zuweilen zu unlauteren Mitteln: *Ich wollte gar nicht spionieren. Doch dann sah ich beim Aufräumen auf dem Fußboden einen Brief liegen. Ich konnte nicht anders. Ich musste ihn lesen. Und tat-*

*sächlich: Meine schlimmsten Befürchtungen bestätigten sich. Er war an eine andere Frau …*

Möglich, dass wir den neuen Supply vorgestellt bekommen oder dass wir miterleben müssen, wie sich der Mensch an unserer Seite in Chamäleon-Manier langsam, aber sicher der neuen Flamme angleicht und uns immer fremder wird. Es gibt viele Möglichkeiten, uns spüren zu lassen, dass wir abgeschrieben sind.

Wir sind am Rand und verstehen die Welt nicht mehr. Alles scheint ausweglos, denn wir wissen ja inzwischen: Jeder Klärungsversuch endet in heftigen, aber völlig sinnlosen Auseinandersetzungen. Und wir kommen zu dem Schluss, dass es wohl an uns liegen muss. Vielleicht stimmt es ja, was unsere bessere Hälfte uns vorwirft?

Das könnte aber auch der Moment sein, in dem wir anfangen zu recherchieren. Oder der Tag, an dem uns jemand sagt: »Hast du mal überlegt, ob deine Partnerin eine Narzisstin ist?« Aber: Je mehr wir verstehen, was passiert, und je mehr wir gegen die unfaire Behandlung aufbegehren, desto schlimmer werden die Auseinandersetzungen, denn wir werden für den narzisstischen Menschen immer unkontrollierbarer. Zufuhr bekommen sie von uns immer weniger durch unsere positiven Gefühle für sie, sondern immer mehr durch die heftigen Gefühlsausbrüche, die sie uns entlocken. *Als er gemerkt hat, dass ich mich nicht mehr an seine Regeln halte, sondern unterwegs war, hat er mich vor unseren Zwillingen schlechtgemacht: »Eure Mutter trifft sich jetzt mit Männern!«*

Das Ende kann sich anfühlen wie eine Zerstörung. Es gibt die These, dass sich der narzisstische Part beweisen will, dass er beim Weiterziehen nichts von Wert zurücklässt.[148]

Oft wird die Discard-Phase eingeleitet, wenn neuer Supply zur Verfügung steht, sodass zwischen den Beziehungen keine Versorgungslücke entsteht.[149] Die Trennung kann unterschiedlich aussehen: Die Opfer werden Hals über Kopf verlassen (eine Geste von Kontrolle und Macht[150]). Das gemeinsame Leben wird ihnen einfach vor die Füße geschmissen. Und einmal mehr wird deutlich: Echte Gefühle gab es nur auf einer Seite. Oft findet die Trennung auch in einer Zeit statt, die uns besonders viel bedeutet – im Familienurlaub zum Beispiel.[151] Oder zu einem Zeitpunkt, bei dem wir uns keine Hilfe holen können – etwa mitten in der Nacht. Es kann auch zu *Ghosting*[152] kommen, dann hören wir von heute auf morgen nie wieder etwas von unserem vermeintlichen Herzensmenschen.

Klassisch ist die Variante, bei der für das Opfer Hinweise gestreut werden, die nahelegen, dass es Konkurrenz bekommt – selbstverständlich ohne den Seitensprung einzugestehen: Das wird so lange zelebriert, bis das Opfer reagiert. Daraufhin wird es als krankhaft eifersüchtig tituliert. Aggressives Schweigen und andere Manipulationen werden zur Strafe zum Einsatz gebracht, bis das Opfer beginnt, sich selbst zu zerstören. Dieses heftige Verhalten des Opfers wird verwendet, um Mitgefühl vom neuen Supply zu bekommen und um sich die Unterstützung vom Fanclub zu sichern: Alle sind überzeugt, dass mit dem Opfer was nicht stimmt. Dem Opfer wird klargemacht, wie belastend seine »Überreaktion« ist. Es wird kaltgestellt und bekommt sogleich den Ersatz präsentiert. – The End![153]

Oder aber das Opfer hat irgendwann genug, reißt sich das Herz raus und geht. Es kann sich auch so anfühlen, als würde die andere Person es darauf anlegen. Als würde sie sich so lange danebenbenehmen, bis wir gehen.[154] Das ist Strategie: Wir bekommen die Täterrolle zugeschoben. Im Bekanntenkreis wird entsprechend Gift gegen uns verspritzt: Das kann sehr verdeckt und ohne große *Schmutzkampagne* geschehen – indem einfach alle Mitgefühl mit dem vermeintlichen Opfer haben. Ähnliches gilt auch, wenn wir verlassen werden, aber selbst irgendwann die Scheidung einreichen müssen.

Typisch ist auch, dass immer wieder Trennungsversuche mit anschließenden Versöhnungen und Besserungsversprechen stattfinden. Das Paar durchläuft dann noch mal alle drei Phasen – und es beginnt wieder von vorn! Das kann jahre- oder sogar jahrzehntelang so gehen. *Irgendwann hat sie mich angerufen: »Kannst du mir helfen?« Dann war das wieder so ne dicke Latte Kredit-Schulden. Und das ging dann so weit, dass wir uns wieder zusammengefunden haben. Acht Mal.*

Es kann sich auch als On-off-Beziehung darstellen. *Am Anfang haben wir uns oft so heftig gestritten, dass ich schon ein paar Mal meine Koffer gepackt hatte und im Auto saß und er mich zurückgeholt hat. Und dann: große Versöhnung! Du bist die Beste und die Tollste! Ich brauch dich! Und große Liebe! Als die Kinder kamen, hörte das dann auf. Letztendlich sind wir 46 Jahre zusammengeblieben.*

Dieses Wiedereingesaugtwerden in die Beziehung nennt man nach dem gleichnamigen Staubsauger auch *Hoovering*.[155] Die verdeckte Form von Hoovering ist die, einen Haken auszuwerfen, bei dem wir dann selbst aktiv anbeißen: *Ich habe noch mal eine Mail zum Abschied geschrieben und darin ausdrücklich gesagt: »Bitte lass das so stehen.« Da hat er mir einen Song geschrieben, wo ich dachte: Wenn du so was schreibst, kann das doch nicht sein, dass du gar nichts für mich empfindest! Dann habe ich wieder Kontakt aufgenommen. Wir sind im Bett gelandet. Und es war drei Jahre lang eine Art Freundschaft Plus …*

Gut zu wissen ist, dass nicht alle narzisstischen Menschen hoovern. Nimm es also auf gar keinen Fall persönlich, wenn dein ehemaliger Traumprinz nicht mit tausend roten Rosen auf der Matte steht, um sich zu entschuldigen und dir von seiner neuen Therapie zu erzählen. Wenn du nach der Trennung nichts mehr hörst, ist das ein Grund zum Feiern. Du hast jetzt Ruhe! – Zumindest vorerst. Denn: Hoovern kann auch nach ewiger Funkstille plötzlich passieren: *Er hatte mir Geld gestohlen und damit meine Schwester zu einem erotischen Stelldichein in ein Nobelhotel eingeladen. Das herauszufinden war das Aus für unsere Beziehung – und für die Verbindung zu meiner Schwester … 20 Jahre war Ruhe. Dann schrieb er auf Insta: »Wie geht's? Wenn du mal in Husum bist, kannst du gern bei mir pennen!«*

Manche Menschen sind verletzt, dass ihre Ex sie offenbar nicht vermisst. Auch wenn sie wissen, dass es Quatsch ist, schwingt vielleicht die heimliche Frage mit: Bin ich es nicht wert, gehoovert zu werden?

Überspring das! Die feinen narzisstischen Antennen trügen nur selten. Nicht gehoovert zu werden würd ich mal frech als Kompliment sehen. Jetzt ist es amtlich: Du bist nicht mehr für Missbrauch zu haben. – Glückwunsch!

**Was nach der Trennung passiert**

- Hoovering: Versöhnung, On-off-Beziehung, Reservebank
- Ghosting: Verschwinden oder Verschwinden und Wiederauftauchen
- Stalking: Nachstellen, Schmutzkampagnen, Hass-Nachrichten, Racheakte, Angriffe

Die Verhaltensweisen können sich mischen oder abwechseln.

## Der Missbrauchs-Zyklus: ein Kreis im Kreis

Diese drei Phasen sind mal wieder nur ein Modell. Ihre Übergänge sind fließend. Wir können sie einmal oder mehrmals durchlaufen. Es kann sich spiralförmig anfühlen. Und jede Phase kann Elemente der anderen enthalten – zum Beispiel ist ja quasi immer Lovebombing eingestreut. Es gibt also scheinbar immer genug Gutes, um zu bleiben. (Die Argumente »Aber es gibt auch schöne Augenblicke!« oder »Sie hat aber auch gute Seiten!« zählen also leider nicht … Wären narzisstische Menschen 24/7 fürchterliche Arschgeigen, wären sie allein – und kein auch nur ansatzweise wirtschaftlich denkender Verlag würde ein Buch wie dieses drucken.)

Innerhalb des großen Teufelskreises, in dem sich narzisstische Beziehungen zuspitzen, kann man viele kleinere Kreisläufe von Idealisierung, Abwertung und Abschuss beobachten. Die kleinen Kreisläufe innerhalb des großen lassen sich mit dem sogenannten *Cycle of Abuse* abbilden:

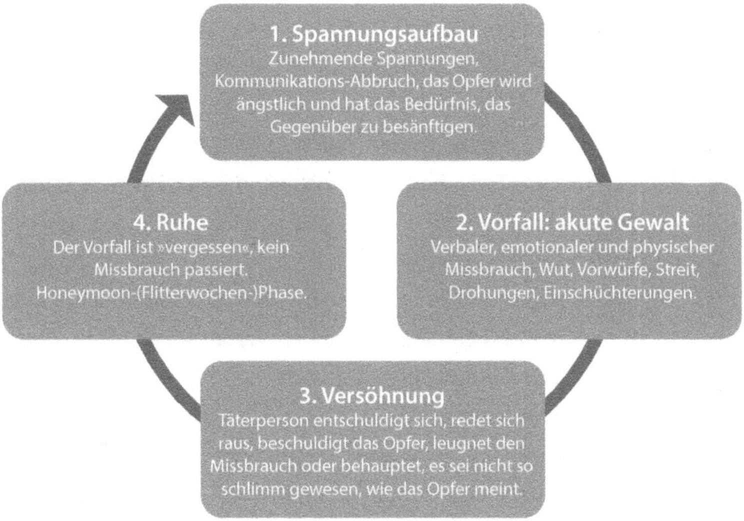
1. Spannungsaufbau
Zunehmende Spannungen, Kommunikations-Abbruch, das Opfer wird ängstlich und hat das Bedürfnis, das Gegenüber zu besänftigen.
2. Vorfall: akute Gewalt
Verbaler, emotionaler und physischer Missbrauch, Wut, Vorwürfe, Streit, Drohungen, Einschüchterungen.
3. Versöhnung
Täterperson entschuldigt sich, redet sich raus, beschuldigt das Opfer, leugnet den Missbrauch oder behauptet, es sei nicht so schlimm gewesen, wie das Opfer meint.
4. Ruhe
Der Vorfall ist »vergessen«, kein Missbrauch passiert. Honeymoon-(Flitterwochen-)Phase.

Cycle of Abuse (Leonore E. Walker)[156]

Der narzisstische Missbrauch weist einige Abweichungen vom klassischen Missbrauchszyklus auf. Bemerkenswert ist beispielsweise, dass in der *Versöhnungsphase* die Verantwortung verschoben wird, sodass die Entschuldigung unter Umständen vom Opfer kommt oder gänzlich fehlt.[157] Christine Hammond hat daher 2015 den abweichenden *narzisstischen Missbrauchs-Kreislauf* (*Cycle of Narcissistic Abuse*) beschrieben[158]:

1. In der ersten Phase baut sich Spannung auf, weil der narzisstische Part sich durch irgendein Ereignis bedroht fühlt. Das kann alles sein, was eine sogenannte *narzisstische Kränkung* (*narcissistic wound*)[159] auslöst, wo also der empfindliche Selbstwert ins Wanken gerät und die Scham aktiviert wird, die sich daraufhin

in Form von Rage nach außen richtet. Auslöser gibt es genug – zum Beispiel Zurückweisung beim Sex, empfundene Vernachlässigung, Misserfolg bei der Arbeit, Bloßstellung, Eifersucht, Verlassenheitsgefühle, Vernachlässigung oder Respektlosigkeit. Das Opfer wird nervös und beginnt das Gegenüber wie ein rohes Ei zu behandeln.

2. In der zweiten Phase finden die missbräuchlichen Manipulationstechniken statt, die in den nächsten Kapiteln beschrieben werden. Der Missbrauch kann auf unterschiedlichen Ebenen stattfinden: physisch, sexuell, geistig, verbal, finanziell, spirituell, emotional – aber immer maßgeschneidert, um die Zielperson zu destabilisieren und gefügig zu machen. Irgendwann ist das Opfer der Angriffe müde und verteidigt sich.
3. Das läutet Phase drei ein, in der die Täterperson nun in die Opferrolle schlüpft. Die heftigen Reaktionen des Opfers auf den Missbrauch dienen als Beleg seiner Schuld. Es kommt zu einer *Schuldumkehr*. Das wirkliche Opfer übernimmt diese verquere Perspektive und fühlt sich verantwortlich. Darum entschuldigt sich das Opfer oder kapituliert auf andere Art. Auf jeden Fall geht der narzisstische Part der Beziehung gestärkt aus dem Zyklus hervor.
4. Die gefestigte Machtposition sichert den Frieden – bis der nächste Angriff auf das empfindliche narzisstische Ego die nächste Runde im Kreislauf einläutet …

## Langsam weichgekocht: Warum wir nicht merken, dass wir missbraucht werden

Ein anderer Grund, warum wir den Missbrauch nicht als solchen erkennen, wird in Selbsthilfekreisen gern mit einer kulinarischen Anekdote illustriert, die etwas französisch daherkommt.

Wirft man einen Frosch in heißes Wasser, bemerkt er die Gefahr, springt raus und rettet sich. Wenn man einen Frosch kochen will, setzt man ihn am besten in kaltes Wasser und erhöht dann die Temperatur langsam Grad für Grad. Schlussendlich stirbt der Frosch. Er konnte sich nicht retten. Denn er hat nicht gefühlt, dass er in Gefahr war. Er hatte sich daran gewöhnt. Der Tod kam auf Raten.[161]

»Deine Schmerzen sind Boten – höre auf sie.«
RUMI[160]

Welche narzisstischen Tricks unser Wasser langsam zum Brodeln bringen und welche Strategien noch dazu führen, dass wir das nicht mitkriegen – darum geht es in den nächsten Kapiteln.

## Impulse

1. Analyse: Schreibe eure gemeinsame Geschichte auf und prüfe, ob sich Anzeichen für die typischen Phasen darin finden. Notiere die Marker, die du wiedererkennst, und überlege, in welcher Phase ihr gerade steckt.
2. Tagebuch-Recherche: Falls du alte Tagebücher hast (oder alternativ Chatverläufe, E-Mails oder Ähnliches), lies alles aus der Zeit eurer Partnerschaft durch. Findest du Hinweise auf die oben beschriebenen Phasen? Welche?
3. Qualitätskontrolle: Wenn der Mensch an deiner Seite, als du ihn kennenlerntest, so zu dir gewesen wäre, wie er dich jetzt behandelt – wäre daraus eine Beziehung geworden? Falls nein: Überlege, wie es dazu gekommen ist, dass du dich so weit von deinen Standards entfernt hast.
4. Rückgaberecht: Wenn du dich traust (und sicher bist, dass es dich nicht in Gefahr bringt), gib die zu Unrecht übernommene Verantwortung zurück. Das kannst du tun, indem du dich nicht mehr entschuldigst. Zumindest nicht mehr für das, was nicht auf deinem Mist gewachsen ist. Du kannst das einfach unterlassen oder kommentieren. Beobachte, was passiert: (Wie) kommt ihr aus den Missbrauchs-Phasen wieder heraus, wenn du kein *Appeasement* betreibst? Nehmen die Manipulationen zu oder verändert sich sonst etwas? – Was sagt all das über eure Beziehung? (Nebenwirkungen: Das ist kein Experiment für Lebensphasen, in denen du ohnehin auf dem Zahnfleisch gehst. Mehr Klarheit gibt's zum Preis einer Verschärfung.)
5. Selbstbeobachtung: Sei wachsam für deine inneren Selbstgespräche. Wenn du bemerkst, dass du unangemessene Verhaltensweisen deiner besseren Hälfte rechtfertigst, mach dir eine Notiz. Welche Geschichten erzählst du dir, um diese Überschreitungen deiner Grenzen zu rechtfertigen?
6. Raus aus der Isolation: Gibt es Vertraute, denen du erzählst, was wirklich bei euch los ist? Falls dir klar wird, dass du im Austausch mit

anderen nur die Schokoladenseite deines Liebeslebens präsentierst, frag dich: Gibt es jemanden, dem du gern einen tieferen Einblick geben würdest? Bei wem würdest du dich damit aufgehoben fühlen?

7. Banden bilden: Vernetze dich mit der Survivor-Community. Such dir eine Selbsthilfegruppe oder ein Online-Forum. Es gibt sogar spezielle für verdeckten Narzissmus. Die Geschichten von anderen zu hören, die eigene Geschichte zu teilen und Rückmeldungen dazu zu bekommen kann helfen, das Erlebte einzuordnen. Es ist unfassbar validierend zu merken, dass all diese blöden kleinen Situationen, wo du immer dachtest, dass du übertreibst, genau so auch anderen passiert sind! So unterschiedlich das Setting auch ist, so kommt es einem doch manchmal vor, als hätten alle Narzissten voneinander abgeschrieben! Sei achtsam mit dir und finde den für dich passenden Rahmen. Such dir eine Gemeinschaft, in der du dich sicher fühlen kannst. Dazu gehört unter anderem fachkundige Moderation. Oder auch die Möglichkeit, genug Abstand zu haben, um nicht von den Energien der Teilnehmenden überrollt zu werden.
8. Kluge Fragen: Vermutlich steht dein Leben gerade kopf. Viele ungelöste Fragen türmen sich vor dir auf. Das kann ganz schön anstrengend sein! Schau mal, ob du diese Fragen zu einem Schatz machen kannst: Hol sie aus der Unklarheit des Grübelns heraus, indem du sie aufschreibst und schärfst. Dann lebe in die Antworten hinein! Vertraue darauf, dass die Antworten sich finden werden, wenn die Frage stimmt. – Vielleicht ab jetzt ein wöchentliches Ritual?

# 3.

# Ein Blick ins Getriebe: wie narzisstische Menschen ticken

> Endlich Ferien!!! Er ist allein zu seinen Eltern gefahren. Ich wollte nicht mit. Mein Gefühl war: Erholsam wird das nicht …
>
> Trotzdem vermisse ich ihn. Natürlich.
>
> Aber – verstehe das, wer will: Ich habe eine super Zeit!
>
> Um ehrlich zu sein: Ich kann mich nicht erinnern, wann es mir zuletzt so gut gegangen ist. Ich fühle mich plötzlich so jung!!!
>
> Gestern barfuß tanzen mit den Mädels! Heute ans Meer gefahren!
>
> Ich komme und gehe, wie ich will. Und keiner da, den das stören würde! Herrlich!!!

Als sich diese kurze Atempause ereignete, hätte ich nicht geklagt, wenn man mich gefragt hätte, wie es mir in meiner Partnerschaft geht. Ich war zufrieden. Dachte ich.

Als er wiederkam, war sofort alles beim Alten. Ich schob meine zwischenzeitliche Hochstimmung auf den unfassbar sommerlichen Frühling und dachte nicht weiter drüber nach. Jetzt ist mir klar: Was ich erlebt habe, war eine Auszeit vom täglichen Kampf. Das war mir überhaupt nicht bewusst. Denn mein scheinbarer Traummann tat ja alles für mich! Sogar einen Verlobungsring (den wir eigentlich zusammen aussuchen wollten) haben seine Mutter und er für mich gekauft – wie aufmerksam!

## Ausgenutzt – Parasiten & Vampire

Menschen mit verdecktem Narzissmus scheinen fürsorglich zu sein – aber oft fühlt es sich nicht so an: Wir bekommen nicht das, was wir brauchen, oder wir bekommen als Dreingabe ein schlechtes Gewissen, die Verpflichtung zu ewiger Dankbarkeit oder jahrzehntelange Vorhaltungen.[162] Gerne kommt auch der Vorwurf, dass wir das Gegenüber ausnutzen würden. Das ist mal wieder Projektion. Denn tatsächlich haben narzisstische Menschen eine Tendenz, andere auszunutzen. Beziehungen sind für sie Transaktionen – oft zu unseren Lasten.[163] *Am Ende hat sie mir ins Gesicht gesagt, dass sie nur mit mir zusammen war, weil ich ein vermögender Mann bin.*

In diesem Zusammenhang wird nicht nur die Vampir-Metapher verwendet, sondern auch das drastische Bild vom parasitären Verhältnis. Und wir, der Supply, sind der Wirt![164] *Sie ist in ihrem Verhalten irgendwie total professionell. Sie weiß ganz genau, wie sie kriegt, was sie will. Ich zahl jetzt ihre Wohnung, damit unsere Töchter nicht aus ihrem Alltag rausgerissen werden. Und permanent drückt sie mir die Kleinen aufs Auge, weil sie wieder arbeiten muss oder Wellness macht. Ich selbst war das letzte Mal vor drei Jahren für zwei Stunden mit Freunden im Kino. Das war's. Ansonsten wird gearbeitet und sich um die Kids gekümmert. Ich hab so gut wie keine Freizeit.*

Ausgelaugt zu sein ist in solchen Verbindungen ein typisches Gefühl. Wenn man zusammenwohnt, wird das eher als generelle Erschöpfung erlebt, weil es bei dauerhaftem Kontakt schwer ist, die Grundstimmung auf einzelne Begebenheiten zurückzuführen. Wenn es sich um einzelne Treffen handelt, ist teilweise beobachtbar, wie ausgelutscht man sich beim oder nach dem Kontakt mit toxischen Menschen fühlt. *Dieser Mann kann das ganze Haus irgendwie mit seiner Energie füllen. Aber wenn er weg ist, geht es mir sofort gut: Durchatmen!*

Während bei offeneren Formen des Narzissmus schon mal das gemeinsame Anwesen plötzlich nur noch einem der beiden Beteiligten gehört, ist beim vulnerablen Narzissmus oft erst auf den zweiten Blick zu sehen, dass es hier eine Unwucht gibt: *Sie war verzweifelt: »Die Raten für das Haus – schaff ich nicht!« Dann habe ich gesponsert. Ich habe es gerne gemacht. Weil sie dann gelacht hat. Ich mochte ihr Lachen so sehr. Und dann hab ich irgendwann mal meine Kontoauszüge abgeheftet und gesehen, dass da irgendwie innerhalb kürzester Zeit eine ziemlich große Geldsumme entstanden ist.*

Bei verdecktem Narzissmus ist oftmals kaum zu erkennen, wer hier eigentlich wen ausnutzt: Gut möglich, dass das Opfer als psychosomatische Reaktion auf den Missbrauch erkrankt und von der Person umsorgt und gepflegt wird, die das alles verursacht hat.[165] Das kann unbewusst passieren – aber auch mit voller Absicht wie zum Beispiel beim sogenannten *Münchhausen-Stellvertretersyndrom* (*Münchhausen-by-proxy-Syndrom*)[166], wo das Opfer bewusst krank gemacht wird, sodass sich der narzisstische Part dann in der helfenden Rolle Lorbeeren verdienen kann. Meist sind die Opfer die eigenen Kinder. Es kann aber auch in anderen Konstellationen, z. B. in Liebesbeziehungen, vorkommen.

Narzisstische Menschen gefallen sich als »Rettung in der Not« – die starke Rolle. Das ist eine weitere Dynamik, in der das Opfer unter Umständen so wirkt, als würde es nur nehmen. *Er schlüpfte immer in die Lehrer-Rolle und erklärte mir »Naivchen« die Welt …*

Doch mit ihren Schwächen und Verletzlichkeiten vertrauen sie sich anderen nicht vollständig an; sie lassen sich nicht fallen. Gut möglich, dass du von einem Trauerfall in ihrem engsten Umfeld von Dritten erfährst. Und dann kommt ein »Ach, hab ich das nicht gesagt?« oder »Ich wollte dich nicht belasten!« Es kann sehr traurig sein, in schweren Stunden keine Chance zu bekommen, für unsere Lieben da zu sein. Doch das Gegenteil ist genauso möglich: dass wir genötigt werden, unser Leben aufzugeben, um uns um sie zu kümmern.

Auf welcher Ebene das Ausnutzen stattfindet, kann ganz unterschiedlich sein. Für verdeckten Narzissmus wird oft beschrieben, dass schleichend Haushalt, Sorgearbeit und andere Alltagsaufgaben beim Opfer landen, das lieber alles selbst macht, statt zu diskutieren, unnötige Fragen zu beantworten oder bis zum Sankt-Nimmerleins-Tag auf Erledigung zu warten.

Ob Lebensenergie, Ausflugsplanung, Finanzen, Sexualität, Emotionen oder Beziehungsarbeit – es ist eine einseitige Angelegenheit. Und manchmal stellen Survivor nach der Trennung verwundert fest, dass kaum etwas fehlt, weil sie die Beziehung quasi allein geführt haben[167] und, ohne es zu merken, leer ausgegangen sind. Eine Überlebende brachte das auf den Punkt: *Unterm Strich war es: Nichts von allem!*

**Auswahl charakteristischer Eigenschaften**

Narzisstische Menschen ...

- ... glänzen durch Charme, Humor, Intelligenz, Eloquenz, gutes Aussehen oder andere Stärken.
- ... gehen wenig in Resonanz und wirken daher zuweilen autistisch, wie eine Wand oder ein Roboter.[168]
- ... spürt man nicht, weil sie nicht authentisch sind, nicht in Schwingung gehen oder flache Affekte haben.
- ... vermeiden Augenkontakt oder fallen durch (psychopathisches) Starren auf.
- ... haben wenig Interesse an bzw. Kapazität für Nähe, Tiefe, Beziehungs-Pflege, dich.
- ... sind fast nie Single, denn sie brauchen Supply.
- ... langweilen sich schnell.
- ... können nicht allein sein, weil sie die innere Leere und das Fehlen von Bestätigung nicht ertragen – oder sind gern allein, weil es anstrengend ist, in Gesellschaft die Maske aufrechterhalten zu müssen.
- ... können alterslos, jung oder unreif wirken, weil sie auf dem emotionalen Entwicklungsstand von Kleinkindern sind.

- … legen *antagonistisches Verhalten* an den Tag, d.h., sind grundsätzlich in Opposition und nicht an Kompromissen interessiert.
- … kommen gut zurecht mit Gruppen und losen Kontakten, sind von intimen Beziehungen überfordert.[169]
- ... legen Wert auf Status – sei es der BMW oder der linke Säulenheilige, den sie anbeten.

(Verdeckt) narzisstische Menschen …

- … kommen nicht narzisstisch rüber.
- … scheinen nett zu sein,[170] sind beliebt.[171]
- … wirken zum Teil sehr fürsorglich – es kann einem aber unecht oder hohl vorkommen.[172]
- … sind wie Chamäleons und kommen daher mit jedem klar.[173]
- … zeigen ihre Größen-Ideen nicht.[174]
- … verhalten sich, als wären wir ihnen wichtig. Doch sie sind zu keiner emotionalen Verbindung fähig.[175]
- … bringen uns dazu, uns sehr geliebt zu fühlen – und gleichzeitig schlecht in Bezug auf uns selbst.[176]
- Nicht alle zeigen alle Eigenschaften – bzw. manche werden erst später oder nur in einigen Momenten offenbar.

## Getrieben: die narzisstische Wunde und ihre Pflaster

»Das, was jemand von sich selbst denkt, bestimmt sein Schicksal.«
MARK TWAIN

Narzissmus, und das macht es so schwer, kann sich nicht nur in unterschiedlichen Mischungsverhältnissen von grandios/vulnerabel und offen/verdeckt äußern, sondern auch in völlig unterschiedlichen Lebensentwürfen. Allen gemeinsam sind die innere Leere und die verdrängte Scham. *Er mag sich selbst nicht. Er hat so ne große Leere in sich drin, die er krampfhaft versucht mit Arbeit und Sport und Nebenschauplätzen aufzufüllen.*

Gerade bei grandiosem Narzissmus wird vor diesen unangenehmen Gefühlen in Ehrgeiz und Erfolg Zuflucht gesucht. *Sie hat einen hohen Anspruch an sich, muss immer funktionieren und sich allen beweisen.*

Das schlägt sich auch in Komorbiditäten (wie zum Beispiel Burnout) nieder: *Sie definiert sich über ihre Leistung. Das heißt, sie nimmt dauernd irgendwelche Projekte an, obwohl sie schon fast zusammenbricht. Dann muss sie sich aber auch noch zur Elternsprecherin in der Schule wählen lassen und ist da in allen E-Mail-Verteilern. Sie renoviert die Wohnung ihrer Nachbarin, obwohl sie zu Hause fast zusammenbricht. Muss irgendwelche Leute retten. Sie zieht sich einen Arbeitsauftrag nach dem nächsten an Land, obwohl sie kaum schläft und seit Jahren einfach nur fertig ist.*

Gerade bei eher vulnerablen Ausprägungen kann es genau gegensätzlich wirken: ein Mensch etwa, der unter seinen Möglichkeiten lebt, bei Mama und Papa wohnt und sich völlig aufgegeben hat. Ob Party-Queen, It-Girl, selbstgerechter Althippie oder Sozialheld – es gibt viele weitere Methoden, die Leere zu füllen.

Aber nicht nur Karriereschritte oder das Vermeiden von Misserfolgen müssen zur Regulation des fragilen Selbstwertgefühls herhalten. Alles, was Aufmerksamkeit bedeutet, ist willkommen. Alles, was Aufmerksamkeit nimmt, ein Ärgernis. Auch das kann vertrackt sein: Eine eher verdeckte Narzisstin verschafft sich vielleicht gerade durch ihre Rolle als Mutter Teresa am Bett eines Pflegefalls Aufmerksamkeit, während ein grandioser Narzisst nicht selten böse auf seine Partnerin ist, wenn sie krankheitsbedingt nicht funktioniert.

## Entschuldigungs- & Kritikunfähigkeit: Sensibelchen mit Persilschein

Im Kern einer narzisstischen Störung liegt die narzisstische Verletzung: die verdrängte Scham und die Unfähigkeit, unabhängig von dem Auf und Ab im Leben ein positives Selbstbild und einen stabilen Selbstwert aufrechtzuerhalten. Sie bedingt die Empfindlichkeit, die dazu führt, dass wir in der Beziehung mit narzisstischen Menschen ständig über ein Minenfeld laufen.

Alles, was sich auch nur im Entferntesten wie Kritik anfühlen könnte, löst eine heftige Reaktion aus, weil es die tief verwurzelte Selbstkritik aktiviert, die narzisstischen Menschen eigen ist. Nicht selten führt daher eine Problemansprache zu Rage und Wutausbrüchen. So oder so wird jedes Dazulernen als Einzelperson oder als Paar verunmöglicht. *Mein Mann hat in Klärungsgesprächen immer philosophische Bedenken ins Feld geführt: Es ginge doch nicht um Schuld!, ereiferte er sich dann. Das sei ja alttestamentarisch! Wir sollten uns doch vergeben! Tatsächlich strahlte aber alles an ihm aus, dass* ich *an allem schuld sei, was zwischen uns schieflief.*

Selbst wenn wir nur einen freundlichen Tipp zur Funktionsweise des PCs anbringen oder unsere Wünsche über die Platzierung der Schmutzwäsche noch so gewaltfrei äußern – wenn das Gesagte als Kritik verstanden wird, wird der Scham-Auslöser betätigt. Und dann ist nicht die Frage, ob, sondern nur, welche Manipulationsstrategie uns zur Abwehr erwartet. *Meinen Vorschlag, eine professionelle Reinigungsfirma anzuheuern, lehnte er kategorisch ab. Aber er versprach mir (ich bin starke Hausstauballergikerin), selbst regelmäßig zu putzen, da meine Erkrankung es mir nicht erlaubt. Ich war total erleichtert, das Thema ohne größere Dramen über die Bühne gebracht zu haben. Aber dann dämmerte mir, dass die Stimmung irgendwie im Eimer war. Ich sagte mir: Na ja, ist halt so bei langen Ehen! – Aber das Thema Hausstaub habe ich nie wieder angesprochen. Ich wollte nicht erneut Missstimmungen riskieren.*

Dass toxische Beziehungen sich nicht entwickeln können, wird durch viele Eigenheiten narzisstischer Menschen bedingt. Eine ganz zentrale: Sie entschuldigen sich nicht. Jedenfalls nicht wirklich. Und obwohl sie gerne austeilen, sind sie unfähig, Feedback anzunehmen.[177] *Sie hat öfter von mir Entschuldigungen eingefordert. Ich kann mich aber nicht erinnern, dass sie sich jemals für ihr Verhalten entschuldigt hat. Oder es kam dann: »Du weißt doch, wie ich bin!« Mit dem leisen Hinweis darauf, dass da ja eine Krankheit vorliegt. Damit meinte sie ihre Alkoholabhängigkeit. Sie hat sich dann auch ein bisschen in diese Situation zurückgelehnt: Du weißt doch, dass ich krank bin, dass ich das nicht kann.*

Kaum zu glauben, aber wahr – das läuft zuweilen unter dem Motto: »Ich würde meine Fehler ja zugeben, wenn ich welche hätte!« Entschuldigungen werden verweigert oder unter Krokodilstränen mit großer Geste vorgespielt. Sie können sich auch leer und kopfgesteuert anfühlen. Manchmal sind narzisstische Menschen aber auch wahrlich virtuos in der Kunst der Entschuldigung. Aber: Auch wenn sie die Worte finden, die wir hören wollen – langfristige Einsicht und wirkliche Verhaltensänderungen bleiben aus.[178] *Er hat mich auf das Übelste beschimpft. Manchmal kam er dann nach einer halben Stunde wie das heulende Elend angekrochen: »Ach komm, Liebling, tut mir leid.« Da hatte ich dann keine Lust zu. Wenn du gerade noch eine »notgeile Nutte« warst, willst du dich nicht sofort wieder versöhnen, nur um wieder Frieden zu haben. Aber wenn du dann nicht drauf eingehst, dann wird er wieder aggressiv.*

Öfter gehört habe ich auch davon, dass Entschuldigungen grundsätzlich ausbleiben und nur dann gegeben werden, wenn es unumgänglich ist, weil der Fauxpas so gravierend ist, dass der Supply ohne ein Zurückrudern abspringen würde. Aber: Selbst wenn wir einen Moment lang hoffen, unser Gegenüber mit dem, was uns wichtig ist, erreicht zu haben – ein Anknüpfen an einmal gewonnene Erkenntnisse ist nicht möglich. Einsichten werden »vergessen« und rutschen weg: *Er konnte sich manchmal nicht mehr an Abmachungen erinnern und sagte dann immer: »Das weiß ich doch nicht mehr, was du da gesagt hast!«*

Zur Nicht-Übernahme von Verantwortung gehört es auch, sich an der Lösung gemeinsamer Probleme nicht zu beteiligen. Motto: »Dir geht's schlecht, also ist es dein Problem, also kümmer du dich drum!« Perlen wie »Dann geh doch allein zur Paartherapie!« sind leider keine satirische Übertreibung.

## Empathie-Mangel: Unfähigkeit oder Verweigerung?

Vor einer Frage stehen Opfer narzisstischen Missbrauchs mit schöner Regelmäßigkeit: Wie können sie uns das antun?

Es ist für uns schwer vorstellbar, dass es den Menschen an unserer Seite unberührt lässt, wie es uns geht. Umgekehrt könnten wir das nicht mit ansehen. Und wir schließen von uns auf andere und glauben, dass sie ebenso gestrickt sind wie wir. Doch das ist nicht der Fall. *Sie hat sehr berechnende Sachen fallen lassen. Als meine Oma starb, hat sie gesagt: »Dann kannst du ja vom Erbe mein Bafög zurückzahlen!«*

Narzisstische Menschen sind wenig in der Lage zu Mitgefühl, zu *warmer (emotionaler) Empathie. Sie fühlen nicht mit.*[179] Ihnen liegt eher *kalte (kognitive) Empathie, mit der sie sich logisch in uns hineinversetzen können.*[180] Und das auch nur, wenn es ihnen dienlich ist[181] – zum Beispiel, wenn sie auf Menschenfang sind. Empathie ist an- und ausstellbar wie mit einem Schalter.

Die eingeschränkte Empathie-Fähigkeit und die Affekt-Verflachung werden auf die starke Beeinträchtigung der Gefühlswelt des Kindes zurückgeführt, das alles in sich abgestellt hat, um die Verletzungen ertragen zu können.[182] Und tatsächlich sind die zuständigen Hirnregionen verändert.[183] *Ich habe immer gedacht, wenn ich länger in dieser Ehe bleibe, dann werde ich irgendwann an Oxytocin-Mangel sterben, weil da einfach keine Wärme rüberkommt.*

Gerade beim verdeckten Narzissmus allerdings ist die erlernte Empathie zuweilen so ausgeprägt, dass uns der Empathie-Mangel nicht auffällt. Zumindest ist er schwer an etwas festzumachen: *Meine Geschwister haben gesagt: »Komisch, der ist total nett. Aber immer, wenn er dich so angelächelt hat, haben wir gedacht, das ist irgendwie falsch; das stimmt nicht.«*

Mitunter haben narzisstische Menschen daher gut reden gelernt, sind Achtsamkeits-Trainerin, Coach oder Therapeutin und beherrschen das Vokabular der Einfühlsamkeit. Das Spektrum ist breit und reicht von brutaler Herzlosigkeit bis zu gutem Zuhören mit exzellenten Ratschlägen.

*Da war so eine emotionale Kälte. Und ich hatte den Eindruck, dass er sich einfach all diese sozialen Rollen vom liebenden Vater bis zum romantischen Partner nur antrainiert hat. Als hätte er gedacht: Das kann ich nicht, aber das habe ich so beobachtet – muss ich so machen. Obwohl er das selbst nie erlebt hat, schmiss er den perfekten Kindergeburtstag inklusive Hüpfburg. Kleidung, Auftreten ... er weiß genau, wie er funktionieren muss, bei wem er lächeln muss, bei wem er eher ernst sein muss. Er kann im richtigen Moment charmant sein. Er ist unglaublich gut in seinen Rollen. Das habe ich aber anfangs mit Liebe verwechselt – beziehungsweise mit wirklicher Zugewandtheit. Und ich bilde mir ein, dass er das trotzdem immer mal wieder kann. Da blitzen immer mal so Momente auf, wo du merkst: Jetzt geht's ihm gut. Jetzt freut er sich wirklich.*

Spätestens wenn eine narzisstische Kränkung vorliegt und die Scham aktiviert wird, ist das Ende der Empathie erreicht. Zum Beispiel in der Discard-Phase fällt die Kälte dann auch meist auf, denn dann ist es narzisstischen Menschen egal, wie es uns mit ihrem Verhalten geht. Das kann sich offen in Gefühlskälte oder Sadismus äußern. Aber auch verdeckt: wenn jemand beispielsweise nicht bereit ist, an sich und der Beziehung zu arbeiten, obwohl das Gegenüber leidet. Dabei muss kein böses Wort fallen.

## Nähe & Distanz: Wasch mich, aber mach mich nicht nass!

Narzisstische Menschen sind häufig in einem unbewussten inneren Konflikt gefangen: Sie sehnen sich nach Nähe bzw. Sexualität, sind aber nicht wirklich dazu in der Lage und haben schreckliche Angst davor. Zum Beispiel, weil sie fürchten, dass jemand sieht, wie sie sich im Inneren fühlen: mangelhaft. Oder auch, weil sie Angst haben, verschlungen, kontrolliert oder dominiert zu werden. Das kann ein Nachspiel der Kindheit sein: Die ursprüngliche narzisstische Verletzung soll durch liebevolle Nähe wiedergutgemacht werden. Aber die Panik ist groß, noch einmal so hilflos zu sein …

Dieser innere Widerstreit kann sich darin äußern, dass das Paar ständig zwischen Nähe und Distanz hin und her pendelt: Gerade ist es schön, dann wird wie aus dem Nichts ein Streit vom Zaun gebrochen.[184] Oder die Narzisstin schiebt erlogene Termine vor, um aus dem Kontakt gehen zu können. Oder (die verdeckt-vulnerable Variante) ihm geht es vor einem geplanten Urlaub plötzlich nicht gut, weswegen er ihn absagen muss – natürlich kann man ihm das nicht übel nehmen …

Manipulationsstrategien ersetzen eine offene Kommunikation über widerstreitende Bedürfnisse. Denn dazu müssten diese ja bewusst sein. Doch dieser Blick nach innen käme der schmerzhaften Scham zu nahe – genau wie jede vermeintliche Schwäche.

## Gefährdungsverhalten: furchtbar furchtlos!

Da narzisstische Menschen keine Schwächen an sich zulassen können, zeigen sie zuweilen wenig Angst und Vorsicht. Das kann sie als starke Schulter zum Anlehnen sehr attraktiv machen. Es kann aber auch dazu führen, dass wir aufgrund ihrer Sorglosigkeit unsere Kinder nicht gern in ihrer Obhut lassen[185] oder dass sie während einer Pandemie nicht die sicherste Begleitung für uns sind[186] – und übrigens recht anfällig für Verschwörungstheorien, da sie Wahrheit und Unfehlbarkeit im Doppelpack gepachtet haben.[187] Verantwortungsloses Handeln kann auch unmerklich stattfinden – zum Beispiel, indem Informationen über Erkrankungen vorenthalten werden.

Wie so oft beim verdeckten Narzissmus kann verwirrenderweise auch das genaue Gegenteil der Fall sein – sogar bei ein und derselben Person: Eine typische Rolle beim verdeckten Narzissmus ist die des selbstaufopfernden Elternteils.[188] Hier können Überängstlichkeit und Überbehütung charakteristisch sein. Auch gibt es narzisstische Menschen mit *hypochondrischen* Zügen, die in ständiger Sorge leben, schwer oder sogar tödlich zu erkranken[189] – eine spezielle Art der Ich-Fixierung.

Aufgrund der emotionalen Verflachung neigen Narzissten allerdings auf der anderen Seite auch zu *Sensation Seeking*, um sich zu spüren. Weil sie das Risiko massiv unter- und ihre eigenen Fähigkeiten massiv überschätzen, bringen sie sich und andere in Gefahr. Ängste und Bedenken werden runtergespielt und belächelt. Typisch ist auch emotionales Autofahren.[190] *Er hat gerne im Auto geschrien. Einmal hatten wir uns im Urlaub verfahren und mit dem Wohnmobil nicht zu unserem Campingplatz gefunden. Er hat nur noch gebrüllt. Die Kinder haben hinten gesessen und geheult, weil sie solche Angst hatten, dass ihnen was passiert!*

Gefährliches Fahrverhalten kann unterschiedlichste Ursachen haben. *Er fuhr mich nach einer Party nach Hause. Ich hatte ihn an dem Abend abblitzen lassen. Jetzt drückte er auf die Tube und trank am Steuer. Auch als ich ihn bat, langsamer zu fahren, ging er nicht vom Gas. Ich hatte Todesangst. Ich glaube, er wollte es mir heimzahlen.*

## Rache: Verlieren ist keine Option!

*Rachsucht* ist auch ein typisch narzisstischer Zug, denn narzisstische Menschen können nicht gut verlieren … und sind sehr nachtragend. Das kann uns gegebenenfalls bei der Trennung auf die Füße fallen. *Er hat gedroht, sich an einen gemeinsamen Arbeitskollegen zu wenden: »Ich werde ihm mal die ganze Geschichte erzählen! Dann wird er dich nicht mehr so gerne mögen! Und dann wird der dich mit deinen Ideen auch nicht mehr so unterstützen! Warte, bis alle die Wahrheit über dich kennen …! Wie du uns um unser Haus gebracht hast!« Da wollte er mir noch mal so richtig einen mitgeben, weil er natürlich bis heute nicht richtig verarbeitet hat, dass ich es war, die sich getrennt hat.*

Rosenkriege, *Stalking* und unfaire Scheidungsprozesse sowie das Instrumentalisieren von Kindern, Unterhaltszahlungen und Sorgerecht sind an der Tagesordnung. *Sie schickt mir auch jetzt noch, Jahre nach der Scheidung, Hass-Briefe ohne Ende. Und wenn ich dann in den ersten Zeilen schon sehe: »Du Bastard! Du Ehebrecher!«, dann hefte ich die ungelesen für den Anwalt ab.*

Manche Opfer müssen regelrecht untertauchen, um sich vor solchen Rachefeldzügen in Sicherheit zu bringen. Oder sie sind zumindest immer auf der Hut und können daher nicht ganz mit der Beziehung abschließen: *Es hat mich eine Zeit lang sehr gestört, dass er die Möglichkeit hatte, mich öffentlich bloßzustellen. Da hab ich wirklich seine Bosheit gespürt. Ich folge ihm im Netz, weil ich es wissen will, falls er noch mal solche rufschädigenden Unterstellungen postet.*

Hass, Mobbing, Trolling, Querulantentum und das Schreiben anonymer Briefe gehören ebenfalls in den narzisstischen Köcher,[191] wie erweiterte Suizide und andere sogenannte Beziehungstaten oder Familientragödien.[192] Bei häuslicher Gewalt bzw. Partnerschaftsgewalt steht nicht selten eine narzisstische Störung dahinter, so die sich verdichtende Vermutung.[193]

Narzissmus ist nicht zu unterschätzen: Maligner Narzissmus und Psychopathie füllen nicht nur Kriminalromane, sondern auch die forensischen Abteilungen geschlossener Kliniken und Haftanstalten. Schwere Formen von Narzissmus sind nicht auf die leichte Schulter zu nehmen. Vielen Diktatoren und Völkermördern wie z. B. Hitler wird maligner Narzissmus bescheinigt.[194] Auch Amokläufe[195], sadistische Folter, Vergewaltigungen und (Serien-)Morde[196] können extreme Ausprägungen narzisstischen Verhaltens sein.

Natürlich: Die Chancen stehen gut, dass der Mensch an unserer Seite bei den verdeckten, eher psychologischen Strategien bleibt. Aber im Hinterkopf zu haben, was in letzter Konsequenz passieren kann, wenn die seelische Verletzung unerträglich stark wird, kann nicht schaden. Denn es ist ein Trugschluss zu glauben, dass es bei emotionaler Gewalt bleibt, wenn es bislang nicht körperlich wurde. Die meisten tätlichen Übergriffe in Missbrauchsbeziehungen passieren im Zusammenhang mit der Trennung.

## Master of Puppets: Warum manipulieren narzisstische Menschen?

Narzisstische Menschen haben als Überlebens-Mechanismus ihre negativen Seiten abgespalten. Um die tiefe Scham über die empfundene Unzulänglichkeit nicht zu spüren, haben sie ein *falsches Selbst* entwickelt, das ohne Fehl und Tadel ist. In grandiosen Phasen sind sie damit identifiziert, in vulnerablen Momenten mit ihrer vermeintlichen Nichtigkeit. Aufgrund dieser seelischen Spaltung haben narzisstische Menschen kein starkes Selbstgefühl, also auch kein sicheres Empfinden für ihre Grenzen. Darum nehmen sie auch andere Menschen so unabgegrenzt wahr: als Teil ihrer selbst. Entsprechend entrüstet sind sie, wenn wir (ihre »Körperteile«) ihnen nicht gehorchen.[197] Alles, was sie tun, dient der Stabilisierung ihres empfindlichen Selbstwertes:

Da sie Kritik als bedrohlich empfinden, führen oft schon kleine Konflikte zu einem großen Streit. Ein Nein wird als Ablehnung ihrer

Person gewertet. Ihre Gefühle richtig einzuordnen und zu verarbeiten, fällt ihnen schwer. Damit weder ihnen noch uns ihre Verletzlichkeit oder gar Abhängigkeit bewusst wird, zeigen sie statt Trauer oder Enttäuschung Wut. Fühlen sie sich gekränkt, wollen sie sich rächen; das liebende Gegenüber wird als Feindbild erlebt, dem sie Schmerzen zufügen wollen. Und alles nur, um die Wunde in ihrem Inneren zu schützen. Scham lässt sich weitergeben wie eine heiße Kartoffel, indem man sie durchreicht und *andere* beschämt.[198] Motto: Angriff ist die beste Verteidigung!

In Ermangelung von konstruktiven Strategien benutzen sie Manipulationen, um sich in eine (zuweilen gut versteckte) Machtposition zu bringen, in der sie von ihrer Umwelt Unterstützung für ihr falsches Selbstbild bekommen.

Diese Prozesse können mehr oder weniger bewusst ablaufen. Von der manipulativen Schlange bis zum nichtsahnend in sich selbst gefangenen Hascherl ist alles möglich. In der Regel können wir davon ausgehen, dass sie nicht morgens aufwachen und denken: »Hey, heute mache ich mal jemandem so richtig Schuldgefühle!« Doch ob bewusst oder unbewusst angewendet – die Manipulationen haben verheerende Wirkung.

## Impulse

1. Bestandsaufnahme: Welche der typischen Eigenschaften narzisstischer Menschen hat die Person an deiner Seite? Fallen dir mehr offene oder eher verdeckte Merkmale auf?
2. Sicherheit geht vor: Wenn es in deinem Leben Situationen gibt, in denen deine Sicherheit oder die Sicherheit deiner Schutzbefohlenen auf dem Spiel steht, nimm das ernst! Hör auf dein Gefühl. Wenn eine Grenze überschritten wird, die du für gefährlich oder gesundheitsschädlich hältst, lass dich nicht durch Spott oder andere Manipulationen dazu bewegen, deinem Sicherheitsbedürfnis untreu zu werden. Deine Grenzen sind nicht verhandelbar! Wenn du nicht weiterweißt, such dir Unterstützung.
3. Nähe tanken: Wenn du ein Bedürfnis nach Nähe hast, übe dich darin, dir selbst Nähe zu geben: Wickle dich in eine Kuscheldecke ein, hör deine Lieblings-CD und trink einen Kakao. Nimm ein Schaumbad! Manchmal braucht es einfach eine andere Person – dann verbring Zeit mit empathischen Menschen, denen du dich anvertrauen magst. Widerstehe dem Drang, Nähe bei der Person zu suchen, die dich gerade am ausgestreckten Arm verhungern lässt! Vermeide (verständliche, aber letztlich nicht förderliche) Strategien wie Affären oder One-Night-Stands. Du brauchst deine Kraft jetzt für dich und kein neues Drama. Setze auf tragfähige Bindungen, die dich durch diese schwere Zeit begleiten können. Dazu gehört an erster Stelle die Beziehung zu dir selbst.
4. Stoßmich-Ziehdich: Narzisstische Menschen erinnern manchmal an das Tier mit den zwei Köpfen, das Dr. Doolittle von seinen Reisen mitbrachte: Sie signalisieren, dass sie mehr von uns wollen, zerstören aber die Verbindung, wenn sie bedrohlich nah wird. Beobachte die Zyklen, die ihr als Paar durchlauft: Wenn es Momente der Nähe gibt, wie enden diese? Wodurch? Wer initiiert das? Und wie geht es dir damit? Wie kannst du in solchen Momenten gut für dich sorgen?

5. Ungesagtes: Gibt es Wünsche und Bedürfnisse, die du zurückhältst, weil du befürchtest, dass sie nicht gut aufgenommen würden? Mach dir bewusst, was von dem, das dir wichtig ist, unausgesprochen bleibt.
6. Blutsauger: Reflektiere, welche Art von Supply du momentan lieferst. Was macht das mit dir und deiner Energie? Welche Momente fallen dir ein, in denen der Vorher-Nachher-Vergleich besonders frappierend ist?
7. Forschung: Längst nicht alle typisch narzisstischen Eigenschaften sind schon benannt und beschrieben worden. Von Überlebenden höre ich zum Beispiel vielfach, dass sie quasi wie ein Möbelstück abgestellt wurden: auf der Party allein gelassen. Bei der Verabredung für einen spontanen Anrufer stundenlang links liegen gelassen. Die gemeinsame Zeit wird nicht geschützt. Weder in der wissenschaftlichen Literatur noch in den Selbsthilfe-Medien habe ich darüber Berichte gefunden.
   Wenn es dir ähnlich geht, ergänze die Liste typischer Eigenschaften und Verhaltensweisen. Tausche dich mit anderen Betroffenen darüber aus, ob diese Eigenheiten verbreitet sind.

# 4.
# Gaslighting: Modewort oder Markenzeichen?

Ich möchte ihn bitten, dass wir gemeinsam ein Gespräch mit seinem spirituellen Lehrer führen. Denn bei uns hängt der Haussegen schief. Und ich mag so nicht heiraten.

Ich habe sehr lange überlegt, wie ich das formulieren soll. Ich habe es als Brief versucht. Zirka zehn Entwürfe schlummern zerknüllt am Grund des Altpapiercontainers. Keiner scheint zu garantieren, dass er mich richtig versteht.

Also sage ich es ihm. Persönlich. Ich habe mir die Worte genau zurechtgelegt. Ich will nicht, dass er denkt, ich stelle unsere Hochzeitspläne in Frage. Ich verstehe zwar nicht, warum jemand, der eine therapeutische Ausbildung hat, keine psychologische Hilfe in Anspruch nehmen will – aber: Sobald er in einer Verfassung ist, wo ich ihm mit einem Gesprächsanliegen kommen kann, ohne seine Versenkung zu stören, frage ich ihn, ob vielleicht sein meditatives Zentrum die richtige Anlaufstelle für unsere Probleme sein könnte. Und da wird er mich vermutlich treffen: der spöttische Blick, der sagt: Atme in dein Wurzelchakra, Mädel! Wir sind alle Licht und Liebe!

Ein Psychologie-Studium hat erstaunliche Effekte. Nicht so sehr auf einen selbst, sondern auf die anderen. Während die einen bereits in der Vorstellungsrunde vom Seminar Sorge haben, man würde direkt eine Diagnostik durchlaufen lassen, schauen die anderen in Drei-Minuten-Pausen zur Klärung ihrer Eheprobleme vorbei. Sehr verbreitet ist auch die Annahme, ich könnte zu jedem ansatzweise psychologischen Thema etwas beitragen – auch wenn es sich weit jenseits meines Fachgebiets befindet. Dieser Effekt setzte mit der Immatrikulation ein.

Einmal gab ich ein zweitägiges Training. Am Ende des ersten Unterrichtstages kam ein Teilnehmer mit einem Anliegen zu mir: Ob ich nicht mal etwas zum Thema Gaslighting machen könne. Ich sagte ihm, dass ich davon noch nie gehört habe, dass ich mich aber gern mal schlaumachen könne.

Zu Hause befragte ich das Internet zu dem Begriff und stieß auf ziemlich oberflächliche amerikanische Selbsthilfe-Gurus. Am nächsten Morgen teilte ich dem Seminarteilnehmer mit, dass »Gaslighting« meiner Einschätzung nach ein überschätztes Modewort sei und dass ich mich lieber an die gute alte Kommunikationspsychologie halten würde. Was ich nicht ahnte, war, dass ich ihn damit schon fast gaslightete – wenn auch aus Unwissenheit. Und dass der Begriff längst eine zentrale Rolle in meinem Leben spielte.

Heute weiß ich es besser. Geblieben ist mir meine gesunde Skepsis gegenüber dem Hype um Schlagworte wie »Narzissmus«, »Gaslighting« und »Toxische Beziehungen«, gegenüber vorschnellen Verurteilungen, gefährlichem Halbwissen und der Dämonisierung psychisch Kranker. Doch habe ich inzwischen eigene Erfahrungen damit gesammelt, was Gaslighting anrichten kann …

## Gaslicht: Wenn du dir selbst nicht mehr glaubst

Wenn mich jemand fragen würde, was das Markenzeichen von Narzissmus ist, würde ich wahrscheinlich sagen: Gaslighting (zu Deutsch: »Gaslicht«, »Gasbeleuchtung« oder »Verwirrtechnik«[199]). Der Name dieser Manipulationsmethode leitet sich vom Film »Gaslight«[200] ab: Darin wird Paula von ihrem Mann Gregory systematisch in den Wahnsinn getrieben. Das gelingt ihm, indem er sie an ihrer Wahrnehmung und damit an ihrer geistigen Gesundheit zweifeln lässt. Wenn er die

Gaslichter im Haus flackern lässt, behauptet er, das nicht zu sehen. So muss Paula zu dem Schluss kommen, dass sie sich das nur einbildet. Nach und nach verliert sie ihr Selbstvertrauen. Und als eines Tages die Uhr ihres Gastgebers in Paulas Handtasche auftaucht, kriegt die zu Unrecht als Diebin Dastehende einen Nervenzusammenbruch.

Genau so funktioniert Gaslighting: Jemand, dem wir vertrauen, versteckt Dinge, lügt oder redet uns unsere Gefühle aus (oder ein), bis wir massiv an uns selbst zweifeln.

Die Irritation der Gegaslighteten kann unterschiedliche Ausmaße annehmen: Sie reicht von einer leichten Verunsicherung bis hin zu der Angst, kognitiv erkrankt[201] zu sein oder gar verrückt zu werden.

Gaslighting ist ein zentrales Element vieler Manipulationstechniken oder kommt oft zusammen mit ihnen zum Einsatz. Meistens dann, wenn man Menschen beim Manipulieren ertappt. So können sie sich rausreden und uns in Verwirrung zurücklassen: *Meine Partnerin hatte keinen eigenen Freundeskreis, was mir ein bisschen Sorgen bereitete. Doch plötzlich war sie ständig verabredet. Ich hätte mich für sie gefreut – wäre ihr wöchentliches Date nicht ausgerechnet ihr durchtrainierter Yogalehrer gewesen. Kurz: Ich hatte kein gutes Gefühl bei der Sache. Irgendwie war das schräg. Ich sprach sie drauf an und bat um Klärung. Sie machte dicht. Erst am nächsten Tag sprach sie wieder mit mir: Es tue ihr sehr leid, dass ich mich mies fühle. Sie liebe mich. Aber an meiner krankhaften Eifersucht solle ich arbeiten; die sei sehr schwer für sie.*

Gaslighting kaschiert den Missbrauch und seine Auswirkungen: Der hasserfüllte Blick – fehlinterpretiert! Probleme – gibt es nicht! Dass es uns schlecht geht – Übertreibung! Die Folgeerkrankungen – Einbildung! Wir bekommen die Schuld oder werden anderweitig beschäftigt, damit wir keine Kapazitäten haben, Ursachenforschung zu betreiben.

Um jemanden zu gaslighten, braucht es entweder ein Autoritäts-Gefälle oder ein Vertrauensverhältnis. Andernfalls hätten wir keinen Grund, einem anderen Menschen mehr zu glauben als uns selbst.[202]

Mit der Zeit wird es dann immer leichter, uns davon zu überzeugen, dass wir mit unserer Einschätzung danebenliegen. Denn wir sind mehr und mehr abgeschnitten von unserem inneren Wahrheitsempfinden. Sind wir erst einmal in diesem Zustand, kann es vermehrt passieren, dass auch Menschen, die nicht beabsichtigen, uns zu gaslighten, uns mit ihren Bemerkungen versehentlich verunsichern.

Gaslighting kommt in unterschiedlichen Gewändern daher.

**Auswahl der Gaslighting-Klassiker**[203]

| Technik | Beispiel |
|---|---|
| Leugnen | »Das habe ich nie gesagt!« |
| Anzweifeln der Erinnerung | »Das war ganz anders!« |
| Kleinmachen | »Sei doch nicht so empfindlich!« |
| Runterspielen | »Du übertreibst! Es ist doch normal, dass man sich nach zehn Jahren Ehe nicht mehr so viel zu sagen hat!« |
| Diagnostizieren | »Du bist ja krank/verrückt/...!« |
| Als Fakten getarnte Meinung | »Stell dich nicht so an – das ist doch keine richtige Posttraumatische Belastungsstörung!« |
| **Beispiele für Gaslighting als Element anderer Manipulationstechniken** | |
| Abwertung (durch Glaubenssätze) | »Du hast Glück, dass du jemanden wie mich gefunden hast!« |
| Abwerten (durch giftige Fürsorge) | »Bist du sicher, dass du das schaffst?« |
| Schuldgefühle-Machen (durch Unterstellung von Motiven, Gefühlen, Absichten etc.) | »Du hast dich offenbar längst gegen uns entschieden – sonst würdest du nicht ohne mich verreisen!« |
| Stonewalling (durch Unterstellungen bei Klärungsversuchen) | »Suchst du Streit!?« |

## Gaslighting: das Universaltool der Manipulation

Um uns gegen Gaslighting zu wehren, müssen wir es zunächst erkennen. Darum zeige ich hier ein paar Einsatzmöglichkeiten und Darreichungsformen.

Falls du das dringende Bedürfnis hast, eure Gespräche aufzuzeichnen, um nachweisen zu können, was gesagt worden ist, ist die Wahrscheinlichkeit hoch, dass du mit dem Standard-Gaslighting »Das habe ich nie gesagt!« Bekanntschaft gemacht hast: *Bei einem Streit warf sie mir das N-Wort an den Kopf. Später hab ich sie mal darauf angesprochen. Ihre Antwort: »Das hab ich nie gesagt! Das Wort gibt's in meinem Vokabular gar nicht!«*

Auch wenn Worte und Taten nicht zusammenpassen (eine Variante von *Double-Bind-Botschaften*), kann das eine Form von Gaslighting sein. Denn wir beginnen den Worten zu glauben, und übersehen die Taten: Wir halten beispielsweise narzisstische Menschen für passionierte Eltern, weil sie sich immer als solche inszeniert haben. Wenn wir dann gemeinsame Kinder kriegen, fällt uns vielleicht erst viel zu spät auf, dass es eigentlich gar kein tieferes Interesse an ihnen gibt. Die gekonnte Selbstdarstellung erhält lange Zeit eine Illusion aufrecht – bis uns eines Tages die Diskrepanz auffällt: *Er ist so widersprüchlich. Einerseits will er Fitnesstrainer werden, andererseits kriegt er seinen Hintern nicht hoch. – Was denn nun?*

Auch lässt man uns spüren, was wir über uns selbst denken sollen: *Alles, was ich erreicht habe, ist nichts wert. Aber was ich erreicht habe, habe ich nur durch sie erreicht.*

Letztlich ist die ganze Partnerschaft eine einzige Double-Bind-Message: Narzisstische Menschen behaupten, uns zu lieben, aber ihr Verhalten spricht eine andere Sprache …

Und tatsächlich findet Gaslighting nicht nur verbal statt, sondern auch auf der Handlungsebene: Wenn mir auf meine Frage nicht geantwortet wird (*Silent Treatment*), beginne ich an mir zu zweifeln: War es nicht in Ordnung, sowas zu fragen? Oder hat sie mich nicht gehört?

Wenn mein Partner meine Haustürschlüssel versteckt und ich sie nicht finde, frage ich mich, was mit mir los ist: Sollte ich mich untersuchen lassen? Denn es klingt nach Demenz. *Egal, ob es der Schlüsselbund oder das Diensthandy war – es gab immer wieder Momente, wo ich gesagt hab: »Moment mal, ich hab die doch da hingelegt!« Ich habe wirklich angefangen, an mir zu zweifeln, weil Sachen auf einmal weg waren. Anfangs habe ich gedacht, ich habe die verlegt. Aber dann wurde mir klar: Nee, das macht der, um mich wuschig zu machen und auf die Palme zu bringen. Gerade vor wichtigen Einsätzen, die mir bevorstanden, sodass ich völlig fertig da aufgeschlagen bin.*

Außerdem kommt es vor, dass Dritte als sogenannte »Fliegende Affen« (*Flying Monkeys*, vgl. Kap. 5) eingesetzt werden – eine Form von *Triangulation*: *Meine Partnerin schaffte es, mich noch nach unserer Trennung zu gaslighten, indem sie meiner Familie zum Abschied eine zuckersüße Karte schrieb. Noch Monate später geriet ich beim Gedanken an ihre Zeilen ins Grübeln: Sie kann doch nicht so schlimm gewesen sein, wenn sie solche herzlichen Abschiedsworte fand! War die Trennung ein Fehler?*

Wenn der Mensch, der mich zu Hause so mies behandelt, draußen plötzlich der Retter aller Jungfrauen in Nöten ist, zweifle ich natürlich an meinem negativen Urteil und sage mir: »Er kann doch kein schlechter Mann sein, wenn er sogar Obdachlose zuvorkommend und empathisch behandelt! Wahrscheinlich habe ich ihn nur auf dem falschen Fuß erwischt oder nehme das zu persönlich! Ich muss nur lernen, ihn mehr zu nehmen, wie er ist!« Da passiert etwas sehr Typisches: Als Folge von Gaslighting durch andere gaslighten wir uns anschließend selbst. Die Stimme der gaslightenden Person wird immer mehr zum Ersatz für unsere eigene innere Stimme. Wir übernehmen ihre Einschätzung der Wirklichkeit. Und damit sprechen wir unserer eigenen Sicht der Dinge zunehmend den Wahrheitsgehalt ab.

Wenn etwas oft genug wiederholt wird, glauben wir es irgendwann.[204] Selbstzweifel kann man uns also einreden. Wenn man einem Menschen lange genug sagt, dass er kein Talent hat, ist es wahrscheinlich, dass er sich das irgendwann selbst sagt. Sogar dann noch, wenn das Gaslighting von außen schon lange verklungen ist – im Inneren wird die Platte weiter abgespielt. (Und wenn du jetzt an die Musiklehrerin denkst, wegen der du nicht mal mehr in der Badewanne singst, dann hast du ein Beispiel dafür, dass Gaslighting alltäglich und sehr nachhaltig ist – auch ganz ohne Narzissmus!)

## »Übertreib nicht!« Wenn die Welt dir nicht glaubt

Religion oder andere Dogmen und Weltanschauungen können ebenfalls zum Gaslighting missbraucht werden und anschließend lange in uns nachwirken: Sätze wie »Gott wird sich schon etwas dabei gedacht haben, dass er uns zusammengeführt hat!« oder »Die Ehe ist heilig und darf nicht gebrochen werden!« können einen schon mal länger, als gut ist, in einer toxischen Beziehung festhalten. *Geistlicher* oder *spiritueller Missbrauch* wird nicht nur von Einzelpersonen, sondern auch von Sekten und anderen Organisationen ausgeübt.

Gaslighting – und speziell die Taktik, die angebliche Humorfreiheit des Opfers ins Feld zu führen – wird übrigens auch vielfach von Menschen verwendet, die keine narzisstische Störung haben. Sexistische oder rassistische[205] Herabsetzungen werden gern von der Bemerkung »War nur ein Witz!« flankiert. Gaslighting ist ein Werkzeug der Mächtigen, um Herrschaftsverhältnisse zu zementieren und das Aufbegehren dagegen im Keim zu ersticken. Welche Frau hat nicht schon mal nach einer deftigen Anmache, die einem die Schamesröte ins Gesicht trieb, das Totschlagargument »War doch nur Spaß!« zu hören bekommen? Und schon ist der schwarze Peter beim Opfer, das sich nun sagen lassen muss, dass es humorbefreit und überempfindlich sei.

Wie oft habe ich Menschen mit weißer Hautfarbe und ohne Migrationshintergrund schon sagen hören, dass der »angebliche« strukturelle Rassismus nur eine übertriebene Reaktion und pure Einbildung Betroffener sei! – Auch das: Gaslighting.

## Selbst-Gaslighting: der kaputte Kompass

Opfer von Gaslighting verlieren ihre Orientierung. Sie werden abhängig von den Gaslichtern in ihrem Leben, bei denen sie die Anerkennung und Sicherheit suchen, die sie sich selbst gerade nicht geben können. Sie zweifeln an sich selbst, haben Schwierigkeiten, Entscheidungen zu treffen, und hinterfragen sich übermäßig: »War das okay? Bin ich zu empfindlich?« Die Betroffenen sind durcheinander. Und das macht sie noch anfälliger für Gaslighting.

Das kann so weit gehen, dass, sagen wir mal, eine Frau so dermaßen durch den Wind ist, dass die Paartherapeutin in den Tenor des gaslightenden Ehegatten einfällt und nun auch dessen Meinung ist – nämlich, dass die psychische Instabilität seiner Ehefrau die Ursache aller Beziehungsprobleme sei. Der Zweifel an der eigenen Zurechnungsfähigkeit und die anderen Instrumente des Missbrauchs können bis ins Wartezimmer der Neurologie, in die Psychiatrie oder sogar in den Selbstmord führen.[206]

*Selbst-Gaslighting* ist ein zentrales Merkmal toxischer Beziehungen. Wir benutzen es, um mit der *kognitiven Dissonanz* klarzukommen: Die Person, in die wir uns verliebt haben, hat immer weniger gemein mit der Person, mit der wir zusammenleben. Wir wissen nicht, welche die echte ist. Die seelische Spannung ist schwer aushaltbar. Selbst-Gaslighting macht es leichter. Denn es hilft uns, die Illusion der liebevollen Partnerschaft länger aufrechtzuerhalten und alles, was nicht ins Bild passt, zu rechtfertigen. Dabei fühlen wir uns paradoxerweise besonders gut, wenn wir uns selbst die Schuld am Verhalten des anderen geben. Und zwar aus einem einfachen Grund: Unser eigenes Verhalten können wir verändern! Und somit gibt es Hoffnung und wir fühlen uns weniger ohnmächtig: *Eines Tages musste ich mir eingestehen: Ich hab offenbar Panikattacken und muss mir professionelle Hilfe suchen. Dann hab ich das einem Freund erzählt, der sagte: Er würde das nicht machen. Weil diese Therapeuten, die sagen einem immer als Allererstes: Trennen Sie sich von Ihrem Partner!*

*Ich dachte noch: Blödsinn! Und marschier also zu diesem Therapeuten hin. Und bei der zweiten Sitzung sagt der dann zu mir: »Sagen Sie mal … Sie sind doch noch nicht alt! Sie sehen gut aus! Es gibt doch genug andere Frauen! Warum tun Sie sich das an?« Ich meinte nur: »Ich will niemand anderen. Ich will meine Ehe retten.« Und ich dachte, ich muss mich dafür so einstellen, dass ich weiter funktioniere. Ich bin gar nicht darauf gekommen, dass vielleicht jemand anders auch eine Therapie nötig hätte …*

Letztlich nehmen wir auf diese Weise die Schuld für den Missbrauch auf uns: *Ich dachte: Es ist jetzt so, wie es ist. Er kriegt diese Wutanfälle. Vielleicht mach ich ja auch selber ein bisschen was falsch. Ich könnte ja was ändern.*

Wir finden also Gründe. Manchmal müssen wir aber auch nicht lange suchen, da uns die traurigen Geschichten (*Sob Stories*) mundgerecht serviert werden: *Er hat sehr viel von seiner schweren Kindheit geredet und immer dort die Schuld gesucht. Egal, was es war, immer kam: Ich hatte ja sooo eine schwere Kindheit! Mein Vater hat getrunken und er hat uns geschlagen!*

Der Druck auf die Tränendrüse wirkt übrigens nicht nur als Generalentschuldigung, sondern wird auch benutzt, um unser Verhalten in die gewünschte Richtung zu steuern: *Weinen hat sie eingesetzt. Und ich hab darauf reagiert, weil es mich einfach gedauert hat.*

Gaslighting verschiebt die Machtverhältnisse in einer Beziehung. Wer gaslightet, gewinnt an Einfluss. Wer gegaslightet wird, wird geschwächt. Da es in narzisstischen Beziehungen vorrangig um Macht geht, ist es nicht verwunderlich, dass Gaslighting in der narzisstischen Toolbox ganz obenauf liegt. Dass unser Selbstwert dabei schrumpft, ist eine Auslagerung der narzisstischen Selbstwert-Thematik: Wir sollen uns genauso klein fühlen.

Das zu wissen kann dabei helfen, uns gegen Gaslighting zu wappnen: Wenn ich merke, dass mich jemand gaslightet, kann ich mich fragen: Wie fühle ich mich jetzt? Und: Ist das vielleicht das Gefühl meines Gegenübers, das da gerade (mehr oder weniger unbewusst) auf

»Um klar zu sehen, genügt oft ein Wechsel der Blickrichtung.«
ANTOINE DE SAINT-EXUPÉRY

mich abgewälzt wird? Das heißt bitte nicht, dass ich alles verzeihen und die andere Wange hinhalten muss. Aber vielleicht muss ich die versteckten Herabwürdigungen dann nicht zu persönlich nehmen. Denn ich weiß: Sie haben nichts mit mir zu tun und alles mit dem Menschen, der mich gaslightet.

Das Gleiche gilt übrigens für alle anderen Manipulationen.

## Impulse

1. Reality-Check: Wenn du merkst, dass jemand dir negative Urteile über dich einpflanzt, dich gaslightet oder in deiner Lagebewertung verunsichert, mach mit einer Vertrauensperson einen Reality-Check. Lass dir eine Einschätzung geben, ob deine Gefühle und Gedanken dazu stimmig sind. So schlägst du drei Fliegen mit einer Klappe: Du findest heraus, wer dich gaslightet, du besinnst dich auf deine Sicht der Dinge und du intensivierst den Kontakt zu einem Menschen, der dir beistehen kann.
   Achtung! Die Achillesferse dieser Methode liegt in der Wahl des Buddys für den Reality-Check. Wenn auch dieser dich gaslightet, wird alles nur schlimmer.
2. Dolmetschen: Übersetze Narzisstisch ins Deutsche! In den Narzissmus-Selbsthilfe-Portalen kursieren augenzwinkernde Memes, die interpretieren, was narzisstische Menschen eigentlich meinen, wenn sie ihre mehrdeutigen Botschaften absetzen:
   Noch-Ehemann: »Wenn du jetzt gehst, wirst du nie mehr jemanden finden, der dich liebt!«
   Heißt: »Ich möchte dich nicht als Supply verlieren und gaslighte dich deshalb in die Annahme hinein, du seist nicht liebenswert und mein Missbrauch sei wahre Liebe!«
   Und jetzt du! Stell dir einfach vor, sie hätten Wahrheits-Serum getrunken, das sie bewusster sein lässt, als sie sind.
3. Lustige Antworten erfinden: Eine ähnliche Technik aus dem Netz ist das Ausdenken schlagfertiger Antworten auf Manipulationen. Das sind nicht unbedingt Antworten, die wir real geben sollten, denn sie könnten zu einer Eskalation beitragen. Aber gedanklich können wir Chuzpe wagen: Noch-Verlobte: »Du wirst nie wieder jemanden finden wie mich!« Du (in deinem Kopf): »Das will ich doch stark hoffen!«
4. Sich selbst ertappen: Gibt es manchmal Situationen, wo du andere gaslightest? Das kann in bester Absicht geschehen (»Du bewertest

das bestimmt über!«). Oder aus Unwissenheit (»Ach Quatsch, du wirst doch nicht diskriminiert!«). Denk ab jetzt immer mit, dass es wichtig ist, anderen ihre Sicht auf die Welt zu lassen. Übe dich darin, dich bei aller Offenheit dennoch nicht in deiner eigenen Sicht erschüttern zu lassen. Das ist ein schmaler Grat.

5. Antennen aufstellen: Schärfe deine Sinne für Gaslighting! Wenn du bemerkst, dass jemand gegaslightet wird, registriere das – sei es im Film, in den Nachrichten, auf der Arbeit oder in deinem Webinar. Je deutlicher dir das auch dann auffällt, wenn es dich nicht persönlich betrifft, desto präziser werden deine Antennen dafür.
6. Selbstbeobachtung: Werde hellhörig für Selbst-Gaslighting. Beobachte, welche Wirkung es hat: Verändert es dein Bild von dir? Wie beeinflusst es, wie du zu deiner Beziehung stehst? In welcher seelischen und körperlichen Verfassung bist du, wenn du dich selbst gaslightest?
7. Bei Licht betrachtet: Lerne genau hinzuschauen: Welche Gaslighting-Botschaften werden im einleitenden Tagebucheintrag gegeben? Wie werden sie vermittelt?

# 5.

# Die Muster erkennen: Manipulationstechniken durchschauen

> Ich kann es nicht fassen! Ich habe ein Buch gefunden, das alle meine Fragen beantwortet! Seine rätselhaften Verhaltensweisen, mit denen ich zu kämpfen habe, haben Namen. Was mir vorgekommen ist wie eine zufällige Ansammlung alltäglicher Beziehungsprobleme, entpuppt sich als zusammenhängendes Muster. Endlich ergibt alles Sinn!
>
> Ich habe den ganzen Tag wie besessen gelesen. Aber ich kann es immer noch nicht glauben!
>
> Er scheint mir anzumerken, dass ich ihm entgleite. – Es wird schlimmer. Heute hat er mich so dermaßen angebrüllt – er hätte mich auch schlagen können …
>
> Ich habe den Point of no Return erreicht. Was ich weiß, werde ich nie wieder vergessen. Jetzt wird sich alles ändern. Und das ist gut. Aber es macht mir auch Angst: Ab hier ist Neuland.

Was in mir passierte, als ich besagtes Buch in die Hände bekam, war – wie ich jetzt weiß – sehr typisch. Eine ebenso erschreckende wie heilsame Ent-Täuschung: Die vielen kleinen verwirrenden Situationen fügten sich zu einem Gesamtbild zusammen. Endlich hatte ich es schwarz auf weiß: Ich spinne nicht!

»Wenn ich es verstehen kann, bin ich handlungsfähig!«, habe ich immer gesagt. Und so war es dann auch. Wenig später habe ich die Beziehung beendet.

Wer Klarheit sucht, dem kann es helfen, die typischen narzisstischen Verhaltensweisen erkennen zu lernen. Besonders schwer macht es uns dabei die Tatsache, dass die meisten dieser Erkennungsmerkmale für sich genommen auch im normalen Leben vorkommen. Es passiert schon mal, dass wir in einem Streit nicht konstruktiv sind, sondern trotzig werden oder dass uns jemand mit den Worten zu trösten versucht, dass es sooo schlimm doch nun wirklich nicht sei. Doch die starke Häufung und das gleichzeitige Auftreten mehrerer der im Folgenden beschriebenen Elemente sollten uns stutzig machen.

## Silent Treatment: Wenn eisiges Schweigen zur Methode wird

Eine weitere Lieblingswaffe aus dem narzisstischen Arsenal ist das *Silent Treatment*, also die »Stillebehandlung«: Fragen werden nicht beantwortet. Wir werden nicht mehr beachtet. Auch einsilbige Antworten können eine Ausprägung dieser stillen Trotzanfälle sein.

Das Angeschwiegen-Werden kann einen Abend, ein paar Tage oder sogar Jahre dauern. Eine entsprechend abweisende Körpersprache unterstreicht das Ganze. Missachtung ist eine der schlimmsten Strafen für ein soziales Wesen wie den Menschen. Sie löst unter Umständen heftige Gefühle aus: Schuld, Scham, Angst, aber auch Wut. Kein Wunder! Denn strafendes Schweigen bringt im Gehirn dieselben Nervenzellen zum Feuern wie physischer Schmerz[207] – unter Umständen mit fatalen Folgen: *Auf der Fahrt ins Wochenendhaus hat sie mich mit Schweigen gestraft. Als wir ankamen, war ich mit den Nerven fertig. Ich hab gesagt, ich fahr tanken, hab auf dem nächsten Parkplatz gehalten, mir ne Plastiktüte über den Kopf gezogen und mal ausprobiert, wie das ist.*

*Schweigefolter*[208] ist eine typische Replik auf narzisstische Kränkungen: Narzisstische Gemüter verstocken und verstummen, wenn sie nicht genug bewundert werden, wenn sie nach einem Streit noch sauer auf uns sind, wenn wir anderer Meinung sind, wenn sie ihren Willen nicht bekommen oder wenn sie mit ihren Taktiken entlarvt werden.[209]

Es folgt keine Erklärung für das Verhalten. Bitten hilft nicht. Und wiederum sitzt der narzisstische Mensch am längeren Hebel und kann sich mächtig fühlen. Denn nur er kann diesen für das Gegenüber quälenden Zustand auflösen. Die Spannung ist unerträglich. Und das führt nicht selten dazu, dass die Opfer der *Schweigetortur*[210] dazu tendieren, sich zu entschuldigen, um wieder Harmonie herzustellen.

Narzisstische Menschen sind emotional unreif. Ihre Emotionsregulation ist gestört und kein adäquater Ausdruck eigener Gefühle möglich. Sie nutzen dieses einfache Mittel, weil sie keine erwachseneren Verhaltensweisen zur Verfügung haben.

Der beleidigte Rückzug dient dem Selbstschutz. Er ist mit der (im wahrsten Sinne des Wortes) stillen Hoffnung auf eine Reaktion verbunden. Doch je mehr wir versuchen, den Gesprächsfaden wieder aufzunehmen, desto dicker wird die Mauer des Schweigens: Fragen wir, was los ist, kriegen wir vielleicht die Antwort: »Nichts!«, während die Körpersprache das Gegenteil erzählt (*Mixed Messages/Double Bind*). Oder wir werden aufgefordert, das selbst rauszufinden (*Gedankenlesen – Mind Reading*): »Da musst du schon selbst draufkommen!« Oder auch: »Wenn du mich wirklich lieben würdest, hättest du gemerkt, dass ich keine Lust hatte, mit dir tanzen zu gehen, und dass ich nur dir zuliebe zugestimmt habe!«[211] – Übrigens auch etwas, das uns langsam resignieren und alle Vorschläge einstellen lässt …

Entschuldigungen und Erklärungen helfen ebenso wenig wie Angriffe. Auch von Zurückschweigen ist abzuraten: Narzisstische Menschen halten das einfach länger durch als wir. Die einzige Chance, die wir haben, ist, Gesprächsbereitschaft zu signalisieren und uns dann gut um uns selbst zu kümmern. Dazu gehört auch, uns von den Schuld- und Schamgefühlen abzugrenzen, die das Schweigen in uns auslöst, und unsere emotionalen Wunden zu lecken. Gib nicht nach. Übernimm nur deinen Teil der Verantwortung – nicht mehr.

Wenn wir um des lieben Friedens willen tun, was der narzisstische Mensch an unserer Seite will, verstärkt das solche Verhaltensweisen nur. Und: Diese Strategie führt nicht selten dazu, dass wir uns quasi dafür entschuldigen, missbraucht zu werden.[212] Die Wunderwaffe für den Umgang mit Silent Treatment ist, der Versuchung zu widerstehen, es heil machen zu wollen. Am besten ist, etwas zu tun, was uns energetisch auflädt: Wellness, ein Spaziergang oder gute Gesellschaft. Lenke deine Aufmerksamkeit auf etwas, das dir guttut!

Du kannst darauf vertrauen: Menschen mit Narzissmus brauchen Supply – dein Lieblingsmensch wird also früher oder später wieder in Kontakt gehen.

Stillefolter hat viele Spielarten: Wenn du fragst, wo die Briefmarken liegen und sie dir wortlos und ohne einen Blick gereicht werden, kann das Silent Treatment sein. Ebenfalls, wenn eine dritte Person als Sprachrohr benutzt wird (*Triangulierung*): »Würdest du bitte deinem Vater sagen, dass die Briefmarken da sind, wo sie hingehören – falls dieser Chaot sie da nicht wieder weggenommen hat?«

Oder uns ist gar nicht klar, dass wir hier durch Stille gemaßregelt werden sollen, und wir fragen uns, ob wir es hier einfach mit einer Eigenschaft oder einer normalen Abnutzungserscheinung in Beziehungen zu tun haben: *Wir hatten uns so auf den Einzug ins gemeinsame Haus gefreut und alles liebevoll eingerichtet. Doch schon am ersten Abend saß er mir wortlos gegenüber. Jeder Versuch, ein Gespräch aufzunehmen, scheiterte. Er gab mir das Gefühl, mein Bedürfnis nach Kommunikation sei unnormal. Um nicht vor ihm zu weinen, ging ich auf die Toilette. Ich achtete darauf, meine Augen anschließend wieder so herzurichten, als wäre alles okay. Denn für eine Diskussion über meine »Launen« fehlte mir die Kraft.*

Wieder kann verdeckter Narzissmus es uns extra schwer machen, Silent Treatment als solches zu erkennen. Zum Beispiel, weil wir uns fühlen, als wären *wir* die Bösen. Das Gegenüber geht in die Opferrolle. Das kann sich *passiv-aggressiv* anfühlen, was uns aber möglicherweise entgeht, weil wir uns den Schuh anziehen oder uns triggern lassen.

Es ist keine Seltenheit, dass narzisstische Menschen ihr Opfer so an den Rand der Nerven bringen, dass ihm vor lauter Hilflosigkeit der Geduldsfaden reißt. Dann sind sie plötzlich ganz ruhig und gelassen.

Sie zelebrieren ihre Opferrolle. Und das eigentliche Opfer fühlt sich schuldig. Dies ist eine der vielen Versionen narzisstischer *Täter-Opfer-Umkehr.* Viele Opfer leben zunehmend im Leisetreter-Modus. Sie versuchen, alles richtig zu machen, um nur ja nicht wieder einen Ausbruch auszulösen! Ein Eiertanz!

## Stonewalling: verheiratet mit einer Wand

Silent Treatment ist die klassische Präsentation vom sogenannten *Stonewalling* – zu Deutsch: Mauern. Es ist eine Verweigerung, sich an Kommunikation und Verbindung zu beteiligen[213] und kann ebenfalls als Bestrafung eingesetzt werden. Wenn du schon einmal das Gefühl hattest, mit einer Wand aus Stein zu sprechen, weißt du, was das bedeutet.

Gespräche werden abgebrochen. Über Witze wird plötzlich nicht mehr gelacht. Beleidigt fällt die Wohnungstür ins Schloss. Nachrichten und Anrufe laufen ins Leere. Unbequeme Themen werden abgeblockt und dürfen nicht wieder angesprochen werden. Genau wie beim Silent Treatment muss auf diese Weise keine Verantwortung übernommen werden. Nähe, Intimität und Tiefe, wozu narzisstische Menschen nur eingeschränkt willens und in der Lage sind, werden vermieden. *Es hat mich verrückt gemacht, wenn er sich so entzogen hat, dass ich nicht die Möglichkeit hatte, Dinge richtigzustellen: Wenn wir Streit hatten, wollte er sich nicht mit mir treffen, hat sich totgestellt und mich im Messenger gesperrt. Ich hatte dann das Gefühl, ich habe was falsch gemacht.*

Achtung! Mauern ist nicht zu verwechseln mit der (zuweilen sehr weisen) Entscheidung, vor einer Antwort erst mal durchzuatmen oder eine Nacht drüber zu schlafen. Möglich ist aber auch, dass der narzisstische Mensch an deiner Seite dich gaslightet und dir genau das weismachen will. Wir fühlen uns nicht ernst genommen, allein und sehr hilflos. Wir bekommen Angst vor der Stille und Angst davor, verlassen zu werden. Ob ausgesprochen oder nicht – diese Drohung steht im

Raum. Und wer dazu neigt, nach innen zu schauen, hat einmal mehr Gelegenheit, sich selbst die Schuld zu geben.

Auch das Stonewalling nimmt uns jede Möglichkeit, etwas zu klären. Das kann dazu führen, dass wir Probleme nicht mehr ansprechen. Denn wir wissen: Das führt zu nichts – höchstens zu Streit. Dabei staut sich Unzufriedenheit in uns auf und verunmöglicht Nähe. Wenn diese Manipulationstechnik erreicht, was sie beabsichtigt, gibt es irgendwann keine Problemansprache mehr. Wir schlucken den Ärger über den nicht reparierten Wasserhahn und rufen die Hausverwaltung an. Oder wir arrangieren uns mit dem Tropfen.

Opfer von narzisstischem Missbrauch zeigen häufig ein Verhalten, das man *Erlernte Hilflosigkeit* nennt. Bekannt geworden ist dieses Phänomen durch ein Experiment mit Hunden: Diese wurden Elektroschocks ausgesetzt. Eine Gruppe lernte, dass sie den elektrischen Schlägen durch eine bestimmte Reaktion (z. B. das Betätigen eines Hebels) entgehen konnten; die andere Gruppe hatte diese Möglichkeit nicht. Dann wurden beide Gruppen in ein Umfeld gebracht, in dem sie den erneuten Stromstößen durch Flucht in eine andere Box entgehen konnten. Die Hunde, die erfahren hatten, dass sie Einfluss nehmen konnten, fanden das bald heraus und blieben verschont. Die Tiere, die gelernt hatten, dass sie nichts gegen ihre missliche Lage unternehmen konnten, erduldeten zumeist lethargisch die Stöße, obwohl die Sicherheit nur wenige Meter entfernt war.

Übertragen auf uns Menschen heißt das: Wer lernt, dass Klärungsversuche die Lage nur verschlimmern, gibt irgendwann auf und spricht nichts mehr an. Was in der Partnerschaft (oder ggf. auch bereits während einer traumatischen Kindheit[214]) begann, kann dann sogar auf andere Lebensbereiche übergreifen. Selbst nach einer Trennung kann es noch eine ganze Weile dauern, bis unsere *Selbstwirksamkeit* wiederhergestellt ist und wir unsere Bedürfnisse wieder angstfrei ins Gespräch bringen.

Stonewalling ist eine Möglichkeit, den Konflikt zu verschärfen, indem man sich dem Dialog entzieht. Wenn du jetzt feststellst, dass auch bei euch Gespräche oder Meinungsverschiedenheiten immer wieder abgewürgt oder verschoben werden, nimm das mal genauer unter die Lupe: Möglicherweise gibt es Formulierungen, die in diesem Zusammenhang immer wieder fallen: »Ich will das jetzt nicht diskutieren!« könnte beispielsweise die wiederkehrende Floskel sein, um jeden konstruktiven Klärungsversuch sofort im Keim zu ersticken und uns zudem das Gefühl zu geben, wir hätten unsere bessere Hälfte mit etwas genervt. Sätze wie »Immer musst du für alles einen Plan machen!«, die deine Lösungsorientierung verunglimpfen, können Spuren von Gaslighting enthalten. Dass es zentral für das Gelingen einer Partnerschaft ist, Schwierigkeiten ansprechen und lösen zu können, gerät aus dem Blick. Ein Beispiel dafür, wie gut die verschiedenen Manipulationstechniken ineinandergreifen und sich verknüpfen lassen.

Stonewalling (auch *Silent Rage*[215] genannt) ist passiv-aggressiv: Die Verletzung erfolgt nicht durch einen aktiven Angriff, sondern durch Rückzug.

Oft drückt sich dieses Mauern rein körpersprachlich aus: Der Blick ist ausweichend, die Stimme kalt und ausdruckslos. Humor kann als Schutzwall in Stellung gebracht werden, hinter dem man sich verschanzen kann. Oder das Gegenüber murmelt die Antworten derart in seinen Bart, dass wir nachfragen oder näher kommen müssen.

Besonders verdeckte Varianten dieser Technik können wiederum durch das Einnehmen der *Opferrolle* gekennzeichnet sein: Wer würde schon von einem depressiven oder überlasteten Menschen erwarten, sich auch noch mit unseren kleinen Sorgen und Wehwehchen auseinanderzusetzen? Wir haben Mitleid und fühlen uns schuldig (*Guilt Tripping*), wenn wir trotzdem ein Klärungsgespräch einfordern. Vermutlich übertreiben wir es auch, sagen wir uns (Selbst-Gaslighting). Also machen wir das Problem lieber mit uns selbst ab. Das Ergebnis ist das gleiche: Wir treten nicht mehr für uns ein. Wir verlieren, ohne es recht zu merken, unsere Stimme und leben in ständiger Angst vor dem nächsten Liebesentzug. Dieses missbräuchliche Muster führt zwangsläufig dazu, dass die Beziehung stagniert, da Probleme nicht gelöst werden können.

## Volljährige Kleinkinder: Rage, Trotzanfälle & Wutausbrüche

Eine andere mögliche Reaktion auf Kritik (oder auf alles, was als solche empfunden wird) ist ein Wutausbruch. Auch ein solcher Ausraster ist eine Folge emotionaler *Dysregulation* – ähnlich wie die Schweigefolter. Es fehlt die seelische Feinmotorik. Es geht nur ganz oder gar nicht: stiller Rückzug in sich selbst oder lautstarke Explosion. Zwei Seiten ein und derselben Medaille. Die eine ist aktiv, die andere passiv-aggressiv. [216]

Auch Wutausbrüche können eher offen oder verdeckt gestaltet sein. In letzter Konsequenz können hier auch Teller fliegen oder Schläge ins Spiel kommen. Manche Opfer beschreiben die Ahnung drohender Eskalation mit Eindrücken wie: »Diesmal war es die Vase, nächstes Mal bin ich es!«

Wer verbal schon mal so richtig zusammengefaltet wurde, weiß, dass auch das sich anfühlen kann wie ein körperlicher Angriff.

Offensichtliche Wut ist leicht zu erkennen. Aber auch verdeckt kann sich Rage entladen. Wenn nicht in Form von Silent Treatment und Stonewalling, dann in Undercover-Wutausbrüchen: *Wir hatten uns so auf die Bergwanderung gefreut. Ich war schon erfahren; für meine Freundin war es die erste. Als wir ins Hochgebirge kamen, gab ich ihr Tipps, wie sie die Füße am besten auf Schneefelder aufsetzen kann, ohne abzurutschen. Denn sie tat sich schwer mit dem verharschten Untergrund. Urplötzlich gab es auch zwischenmenschlich eine Vereisung: Sie hatte keine Lust mehr und brach die Wanderung ab. Beim Abstieg wurde das Gespräch auf einmal merkwürdig. Ganz gleich, welches Thema wir beim Wickel hatten – immer fand sie etwas, das sie mir vorwerfen konnte. Plötzlich ging es um meine Figur: Ich sei langsam zu alt für so ein freizügiges Outdoor-Outfit! Als wir ins Tal kamen, schwiegen wir uns an. Um die Laune zu heben, versuchte ich es mit Witzen. Aber auch die boten nur erneut Angriffsfläche für Kritik an meinem schlechten Charakter, der sich angeblich an meinem verunglückten Humor ablesen ließ.*

Narzisstische Menschen können nicht gut von anderen lernen. Abwertung ist der Versuch, nach der empfundenen Demütigung das angeknackste Selbstgefühl und das Machtgleichgewicht in der Beziehung wiederherzustellen – durch Weitergeben der Scham.

## Die Scham-Rage-Spirale: ein innerer Teufelskreis

Rage ist die Kehrseite von Scham: Wenn jemand zu viel Beschämung erlebt (auch wenn dieses Erleben vielleicht nur subjektiv ist), wendet sich die Scham irgendwann als Rage nach außen und beschämt so das (nächstbeste) Gegenüber. Es soll sich genauso schlecht fühlen! Weil Wutausbrüche unangemessen sind und dem hehren Selbstbild widersprechen, zieht ein solcher Ausbruch allerdings oft wiederum Scham nach sich. Und diese Scham entlädt sich dann wieder in Rage – und so weiter. Dieser Teufelskreis wird daher als Scham-Rage-Spirale beschrieben.

Bei narzisstischen Menschen sind viele Affekte verflacht. Rage ist eine der wenigen Emotionen, die sie in voller Tiefe empfinden können. Kränkungswut[217] auf scheinbar Angreifende zu empfinden ist erträglicher, als die tiefsitzende Scham zu spüren, die im Kern der narzisstischen Wunde liegt.[218]

Scham ist etwas, das wir alle fühlen können. Sie ist verbunden mit der Angst, gesehen zu werden – und zwar mit all unseren Fehlern und Schwächen. Dahinter steht letztlich die Sorge, wegen dieser Unzulänglichkeiten ausgestoßen und abgelehnt zu werden.

Scham erfüllt eine wichtige soziale Funktion. Ähnlich wie Schuld regelt sie das Zusammenleben. Wenn wir uns sozial unerwünscht verhalten, fühlen wir uns schuldig und schämen uns. Das sichert den achtsamen Umgang mit den Grenzen von uns selbst und anderen.

Der Unterschied zwischen Scham und Schuld, den »Schwestern des Traumas«[219], ist: Schuld ist tilgbar und zudem auf andere bezogen, denen gegenüber wir uns schuldig fühlen.

Scham kann in Überdosierung toxisch sein. Toxische Scham bezieht sich nicht auf das, was ich tue, sondern auf das, was ich bin: Nicht mein Verhalten ist ein Fehler – ich selbst bin ein Fehler. Zu viel Schamerleben verhindert, dass das Selbst reifen kann.[220] Menschen, deren Aufwachsen dazu geführt hat, dass sie intensive toxische Scham empfinden, sind unter anderem anfällig für Bindungsprobleme und eine Vielzahl seelischer und körperlicher Beeinträchtigungen.[221] Dazu gehört auch Narzissmus.[222]

Alle narzisstischen Manipulationen – ob grandios oder vulnerabel – haben im Prinzip das eine Ziel: die übermächtige, bedrohliche Scham im Inneren nicht zu spüren. Daher ist es egal, ob im Außen wirklich eine Attacke stattgefunden hat oder nicht. Solange ein narzisstischer Mensch sie als solche empfindet, wird es eine entsprechende Reaktion geben. Rage kann ausgelöst werden, wenn Follower auf Facebook verloren gehen, ein Tag mies läuft oder eine Beförderung ausbleibt. Aber auch wenn andere eine Gehaltserhöhung bekommen, nicht begeistert genug auf ein Geschenk reagieren oder wenn sie in bester Absicht die problematischen Muster ansprechen. Sich als schwach zu erleben kann schon reichen, um die Scham zu aktivieren: *Gerade unsere Töchter haben sich oft in den Humor gerettet. Aber: Er konnte das nicht ab. Wenn er wütend war und man hat gelacht oder versucht, die Situation zu entkrampfen, dann ist er noch mehr explodiert. Teilweise ist er mit erhobener Hand auf die Mädchen los. Da bin ich dann dazwischengegangen.*

Weil der narzisstische Mensch nicht mit seiner Verletzlichkeit konfrontiert werden will, können auch wohlmeinende Nachfragen (z. B. nach dem Befinden) heftige Gegenreaktionen auslösen. Einschränkungen in Selbstreflexion und Emotionalität können zudem zu Überforderung und Minderwertigkeitsgefühlen führen: *Als der Vater meines Mannes im Sterben lag, hielt ich meinem Partner für die Krankenhausbesuche den Rücken frei und ließ ihm viel Raum. Doch ich wunderte mich, dass er nicht weinte und sich mir nicht anvertraute. Ich machte mir Sorgen. Nach ein paar Tagen nahm ich ihn mit einem »Magst du reden?« einfach mal in den Arm. Darauf rastete er völlig aus: »Deine Mutter-Te-*

*resa-Nummer kannst du mit anderen abziehen!« Ich fühlte mich wie der unsensibelste Mensch der Welt.*

Eine verdeckte Variante von Rage kann sein, sich in Fantasien darüber zu ergehen, wie man den anderen heimzahlen könnte, dass sie diese Beschämung getriggert haben. Das sieht dann vermutlich ähnlich aus wie Stonewalling: Wir wissen nicht, was im Gegenüber vorgeht, erleben aber vielleicht den (inneren) Rückzug. Womöglich rutschen ihnen auch unterschwellig bissige Kommentare raus. Auch Ironie und Sarkasmus sind Fassadetechniken für Aggression.

Ob offen oder verdeckt – Rage trägt maßgeblich dazu bei, dass die Opfer mehr und mehr auf einem Minenfeld leben. Der Stress durch die daraus resultierende permanente Habachtstellung kann uns krank machen. Außerdem führt die Furcht vor der nächsten Explosion dazu, dass wir uns selbst in vorauseilendem Gehorsam immer mehr einschränken. Doch auch wenn wir unsere Bedürfnisse mit Engelszungen kommunizieren – wir können sicher sein, in dem Fall für den weichgespülten Ton angegangen zu werden. Wir können es nicht richtig machen.

Es gibt wenig Verhaltensspielraum: Selbst wenn es uns gelänge, die Scham in unseren Lieben nie wieder zu triggern – der Rest der Welt sorgt für genug Frust, den sie an uns auslassen können. Alles, was wir tun können, ist, uns bewusst zu machen, dass dies ein Mechanismus ist, mit dem negative Gefühle auf uns abgewälzt werden. Bestmögliche Abgrenzung, die Anfeindungen nicht persönlich nehmen, Gesprächsregeln etablieren und uns in Sicherheit bringen sind unsere einzigen Optionen. Beispielsweise können wir uns angewöhnen, die Interaktion sofort zu beenden, wenn wir Ziel eines Wutausbruchs werden.

## Projektion: gestern hui, heute pfui!

Narzisstische Menschen haben sich quasi in zwei Teile gespalten: das falsche Selbst ohne Fehl und Tadel und die verdrängte Scham. Beim Liebesbombardement werden wir idealisiert; wir sind die Leinwand für alles Gute und Schöne. Die Nähe zu uns ist eine Auszeichnung. Je mehr wir über die Abwertungs-Phase Richtung Discard-Phase gelangen, desto mehr werden wir zur Leinwand für den inneren Horrorfilm: Wir landen auf der *schwarzen Liste (Blacklisting)*. Denn: Alles, was nicht zum falschen Selbst des narzisstischen Menschen passt, wird uns zugeschrieben. Es ist ein Abo auf die Arschkarte – und so fühlt es sich auch an. Narzisstische Menschen meinen genau zu wissen, was wir fühlen und was uns bewegt (*Mind Reading*), und es sind natürlich durchweg unlautere Motive.[223]

Wir beginnen uns zu fragen: Bin ich wirklich so kalt/egoistisch/selbstsüchtig/…?

Im Nachhinein fällt es oft leichter zu erkennen: Die meisten ihrer Vorwürfe beschreiben nicht uns, sondern sie! Es sind nicht selten die typisch narzisstischen Eigenschaften, die uns da an den Kopf geknallt werden. Sätze wie »Egal, wie ich's mache, ich mach's ja eh falsch!« oder »Du gibst mir für alles die Schuld!« oder »Du drehst mir jedes Wort im Mund rum!«. Kein Wunder, wenn wir uns fragen, ob *wir* die narzisstisch Gestörten sind.[224]

Doch wir spielen nur die Rolle des seelischen Mülleimers, in den sich jemand entleert, um das Schlechte nicht im eigenen Inneren haben zu müssen. Dabei werden wir zuweilen regelrecht zum Sündenbock *(Scapegoating)*.

Zu den Evergreens narzisstischer Projektion gehört alles rund ums Drama – z. B. »Sei nicht so dramatisch!« oder »Mach kein Drama draus!« oder auch »Ich hasse Drama!«.[225]

Während unser Bemühen um eine gute Beziehungsgestaltung als Überdramatisierung abgebügelt wird (Gaslighting), bleibt verborgen, wer hier wirklich die sprichwörtliche Drama Queen ist (Projektion).

Dramen zu kreieren ist eine typisch narzisstische Eigenschaft, und sie trägt maßgeblich dazu bei, dass solche Beziehungen anstrengend und auslaugend sind.

Narzisstische Menschen werden nicht gern kontrolliert – kontrollieren aber selbst ständig. Sie wittern überall Manipulation und Intrigen. Das ist einer der Gründe, warum viele ungehalten auf Fragen reagieren – auch dann, wenn sie in bester Absicht gestellt werden.

Die Tendenz zur Projektion (und die Unfähigkeit zur Reflexion) können sich auch im Kommunikationsstil äußern: *Ich-Botschaften* klingen aus narzisstischem Mund eher wie als Naturgesetze verkleidete Du-Botschaften. Es ist kein subjektives Gefühl, was da geäußert wird – die Welt *ist* so![226] Dann heißt es zum Beispiel nicht: »Ich habe Angst!« – eine Schwäche darf ja unter keinen Umständen gezeigt werden –, sondern: »Was du vorschlägst, geht nicht!« Statt sich in Form einer *Selbstkundgabe* verletzlich zu machen, wird das Problem auf die Sachebene verschoben. Die eigene Sicht wird zur Maxime erhoben, die des Gegenübers für nichtig erklärt: Gaslighting.

Wenn jemand alles Übel der Welt in uns sieht, ist der natürliche Reflex Rechtfertigung. Wir erklären uns die Seele aus dem Leib. Aber: Frieden finden wir nur in der anderen Richtung: Ein beherztes »Wenn du mich so wenig kennst, kann ich auch nicht helfen!« erspart uns Kummer.

## Entwertung & Kritik: Steter Tropfen …

Die zum Teil äußerst aggressiven Abwertungen können aus heiterem Himmel[227] kommen und auf unterschiedlichste Weise. Vielleicht beschleicht uns das Gefühl, für faul gehalten zu werden.[228] Oder wir werden kritisiert oder belehrt – oft unter dem Deckmäntelchen von Freundlichkeit, Mitgefühl und Hilfsbereitschaft: *Durch ihn habe ich ganz viel Spaß am Kochen und Backen verloren. Weil er wirklich immer was zu mosern hatte, wo alle anderen gesagt haben: Dein Apfelkuchen ist köstlich!*

Aber auch in Komplimente oder Liebeserklärungen verpackt kann Entwertung uns erreichen: *Du hast viele Fehler. Aber ich liebe dich trotzdem.*

Das hat alles nicht zwangsläufig etwas mit Fakten oder Logik zu tun: *Wenn sie in einem Jahr 50 000 verdiente und ich 60 000, dann waren die 50 000 mehr als 60 000. Was sie machte, war immer besser.*

*Mikroaggressionen* können ebenfalls dazu führen, dass wir uns klein und wertlos fühlen. Sie sind besonders schwer nachweisbar und können verbal oder nonverbal stattfinden: Das Lächeln, das nur für andere aufgesetzt wird. Ein minimales Vorausgehen, sodass man nie miteinander unterwegs ist, sondern immer hinterherlaufen muss. Ein Witz auf unsere Kosten, eine »unglückliche Formulierung«. Unmerklich herablassendes Verhalten aufgrund von Gruppenzugehörigkeiten wie Geschlecht oder Herkunft. Oder der gezielte Griff in die Wunde: Narzisstische Menschen haben ein gutes psychologisches Gespür – auch dafür, wo es wehtut. So werden irgendwann die Schwachstellen, die wir ihnen in der Idealisierungs-Phase anvertraut haben, als Waffen gegen uns verwendet: *Immer, wenn ich was mit ihm klären wollte, hat er gesagt, dass ich eigentlich die viel größeren Probleme habe. Und ich würde ja nicht an meinen Problemen arbeiten und wäre nicht sozialfähig und würde mich mit allen anlegen.*

Manchmal merken wir erst, was uns passiert, wenn wir es durch die Augen anderer sehen: *Einmal sprachen wir über Ernährung und meine Frau sagte zu mir: »Bei dir ist das doch sowieso egal – du warst ja immer fett!« Unser Sohn saß daneben und guckte so nach dem Motto: Waaas!?! Was sagt sie denn da!? Da ist mir erst aufgefallen, in wie vielen Situationen sie mich kleinmacht.*

Häufig gibt es auch *Doppelbotschaften*, die den Vorteil haben, dass wir es nur falsch verstehen können. – So ist es leicht, sich rauszureden: *Ich hab immer das Gefühl, ich bin hässlich. Obwohl es gar nicht stimmt. Da wusste er ganz genau, dass er da so reingrätschen kann, und hat dann Witze gemacht. Aber dann hat er wieder gesagt: »Nein, du bist total hübsch und ich bin total zufrieden mit dir!« Aber das ist dann halt nicht mehr glaubwürdig.*

Auch das Verhalten kann abwerten: Zum Beispiel, wenn eine Frau mit ihrem wanderbegeisterten Mann nicht auf Tour geht – mit ihrer Freundin oder dem neuen Supply aber schon.[229]

Oft versteckt sich ein Angriff in vagen Andeutungen. Die Worte sind womöglich harmlos – nicht so aber der implizite Inhalt, über den wir nie Gewissheit haben können. Wenn Worte und körpersprachlicher Ausdruck nicht zusammenpassen, entscheiden wir uns dafür, den Worten zu glauben. Verachtung im Mienenspiel lässt sich schwer dingfest machen – aber bleibt nicht wirkungslos. Oft werden wir durch Gaslighting zusätzlich verunsichert, unserem Empfinden zu trauen: »Nimm das doch nicht so ernst!«

Indem narzisstische Menschen andere herabsetzen, werten sie sich selbst auf. Und ihre Scham landet bei uns.

## Schuld: ein unkündbares Abo

Aber nicht nur Scham ist ein mächtiger Hebel, auch Schuld wird eingesetzt, um uns zu lenken und zu binden. Uns Schuldgefühle zu machen (*Guilt Tripping)* ist eines der Mittel, die in Stellung gebracht werden, um unsere Grenzen aufzuweichen: *Er hatte nach dem Tod meiner Schwester so viel für mich getan, da konnte ich ihn doch nicht einfach nach Hause schicken, nur weil ich meine Ruhe haben wollte, um zu trauern.*

Wenn du merkst, dass du Dinge tust, die du nicht tun willst, erforsche deine Veranlassung. Gerade besonders empathische Menschen sind leicht über die Schuld-Schiene zu kriegen. Denn sie wollen für andere nur das Beste und haben oft einen starken moralischen Anspruch an sich. Sich da selbst auf die Schliche zu kommen, kann uns an unsere eigenen Kernverletzungen führen, wenn wir uns die Frage stellen: Warum bin ich da so leicht zu manipulieren; wovor habe ich Angst? Wenn wir da in der Tiefe aufräumen, bieten wir den Schuldzuweisungen weniger Angriffsfläche. Eine gute Portion Phlegma ist hier das richtige Gegengewicht; aber es kann harte Seelenarbeit bedeuten, es sich anzueignen. Der schnellere Weg kann hier zum Beispiel das Versprechen an sich selbst sein, nichts nur aus der Motivation heraus zu tun, Schuldgefühle zu vermeiden. Wenn die Schuld-Gremlins uns dann heimsuchen, helfen Zerstreuung, Aussitzen und ein Freispruch durch Vertraute, die uns darin bestätigen, dass das nun wirklich nicht unsere Baustelle ist.

Das Erzeugen von Schuldgefühlen kann viele verschiedene Formen annehmen – vom subtilen Verpflichtungs-Gefühl über Erwartungsdruck bis hin zum unausgesprochenen (unbewussten) Verbot, Kritik zu üben.[230]

Aus diesem Formenkreis stammen auch die sogenannten *vergifteten Gefallen*: Im Englischen gibt es die schöne Redewendung: »There are strings attached«, da sind Fäden drangeknüpft. Die Formulierung bedeutet, dass etwas kaum merklich mit Bedingungen verbunden ist: Ein Geschenk oder Gefallen – und schon stehen wir in der Schuld anderer! Denn das Gesetz der *sozialen Reziprozität* bewirkt, dass Menschen ein Gleichgewicht von Geben und Nehmen anstreben.[231] Wenn hier etwas in Schieflage gerät, ist es besser, einen Gefallen auch mal auszuschlagen. Sonst zappeln wir bald an unsichtbaren Fäden.

## Schuld-Verschiebung: »Halt mal kurz!«

Narzisstische Menschen geben allen anderen die Schuld für ihr Verhalten, nur nicht sich selbst. Beim sogenannten *Blame-Shifting* kann die Schuld überall landen – bei Gott, der Welt und dem Pizzaboten.

Oft werden aber auch Ursache und Wirkung verdreht – eine besonders perfide Form von Gaslighting, die dazu führt, dass viele Klärungsversuche in narzisstischen Beziehungen damit enden, dass das Opfer sich entschuldigt (*Täter-Opfer-Perversion*).

*DARVO*, ein Begriff von Jennifer J. Freyd, beschreibt eine spezielle Form der Schuldumkehr, die häufig von narzisstischen (oder anderen manipulativen) Menschen eingesetzt wird, wenn sie mit ihrer Schuld konfrontiert werden. Die Buchstaben stehen für: *Deny, Attack and Reverse Victim and Offender*. Also: Verleugnen (mittels Gaslighting), Angreifen und die Täter- bzw. Opferrollen vertauschen[232]: *Wenn du nicht so daneben wärst, müsste ich ja auch nicht so schreien!*

Hier hilft Bewusstheit: Mach dir bei einer Auseinandersetzung immer klar, wie sie angefangen hat. Wenn du ein Bedürfnis äußerst und es anschließend nur noch um deinen Ton geht und nicht mehr um dein Bedürfnis, bring das Gespräch zurück zu deinem Anliegen: »Darum geht es jetzt nicht. Es geht darum, dass ich …« Diese Technik nennt man »Sprung in der Schallplatte« (*Broken Record*): Du lässt dich nicht vom Thema abbringen. Stattdessen wiederholst du (wie eine Schallplatte, die einen Kratzer hat) freundlich, ruhig und sachlich den gleichen Inhalt mit unterschiedlichen Formulierungen.

## Narzisstische Gefolgschaft: Enabler, Fanclubs & Flying Monkeys

Zwar brauchen sie nichts dringender als Zufuhr. Aber: Narzisstische Menschen haben (auch wenn es anders scheinen mag) keine engen, langjährigen Freundschaften, die emotionale Investitionen erfordern. Nur Bekanntschaften.[233] Denn Narzissmus ist nicht nur eine Störung des Selbstwerts, sondern auch der Beziehungsfähigkeit.[234]*Sie hat sich nie um Freundschaften gekümmert. Sie fand auch immer alle doof. Außer wenn sie es als Waffe verwenden konnte: »Wegen dir habe ich alle meine Freundinnen verloren! Wegen dir will keine mehr kommen! Weil du so ein Misanthrop bist!«*

Doch verdeckt-narzisstische Menschen können durchaus beliebt sein. Oft haben sie regelrechte *Fanclubs*, die uns begeistert bestätigen, was für einen Schatz wir uns da geangelt haben. Diese Fanclubs haben die gleiche Funktion wie wir: narzisstische Zufuhr liefern – sprich: Bewunderung und Applaus. Aber weil sie nie so nah rankommen wie wir, haben sie im Gegensatz zu uns vermutlich noch keinen Blick hinter die Maske geworfen. Ihre Begeisterung ist also ungebremst und kann uns zuweilen ganz schön gaslighten: »Du hast sooo eine tolle Frau!!!«

Fans und andere Personen (auch dem Opfer nahestehende, wie z. B. Familienmitglieder) können implizit oder explizit zu narzisstischen Hilfskräften werden – sogenannten *Flying Monkeys*. Solche »fliegenden Affen« (benannt übrigens nach dem Zauberer von Oz) werden besonders bei Trennungen eingesetzt[235]: *Als sie mich angezeigt hatte, sagte meine Exfrau zu den Kindern: »Ihr habt einen kriminellen Vater; der wird verhaftet und kommt in den Bau!« Ich war in Tränen aufgelöst: Ich dachte, ich verliere meine Kinder! Die stellen sich jetzt komplett gegen mich! Und ich verliere vor Gericht das Sorgerecht!*

Eine narzisstische Eigenschaft, die gerade mit Flying Monkeys gern zum Zug kommt, ist das Lästern. Es stellt Dreiecksbeziehungen (Triangulierung) her und ermöglicht es, sich über andere zu erheben, indem man sie kleinmacht – eine perfekte narzisstische Kombi also. Es kommt vor, dass wir versucht sind, in diesen Tenor einzustimmen, weil wir zunehmend verzweifelt nach Zuspruch und Verbindung suchen und alles tun würden, um wieder in Kontakt zu kommen. Und – glaub es oder nicht – es kann sogar sein, dass wir nach der Trennung benutzt werden, um über den neuen Supply herzuziehen: *Am Anfang hat er über seine Next gelästert und meinte, ihr Gänsebraten schmeckt ja gar nicht so gut wie meiner. Wo ich mir so dachte: Ähm … du hast auch 95 Prozent der Zeit über meinen Gänsebraten gemeckert …*

Aber: Narzissmus wäre in Familie, Wirtschaft und Politik nicht so ungebremst, wenn es keine *Enabler* gäbe, die ihn zulassen.[236] Sie wählen zweifelhafte Präsidenten, bagatellisieren Vergehen wie sexuelle Belästigung und bevorzugen im Bewerbungsverfahren narzisstische Tugenden. Auch in unserem engsten Umfeld begegnen wir Menschen, die hinnehmen, decken oder unterstützen, was uns angetan wird: »*Wenn er so gereizt ist, musst du ihn ja durch dein Verhalten irgendwie dazu gebracht haben!«, gab meine Mutter zu bedenken, als ich erzählte, dass mein Partner mich betrügt.*

Enabler handeln aus den unterschiedlichsten Motiven heraus. Aus Unwissenheit; um ihre eigene Machtposition zu wahren; weil sie eigene Wunden verdrängt und bagatellisiert haben und nicht an sie erinnert werden wollen oder aus einem naiven Menschenbild heraus, das in allen nur das Gute sehen und an Wunder glauben möchte.[237] Auch diese toxische Positivität (*Toxic Positivity*)[238] kann dazu führen, dass wir zerstörerische Kräfte nicht erkennen, von uns selbst und anderen gegaslightet werden und Missbrauch zulassen – weil wir die zweihundertste zweite Chance gegeben haben.

Nach einer Trennung begegnen uns von Enablern oder Flying Monkeys unter Umständen Gaslighting und Schuldzuweisungen (*Victim Blaming*): Wie können wir es wagen, einen solchen Engel zu verlassen?

Manchmal können wir Enabler und Flying Monkeys darauf aufmerksam machen, was sie tun. Andere sind unverbesserlich. Dann wissen wir, woran wir sind, und können überlegen, wie wir damit umgehen wollen: sensible Themen vermeiden, Begegnungen reduzieren oder den Kontakt abbrechen.

## Triangulierung: Wenn zwei sich streiten …

Nah verwandt und oft überlappend ist das Triangulieren. Es gibt viele Möglichkeiten, *Triangulation* einzusetzen: Der Klassiker in einer Paarbeziehung ist natürlich der Betrug. Beim verdeckten Narzissmus ist es unwahrscheinlich, dass das offen passiert. Eher erfahren wir im Nachhinein von einem jahrelangen Doppelleben (»Ups, er ist verheiratet!«) oder von einem *Familiengeheimnis*.

Narzisstische Menschen sind oft gut im Lügen – aber wenn es der *Triangulierung* dient, kriegen wir womöglich nicht ganz unabsichtlich Wind von ihren Kurschatten oder Dating-Profilen. Denn sie wollen ihre Abhängigkeit von uns nicht spüren, sondern sich (dank unserer Eifersucht) in der starken Position wissen: *Er hatte eine Affäre mit seiner Tennis-Partnerin. Und manchmal kam er nachts nicht nach Hause, sondern war bei ihr … Ich wusste das. Am Anfang war es echt schwer. Aber kontinuierlich ist die Liebe gestorben.*

Aber es muss nicht mal zu einem richtigen Seitensprung kommen. Auch *Flirten* oder *Micro-Cheating* sind Formen der Triangulierung: Zum Beispiel, wenn eine Frau ihren Mann eifersüchtig machen will und ihm erzählt, wie sie auf der Arbeit angegraben wurde.[239]

Klassisch ist auch, dass die Verflossenen noch eine Rolle spielen und immer wieder anrufen oder anderweitig auftauchen. Besonders verwirrend: Das kann mit deren Verunglimpfung abwechseln – denn natürlich waren sie alle überdramatisch oder verrückt!

Wenn in der Discard-Phase bereits unser Ersatz in der Warteschlange steht, wird dieser nicht selten benutzt, um uns eifersüchtig zu machen. Aber auch andere Menschen taugen dazu. Das erhöht die Nachfrage und den eigenen Marktwert. Der Clou dabei: Wenn wir eifersüchtig sind, wird uns die Eifersucht vorgeworfen – und schon sind *wir* wieder das Problem.

*Es ist oft in Gesprächen so, dass es immer um seine Sorgen geht. Und wenn ich dann mal anfange, habe ich das Gefühl, er ist gar nicht mehr da. Einmal habe ich ihn besucht, nachdem wir uns sehr lange nicht gesehen hatten. Wir führten eine Fernbeziehung. Am nächsten Tag musste ich wieder abreisen. Eine gute Freundin von ihm rief an. Die haben ewig gechattet, und er hat voll lang zugehört. Fand ich spannend, dass das mit der geht und mit mir nicht! Trotzdem habe ich akzeptiert, dass er Zeit mit ihr verbringt, obwohl ich zu Besuch war. Ich hab mir ein Hörspiel angemacht und mich auf die Couch gekuschelt. Dann ist er zu mir gekommen und hat via Skype total laut mit ihr geredet, obwohl ich versucht habe, das Hörbuch zu hören. Irritierend!*

Auch Vergleiche – getarnt als Trost, Kompliment oder Liebeserklärung – können triangulieren: *Er zeigte auf die (blutjunge) neue Frau vom Chef. Dieser sei dermaßen oberflächlich, sich so ein Model zu suchen! Er dagegen bevorzuge innere Werte – sagte er mit einem Blick auf mich, der dafür sorgte, dass ich mich schlagartig reif für Schönheitschirurgie und Seniorenheim fühlte.*

Triangulierung ist ein Instrument, um unser Selbstwertgefühl zu untergraben. Gerade an unserem Aussehen mäkeln narzisstische Menschen dank ihrer Oberflächlichkeit gern rum: *Er hat mir im Schwimmbad Mädels gezeigt, die er heiß findet: »Hammer Körbchengröße!«, sagte er dann immer. Ich meinte zu ihm: »Na toll – und ich!?!« Darauf er: »Na ja, du siehst ja auch Bombe aus!« Aber das Gefühl bleibt: Ich hab nicht die Brüste, die er geil findet.*

Es ist möglich, dass die hinzugezogene dritte Partei gar nichts von ihrem Zutun weiß: *Er meinte, meine Schwester hätte in unserer Anfangszeit gesagt, dass ich ja so eine chaotische Frau gewesen wäre. Und erst seitdem ich mit ihm zusammen wäre, sei ich pünktlich und zuverlässig. Völliger Quatsch! Das hat sie nie gesagt!*

Die Personen, mit denen wir trianguliert werden, müssen noch nicht mal existieren: *Mein Partner brachte mich zum Zug und sagte: »Bring mir aus Bella Italia mal n knackigen Südländer mit!«*

Verdecktere Formen solcher Triangulierung könnten wie wertschätzende Bemerkungen über andere klingen: »Ich finde das sehr stark, wenn Frauen für die Kinder zu Hause bleiben, so wie sie!« – Nicht so leicht als Triangulation zu erkennen! Doch das ist die halbe Miete! Sich nicht triggern zu lassen, ist allerdings eine olympische Disziplin. Wenn möglich, lass dich nicht in ein Dreieck verstricken und sorg für deine angekratzte Seele.

## Im unsichtbaren Käfig: Eifersucht, Fremdgehen & Kontrolle

Beim Thema Eifersucht ist wieder Projektion im Spiel. Denn auch wenn narzisstische Menschen gern glauben, alle seien eifersüchtig auf sie – in Wahrheit ist es oft genau umgekehrt. Sie sind eifersüchtig auf Menschen, die tief empfinden und sich binden können. Sie neiden uns unsere Erfolge, spielen sie runter oder können sich nicht mitfreuen. Denn um ihr fragiles Selbstwertgefühl zu stützen, müssen sie sich überlegen fühlen: *Ich hatte ewig darauf hingearbeitet, diesen Job zu bekommen. Und als ich die Stelle dann hatte und das mit ihm feiern wollte, war er irgendwie mies drauf.*

Narzisstische Menschen haben Angst, zu kurz zu kommen, und wittern überall Intrigen. Das kann sich in Missgunst und Geiz äußern oder Ausmaße von nahezu wahnhaftem Misstrauen annehmen.[240]

Neid und Eifersucht machen aber nicht auf materieller Ebene halt, sondern beziehen sich auch auf persönliche Zuwendung – ebenfalls ein Grund, uns zu *isolieren*. Das kann (gerade bei malignem Narzissmus) offensichtlich und gewaltsam passieren (*Stalking, häusliche Gewalt* etc.) oder indirekt: *Er hat meine Freunde niedergemacht. Am Anfang dachte ich: Ja, okay, man kann auch nicht jeden mögen. Aber irgendwann wurde das wirklich zum System, dass er immer an allen Menschen in meinem Leben was auszusetzen hatte und auch Dinge erzählt hat, die nicht stimmten, um die Person in ein schlechtes Licht zu rücken.*

Narzisstische Menschen versuchen zu erreichen, dass wir immer mehr auf sie angewiesen sind – denn das verschafft ihnen Kontrolle über uns: *Als die Kinder kamen, schlug er mir vor, meinen Job aufzugeben. Er würde nicht wollen, dass ich so hart arbeiten müsste; lieber würde er einen zweiten Job annehmen. Es klang hingebungsvoll. Aber als ich nach der Trennung finanziell auf die Füße fiel, war ich froh, damals nicht darauf hereingefallen zu sein. Ob ich mich sonst getraut hätte zu gehen?*

Verdeckte Kontrolle findet durch Stimmungen, Gefühle, Blicke, Schuldzuweisungen oder durch scheinbar gut gemeinte Ratschläge statt.

Die Manipulationsstrategien sollen die Opfer aus dem seelischen Gleichgewicht bringen, damit sie leichter kontrollierbar sind. Kontrolle kann aber auch schlicht in Form von Dominanz in Erscheinung treten – und die entspricht nicht immer dem Klischee: *Wenn sie in den Raum reinkommt, verteilt sie gleich Aufgaben. Herrscherton. Sie ist sofort der Boss. Sie ist wahnsinnig bestimmend. Aber gleichzeitig ist sie auch sehr verletzlich und dauernd müde, kaputt und krank.*

Je näher eine Beziehung der Discard-Phase kommt, desto offener zeigt sich die Kontrolle. *Später in der Beziehung hat er das nicht mehr so verborgen: Wenn die Arbeit abends länger dauerte, kam er mich holen und stand teilweise stundenlang unten vor dem Eingang und hat auf mich gewartet. Es war unheimlich.*

Mails werden mitgelesen und Passwörter geknackt. Gerade wenn es Richtung maligner Narzissmus geht, sprechen wir auch über Kameras, Überwachungs-Apps und Peilsender.

Dass hier rote Linien übertreten werden, bemerken wir nicht immer sofort. Doch wenn wir es merken, ist es ratsam, die eigenen Grenzen klar zu setzen (bzw. sich juristische oder polizeiliche Hilfe zu holen). Denn bei einer Problemansprache werden wir vermutlich auf Granit beißen.

## Gespräche, die sich im Kreis drehen: Word Salad, Focus Shifting & Deflection

Toxischen Beziehungen fehlt ein lebenswichtiges Organ: Kommunikation – sozusagen die Niere der Zwischenmenschlichkeit. Wenn etwas schiefläuft (und es läuft dauernd etwas schief), kann kein Reinigungsprozess stattfinden. Der narzisstische Part weiß das zu verhindern, indem er Klärungsversuche sabotiert und Haken schlägt. Wer aus einer solchen Unterhaltung herauskommt, kann schon mal das Gefühl haben, nicht zu wissen, was gerade passiert ist.

*Word Salad* verwirrt uns. Und am Ende wissen wir gar nicht mehr, wie uns geschieht. Es kann sich so zusammenhangslos und unverständlich anhören, als ob die Person gekifft hat. Darum: Achtung! Wenn du das Gefühl hast, dein Gegenüber nicht zu verstehen, schieb es nicht automatisch auf deine Begriffsstutzigkeit – es könnte auch Wortsalat sein.

Um uns den eigentlichen Anlass der Unterhaltung aus den Augen verlieren zu lassen, reicht oft schon ein Fokus-Wechsel (*Focus Shifting/Deflection*). Meine Therapeutin sagte dann immer: »Tomaten oder Gurken – worum geht es hier?« Und dann wurde mir klar: Ich habe mich wieder vom eigentlichen Thema abbringen lassen. Ich wollte über Tomaten sprechen und fand mich in einer mehrstündigen Debatte über Gurken wieder.

Oft wird nicht nur vom Thema abgelenkt, sondern auch die Schuld neu verteilt – natürlich vorzugsweise an uns (*Blame Shifting*): *Wenn ich mich nicht sofort versöhnen mochte, nachdem er mich angeschrien hatte, kramte er alte Sachen hervor, um mich als Loserin hinzustellen. Zum Beispiel, dass ich bis zur Geburt unserer Tochter nicht sicher war, wie ich sie nennen würde. Oder dass er mal wegen mir zu spät zur Arbeit gekommen war. Oder dass ich sein Lieblingshemd verfärbt hatte. Da denkst du echt: Das ist absurd, dass er auf dieses Thema kommt! Das ist zehn Jahre her!*

Auch hier kann die zerkratzte Schallplatte helfen: Wenn das Gespräch abzudriften droht, kommen wir gebetsmühlenartig zu unserem Anliegen zurück. Manchmal hilft es, das vorher aufzuschreiben, um uns in Momenten der Sprachverwirrung daran erinnern zu können. Wenn das nicht hilft, hilft nur eins: Schadensbegrenzung durch Rückzug.

Denn je mehr sich die Diskussion erhitzt, desto wahrscheinlicher ist der sogenannte *reaktive Missbrauch* (Reactive Abuse). Irgendwann halten wir es nicht mehr aus und gehen in die Luft. Eine Überlebende erzählte mir, dass sie wegen der Eskapaden ihres Partners so dermaßen auf 180 war, dass sie sich geprügelt haben. So etwas ist genau der Plan: uns so lange zu provozieren, bis wir ausrasten. Man spricht in diesem

Fall von *Ködern* (*Baiting*).[241] Sobald wir auf der Palme sind, wird der narzisstische Part schlagartig cool und gelassen, und wir stehen als die Verrückten da. Klar, wer dann in die Opferrolle schlüpft und uns weismachen will, dass nicht sein/ihr missbräuchliches Verhalten das Problem ist, sondern unsere Reaktion darauf. Und die kann zuweilen so heftig sein, dass sie uns einmal mehr davon überzeugt, dass es an uns liegt. – Und rate mal, wer sich dann wieder entschuldigt? Genau![242]

## Breadcrumbing: Brotkrümel der Liebe

*Ich habe das Gefühl, mich auf einem Krümel von Liebe häuslich eingerichtet zu haben.*

Diese Überlebende ahnte nicht, dass sie mit dem Bild, das sie für ihre Gefühle wählte, nicht allein ist: *Breadcrumbing* (*Brotkrümeln*) nennt man die Brocken von Lovebombing, die man uns hinwirft, um uns ohne großen Einsatz warmzuhalten. *Wir haben nicht viele gemeinsame Momente gehabt, Ausflüge oder so.*

Es gibt gerade genug Krümel, dass die Hoffnung am Leben gehalten wird. *Ich hatte mit der Beziehung schon fast abgeschlossen, da hat er sich plötzlich richtig doll gekümmert. Und da habe ich gedacht: Er hat diese Ausraster nicht mehr!*

## Ebenbilder – der Pygmalion-Effekt

Gerade während des Lovebombings passiert etwas, das man als Pygmalion-Effekt beschreiben könnte. Wer das Musical »My Fair Lady« oder das Theaterstück »Pygmalion« kennt, der weiß, was das ist: Die bessere Hälfte nach den eigenen Vorstellungen formen.[243] Ein solches Beziehungskonzept ist natürlich zum Scheitern verurteilt.

Narzisstische Menschen versuchen anfangs, sich ihren Opfern anzupassen. Später gestalten sie diese dann nach ihren Wünschen: *Er hat mich (weil er Profisportler ist) mit Sportklamotten eingedeckt: Laufschuhe, Trainingsanzug ... Er hat alles versucht, um mich sportlicher zu machen. Auch mit Zwang: Er hat dann rumgeschrien. Und ich hab gedacht, ich hab mehr meine Ruhe, wenn ich eine Stunde mit ihm an die Hantelbank gehe. Denn sonst hat er wegen anderer Dinge gemeckert.*

Weniger auffällig und konfliktträchtig kann es sein, uns von den Schattenseiten der Exbeziehung zu erzählen, um uns dazu zu bewegen, uns anders zu verhalten. Hat der Exfreund keinen langen Atem bewiesen, halten wir durch – egal, wie herausfordernd das gemeinsame Fahrwasser ist.

Auch idealisierende oder vergleichende Komplimente können uns derart bauchpinseln, dass wir die positiven Zuschreibungen auf keinen Fall verlieren wollen. Den Status als toleranteste Freundin wollen wir schließlich nicht aufgeben und lassen unserem Partner alles durchgehen – auch wenn das mit der Toleranz irgendwann nicht mehr so einfach ist ... Diese Identitätszuschreibungen steuern unser Verhalten. Und wenn die ewig Tolerante doch irgendwann eifersüchtig wird und Verbindlichkeit einfordert, ist der Aufschrei groß: »Jetzt sehe ich, wer du wirklich bist!« Und schon werden wir mittels Schuldumkehr wieder zum Buhmann gekürt.[244]

## Future Faking: Die Hoffnung stirbt zuletzt

Eines der stärksten Bindemittel, die uns (auch in schlechten Zeiten) an der Beziehung festhalten lassen, ist Hoffnung[245]: *Unser Schwarm wird sich ändern, unsere Probleme werden sich lösen: Dieses Glücklichsein, wie das in einer harmonischen Partnerschaft auf Augenhöhe natürlich ist, das war leider nicht da. Aber ich habe gehofft, das entwickelt sich irgendwann.*

Die Hoffnung wird von dem Bild befeuert, das wir uns in der Lovebombing-Phase von der uns scheinbar verwandten Seele gebildet haben. Aber auch das *Future Faking* zahlt auf dieses Konto ein: Uns wird eine rosige Zukunft ausgemalt, für die es sich (auch während der vermeintlich vorübergehenden Durststrecke) durchzuhalten lohnt: *Das Haus in den Bergen war der gemeinsame Traum, mit dem sie mich angefixt hat. Wir haben uns tatsächlich ein paar Resthöfe angeguckt. Aber das hat ja dann nicht funktioniert, weil das ja von ihrer Seite aus eigentlich gar nicht geplant war.*

## Sabotage: Alles, was dir heilig ist

Ein weiterer Weg, uns zu destabilisieren und uns ja nicht zu erfolgreich und selbstbewusst werden zu lassen, ist das Sabotieren wichtiger Termine: Bewerbungsgespräche, Urlaube, Jubiläen, Geburtstage oder sonstige Feierlichkeiten. Denn narzisstische Menschen mögen es nicht, wenn jemand anders im Mittelpunkt steht. *Ich habe immer versucht, ihren Geburtstag und ihren Namenstag schön für sie zu gestalten. Andersrum ist das nie passiert.*

Wie diese Tage verdorben werden, ist ganz unterschiedlich. Vielleicht gibt es Streit. Zum Beispiel, weil wir mit Geschenken zwangsbeglückt werden, die uns nicht abholen, sondern der Selbstbeweihräucherung dienen: *Was ich gehasst habe wie die Pest, war die Nummer: »… damit meine Kumpels dann sehen, was ich dir Schickes zum Anziehen gekauft habe.« Wo ich so dachte: Das Kleid sollte doch eigentlich da sein, um* mir *eine Freude zu machen!*

Sind wir nicht dankbar genug, endet die folgende Missstimmung vielleicht in Tränen – ohne dass wir recht wissen, warum.

Die ganz große Krise wird natürlich in der Nacht vor der wichtigen Präsentation zelebriert, sodass wir unsere Chance auf den Durchbruch vor lauter Müdigkeit und Nervosität nicht verwandeln können.

Besondere Anlässe können auch eingesetzt werden, um uns besonders zu verletzen: *In der Firma gab es anlässlich meiner Beförderung eine Feier. Es hätte mir viel bedeutet, wenn sie dabei gewesen wäre – es war eine einmalige Sache. Doch sie musste natürlich ausgerechnet an diesem Abend mit dem Typen ausgehen, mit dem sie mich neuerdings eifersüchtig machte – ein Doppelschlag sozusagen.*

Und auch Hoovering geht besonders gut an hohen Feiertagen: Eine Nachricht um 23:55 Uhr an Silvester lässt uns schon mal heulend ins neue Jahr starten …

## Amnesie & Neglect: War was?

Wie eine Vernachlässigung kann sich auch der *narzisstische Neglect* anfühlen. Wenn man uns keine Beachtung schenkt oder Unterstützung verweigert, fühlen wir uns unwichtig, ja wertlos: *Ich hatte einen Termin in einer Spezialklinik, um eine Hormonbehandlung zur künstlichen Befruchtung einzuleiten. Ich hatte den Termin extra so gelegt, dass er dabei sein kann. War er dann aber nicht: Es war ihm zu stressig an seinem freien Tag.* Das geht fließend über in eine uns gaslightende »Vergesslichkeit«: *Sie hat das Geld, das ich ihr geliehen hatte, so ausgeblendet, dass sie das gar nicht mehr auf dem Zettel hatte.*

*Narzisstische Amnesie (Narcissistic Amnesia)* heißt:[246] Wir erleben eine missbräuchliche Behandlung und im nächsten Moment oder am nächsten Morgen ist für unsere bessere Hälfte wieder alles okay. Als wäre das Ungeheuerliche nie passiert. Es ist eine Form von Gaslighting, denn wir fragen uns natürlich: Habe ich mir das nur eingebildet?

Klärung? Fehlanzeige! Stattdessen geht's zurück zur Tagesordnung. Denn narzisstische Menschen haben schlicht kein Interesse an uns, an wirklicher Nähe oder einer tiefen, funktionierenden Partnerschaft – so hart das auch klingt. Sie wollen sich auch nicht verändern oder gar entwickeln. Denn das würde bedeuten, sich mit dem eigenen Urschmerz auseinandersetzen zu müssen. *Meine Hoffnung war, dass sie versucht, wieder gesund zu werden. Aber das hat sie gar nicht vorgehabt. Obwohl sie mehrfach in die Entzugsklinik gegangen ist. Letzten Endes hat sie das auch nur benutzt. Aber wenn es ihr dann wieder besser ging, fing alles wieder von vorne an.*

Andere zu verletzen durch Unterlassung, also passiv-aggressives Verhalten, ist typisch für Menschen mit verdecktem Narzissmus. Man kann es nur schwer dingfest machen, da es nicht eindeutig als Aggression erkennbar ist. Viele der in diesem Kapitel beschriebenen Manipulationstechniken können sich passiv-aggressiv gestalten.

Markenzeichen passiver Aggression sind beispielsweise das Versehen (»Ups, jetzt ist mir deine Lieblingsvase runtergefallen!«) oder das Vergessen. Der Klassiker ist natürlich das Vergessen des Hochzeitstages. Geburtstage eignen sich aber genauso gut, um vergessen zu werden.

## Isolation: Wenn keiner merkt, was dir passiert

Gegen Ende einer narzisstischen Beziehung realisieren die Opfer nicht selten, dass sie allein sind. Nicht nur in ihrer Partnerschaft – auch sonst. Gute Freundschaften sind zerbrochen, Bekanntschaften abgekühlt, der Kontakt zur Familie ist oberflächlich geworden. Das kommt nicht von ungefähr. *Mein Bruder machte sich Sorgen um mich, weil meine Frau mich zum Kauf eines großen Hauses gedrängt hatte, womit ich mich finanziell überhob. Nachdem er meine Frau vorsichtig darauf angesprochen hatte, ließ sie kein gutes Haar mehr an ihm.*

*Isolation* ist eine Taktik, wie wir sie aus Naturdokus kennen: Das Raubtier (das Wort »predator« wird tatsächlich in der amerikanischen Selbsthilfeliteratur als Vokabel für narzisstische Menschen verwendet) trennt eine Antilope von ihrer Herde. Ist die Beute erst schutzlos, wird sie gerissen.

So ähnlich ergeht es Menschen, die immer weniger Resonanz von einem Umfeld bekommen, das ihnen bewusst machen könnte, dass ihre Beziehungsmuster nicht gesund sind: *Gegen Leute, von denen sie gedacht hat, die könnten mich vielleicht dazu bringen, mich von ihr zu trennen, ist sie richtig offensiv vorgegangen.* Das kann relativ offen passieren. *Eine meiner Freundinnen hat er mal fürchterlich angemacht, dass sie zu viel Zeit mit mir verbringen würde und dass er mich dann in dieser Zeit nicht hätte. Irgendwann konnte sie nicht mehr und hat sich zurückgezogen. Dann haben sie und ich uns in die Haare gekriegt deswegen. Und schließlich kam der Bruch.*

Aber auch durch Schlechtmachen, Lästern, Warnen, Triangulieren werden uns unsere Kontaktpersonen madig gemacht. *Sie sagte mir: »Deine eigene Familie wendet sich von dir ab. Die haben sich beklagt über dich! Keiner will mehr was mit dir zu tun haben!«*

Gaslighting kann uns Schuldgefühle machen, wenn wir zu viele Leute treffen: »Aha! Na gut! Wenn die dir wichtiger sind als ich …« Vielleicht machen wir den Job auch selbst und halten uns (gut konditioniert, wie wir sind) für unsere Partnerschaft verfügbar. Oder wir ziehen zusammen ans Ende der Welt und werden aus unserem sozialen Gefüge herausgerissen.

So verbringen wir mehr Zeit mit dem toxischen Menschen als mit unserem Unterstützungs-Netzwerk.[247] Und irgendwann verlässt uns auch die Kraft: Wie sollen wir neben den Selbstoptimierungs-Maßnahmen (die wir uns auferlegt haben, um unseren Herzensmenschen zurückzugewinnen), neben Dauerstress, chronischen Erkrankungen, ständigen Grübeleien und den kräftezehrenden Streits am Wochenende auch noch Freundschaften pflegen?

## Drohen & Erpressen: die Pistole auf der Brust

Ein Mittel, mit dem uns Freundschaften kaputt gemacht werden können, kann die *emotionale Erpressung* sein. Offen, wie in »Sie oder ich!« oder indirekt mit einem leidenden Blick, der uns sagt: »Wegen dir geht es mir schlecht!«

*Drohen* funktioniert auch paradox wie in »Du musst doch keine Angst haben, dass ich nachts vor deiner Tür stehe!«. Auch wenn wir uns das bis dato nie vorgestellt haben, nun kriegen wir es nicht mehr aus dem Kopf!

Gerade um Trennungen herum kommt es zu Drohkulissen. Offene Drohungen können gerade in der Discard-Phase auch bei Personen auftreten, die sonst eher verdeckt agieren: *Als ich ihr gesagt habe, dass ich die Beziehung beenden möchte, ist sie völlig ausgerastet, hat rumgeschrien, drei Stunden durchgeheult und gemeint, sie stürzt sich aus dem Fenster.*

*Suizid-Drohungen* sind eine Form der emotionalen Erpressung. Sie können auch subtil vermittelt werden: Wenn jemand, von dem wir wissen, dass er Suizidgedanken hat, verschwindet, sind keine Worte nötig, um uns Angst und Schuldgefühle einzuimpfen.

Es bleibt übrigens nicht immer bei der Drohung. Der Spruch »Wer es ankündigt, tut es nicht!« ist eine gefährliche Legende. Narzisstische Menschen sind durch ihre Ich-Bezogenheit und Durchsetzungsstärke zwar einerseits geschützt, aber andererseits wegen ihrer ausgeprägten Verletzbarkeit auch besonders selbstmordgefährdet.[248] Nichtsdestotrotz: Erpressen lassen sollten wir uns nicht. Ob jemand sich etwas antut, liegt letztlich nicht in unserer Verantwortung. Die sollten wir uns auch unter keinen Umständen geben lassen.

Der andere Beziehungs-Klassiker ist natürlich die Drohung mit der Trennung: *Sein Standardsatz war: »Ich lass mich scheiden!« Heute denk ich: Ja, hätt er das mal gemacht! Aber es war immer nur dieses Gelaber, um Druck aufzubauen: »Dann kriegst du keinen Unterhalt mehr von mir! Dann stehst du ganz alleine da! Dann fliegst du aus der Wohnung raus! Dann nehmen sie dir die Kinder weg!«*

Dabei kann die Drohung auch gut versteckt sein, wie in »Ich bin, wie ich bin.«. – Eigentlich ein stärkender Satz, denken jetzt die Gloria-Gaynor-Fans. Aber im Kontext einer Änderungsverweigerung ausgesprochen, heißt das: Lass dich misshandeln oder geh! Friss oder stirb!

## Mehr als Kratzer: Seelischer Missbrauch ist keine Lappalie

Jedes einzelne Erlebnis, das du mit den hier beschriebenen Methoden gesammelt hast, klingt vermutlich (wenn es nicht gerade um Fremdgehen, Stalking und körperliche Gewalt geht) wie eine Bagatelle. Wie der belanglose Kleinkram jeder durchschnittlichen Beziehungskiste.

Da fällt es schwer, sich selbst und anderen begreiflich zu machen, dass diese Interaktionen uns in Summe krank machen. Aber genau das tun sie. Sie zermürben unser Selbstwertgefühl und unseren inneren Kompass. Sie nehmen uns Freude, Lebenskraft und Träume.

»Die Wunden, die am langsamsten heilen, sind die, die man von außen nicht sieht.«
WWW.RE-EMPOWERMENT.DE[249]

Sie lösen unsere Grenzen auf und setzen uns derart unter Stress, dass Körper und Seele zusammenklappen. Denn da, wo wir eigentlich auftanken sollten, werden wir misshandelt: *Sie hat mich durch Triezen so weit getrieben, dass ich mich nachts ins Auto gesetzt habe, mit 170 Sachen über die A8 gebrettert bin und die Augen zugemacht hab.*

### Emotionaler Missbrauch[250]

Emotionaler Missbrauch (bzw. seelischer Missbrauch, emotionale Gewalt, seelische Gewalt, psychische Gewalt) ist

- ... ein langfristiger Prozess, bei dem das Opfer von mindestens einer Täterperson misshandelt wird.
- ... eine Form der Herabwürdigung und Verletzung, die weitgehend auf physische Gewalt verzichtet.
- ... ein Angriff auf Persönlichkeit und Selbstsicherheit des Opfers – unter anderem durch Isolation, Verunsicherung, Demütigung, Ablehnung, Abwertung, Drohungen, Belästigung, Liebesentzug, verbale Manipulationen, emotionales Erpressen, Vernachlässigung etc.
- ... gekennzeichnet durch die schleichende Verschiebung der Grenze des Akzeptablen.
- ... (mindestens) genauso folgenreich wie körperliche Gewalt und kann in solche münden.
- ... für Betroffene herausfordernd, weil kaum nachweisbar, schwer zu glauben und wenig anerkannt.
- ... in schweren Fällen strafbar (z. B. Nötigung, Mobbing, Stalking).
- ... oft in geschlossenen Systemen anzutreffen (Partnerschaften, Familien usw.).
- ... bislang wenig untersucht.
- ... schwer zu identifizieren.
- ... weit verbreitet.

## Impulse

1. Trigger-resistent: Wenn du Stonewalling ausgesetzt bist, nutze das als Gelegenheit, an deinen Triggern zu arbeiten: Du hast Angst vor dem Verlassenwerden? Das ist eine nur allzu verständliche Reaktion bei dem, was du gerade durchmachen musst. Wenn du die Verlassenheitsangst in dir spürst, tu etwas, um sie körperlich abzubauen: Probier aus, welche Aktivitäten dich zurück in deine Mitte bringen.
2. Unbekannt verzogen: Nimm kein Paket mehr an, das nicht für dich ist! Wenn du den Verdacht hast, dass dir gerade Eigenschaften angedichtet werden, die nicht zu dir gehören, widersteh dem Drang, dich zu rechtfertigen. Du kannst dich einmal erklären. Wenn Leute dir dann nicht glauben, glauben sie offenbar ohnehin, was sie wollen. Beende das Gespräch, wenn du merkst, dass dein Gegenüber meint, dich und deine Motive besser zu kennen als du. Tu dir was Gutes. Und überleg dir im Stillen, was die schlimmen Fehler, die dir zur Last gelegt werden, über dein Gegenüber aussagen …
3. Erlernte Handlungsfähigkeit: Vielleicht bist du inzwischen an dem Punkt, wo du die Freiheit nicht mehr siehst, selbst wenn die offene Tür vor deiner Nase ist. Als ich an diesem Punkt war, brachte mir meine Therapeutin ein Wort bei, das bis dahin sozusagen nicht in meinem psychologischen Aktivwortschatz gewesen war: »Konsequenzen«. Gibt es Grenzüberschreitungen, die dir das Gefühl von Hilflosigkeit geben, weil dein Nein nicht gehört wird? Was könnte eine niederschwellige Konsequenz sein, mit der du deine Grenze klarmachen kannst? Achtung: Wenn körperliche Gewalt im Spiel ist, brauchst du zur Verteidigung deiner Grenzen vermutlich Rat und Unterstützung kundiger Dritter. Bitte wende dich in diesem Fall an Menschen, die dich unterstützen können.
4. A) Mustererkennung: Bewusstheit ist der erste Schritt im Veränderungsprozess: Welche der Manipulationstechniken und Interaktionsmuster kommen dir bekannt vor? Notiere ein paar klassische Situationen zwischen euch und benenne, welche Techniken dabei

zur Anwendung kommen. Oft sind es mehrere gleichzeitig oder in schneller Folge.

5. B) Wie reagierst du bisher? Macht dieses Verhalten (auf der Grundlage dessen, was du inzwischen über Narzissmus weißt) Sinn? Wenn nicht: Was könntest du stattdessen tun? – Tipp: Meist ist es sinnvoll, nicht zu reagieren, sondern zu agieren. Lass dich nicht in das Spiel hineinziehen, bleib bei deiner Wahrheit, deinen Gefühlen, deinen Bedürfnissen. Kommuniziere das einmal und geh dann aus der Situation raus und tu etwas Stärkendes. Kleingedrucktes: Dass du durch Kleinbeigeben und Gefühlsausbrüche nicht wie gewohnt Zufuhr lieferst, kann die Lage deutlich verschlimmern. Wenn das dich oder andere in Gefahr bringen kann, sorg erst für Hilfe und Sicherheit.
6. Hör auf, dich zu entschuldigen: Dieser Tipp ist etwas für Mutige. Wenn ihr noch nicht in der Discard-Phase seid, kann diese dadurch eingeleitet werden. Auf jeden Fall ist mit einer Zuspitzung der Manipulationen zu rechnen, wenn du nicht länger bereit bist, 200 Prozent Verantwortung für alles zu übernehmen. Aber: Du bekommst deine Würde zurück. Und du sammelst Indizien dafür, ob eure Beziehung wirklich toxisch ist. Beobachte deine Reflexe in Streits: Was ist der Automatismus? Versuchst du die Harmonie wiederherzustellen? Wie? Bist du bei den Friedensverhandlungen allein oder kommt das von beiden Seiten? Wenn du feststellst, dass du die alleinige Friedenstaube im Kriegsgebiet bist, tritt in einen Streik. Achtung! Diese Technik solltest du nur anwenden, wenn du hundertprozentig sicher bist, dass dir auch bei einer Zuspitzung der Lage keine Gefahr droht!

# 6.
# Tisch und Bett: Sexualität als Spiegel der Partnerschaft

> Ich könnte mir jetzt glatt eine anstecken! – Nein, es wäre keine Zigarette danach. Denn wir haben es nicht getan. Mal wieder nicht.
>
> Ich weiß nicht, ob ich frustriert oder erleichtert sein soll: Erleichtert, weil ich allein bin. Nachdem er sich angezogen hat, ist er zu sich gefahren.
>
> Frustriert, weil ich allein bin: Der x-te vermurkste Samstag. Ich habe aufgehört zu zählen …
>
> Und wie bei allem anderen auch fühle ich mich so verdammt hilflos: Allein kann ich nicht ändern, wozu zwei gehören.

Das Sexualleben ist vermutlich in den meisten Beziehungen der Spiegel für die Paardynamik – für narzisstische Beziehungen gilt das ganz besonders.

## Sex: Lust und Frust

Narzisstische Menschen tendieren dazu, über Sex Selbstvertrauen zu generieren. Sie benutzen ihre Sexualität zur emotionalen Manipulation.[251] Aber wie bei allen Mustern ist auch hier besonders tricky, dass das ganz unterschiedlich aussehen kann: Sex kann etwas sein, das uns in der Beziehung hält. Narzisstische Menschen legen Wert auf eine gute Performance – auch im Bett. Aber die schönste Nebensache der

Welt kann auch zur schlimmsten Hauptsache der Welt mutieren. – Es ist kompliziert!

Die Palette möglicher Verhaltensweisen ist nicht nur breit – manche Ausprägungen sind sogar geradezu diametral entgegengesetzt. Entscheidend ist, auf die zugrunde liegenden Motive zu schauen. Die gemeinsamen Nenner sind: Macht und Manipulation einerseits und Oberflächlichkeit (bzw. fehlende Echtheit, Tiefe und Nähe) andererseits. Außerdem wird mitunter sexuelle Unreife beschrieben.

Im Folgenden alle Konstellationen, auf die ich bei meinen Recherchen gestoßen bin. Im Laufe einer Partnerschaft können mehrere auftreten – gleichzeitig oder abwechselnd.

- Das Paar hat zu früh Sex. Das Opfer wird gebunden und übersieht Warnzeichen.
- Der Sex ist spektakulär und ein Grund, sich zu verlieben bzw. trotz der zwischenmenschlichen Schwierigkeiten zu bleiben.
- Der Akt ist performativ – aber nicht intim: Echte Nähe ist nicht möglich.
- Sex wird benutzt, um Verbundenheit vorzutäuschen. Unter Umständen wird die Sexualität des Opfers dazu gespiegelt.[252]
- Sex wird vorenthalten (*Withholding*), um das Selbstwertgefühl der Opfer zu schwächen, um sie zu bestrafen oder zu lenken.
- Das Opfer hat keine Lust, keinen Orgasmus oder sexuelle Störungen (wie z. B. Vaginalkrämpfe). Denn der Körper spürt, dass da etwas nicht stimmt, bevor der Kopf es versteht.
- Der Sex ist einseitig.[253]
- Das Opfer fühlt sich benutzt, erntet aber nur Vorwürfe, wenn es dies anspricht.
- Die narzisstisch bedingte seelische Unreife führt dazu, nicht mit dem Sexualtrieb in Kontakt zu sein. Darum findet wenig oder kein Sex statt.
- Der narzisstische Part hat keine Lust bzw. fürchtet sexuellen Verkehr, weil Nähe und Verschmelzung angstbesetzt sind.[254]

- Suchtartige Masturbation (bei Männern ggf. auch ein Hang zur Pädophilie) – bei zurückgezogenem bzw. (religiös) zölibatärem Lebensstil.[255]
- Es gibt Ausflüchte (z. B. religiöse Gründe), die das fehlende Sexualleben rechtfertigen.
- Das Opfer wird entwertet, wenn es Sex initiiert oder weil es zu wenig Sex initiiert.
- Wegen des fehlenden Miteinanders fühlt sich Sex an wie nebeneinander masturbieren.
- Das Opfer wird ignoriert – es sei denn, der narzisstische Part hat Lust auf Sex.
- Der narzisstische Part glaubt, Anspruch auf Sex zu haben, und begründet das ggf. biologisch, religiös, weltanschaulich o. ä.
- Es kommt zu Nötigung (z. B. durch das Erzeugen von Schuldgefühlen); das Opfer hat mehr Sex, als es möchte, zu anderen Zeitpunkten, als es möchte, oder mit Praktiken, die es ablehnt.
- Sex findet außerhalb der Beziehung statt – ggf. mit der Begründung, dass es in der Partnerschaft zu wenig Sex gibt.
- Sex ist suchthaft und nimmt extreme Formen an (exzessiver Porno-Konsum, Prostitution, Fetisch etc.).
- Ständiges Wechseln der Stellungen, weil der Sex andernfalls langweilig wird.[256]
- Die Choreografie ist immer gleich. Es ist mechanisch, wie mit einem Roboter.[257]
- Der narzisstische Part pflegt sich nicht mehr für das Opfer und lässt sich gehen.
- Der narzisstische Part möchte, dass das Gegenüber befriedigt wird – aber nur wegen des Selbstwertkicks, den ihm dieser Erfolg bereitet.[258]
- Bei altersbedingt sinkender sexueller Erregung werden (vor allem von Seiten der Männer) zulasten der Partnerschaft jugendliche Körper bevorzugt.[259]
- Narzisstische Menschen tragen eine Maske, hinter der mögliche Unzulänglichkeiten versteckt werden – auch vor sich selbst. Darum

vermeiden sie es, Dinge zu tun, bei denen sie scheitern könnten. Impotenz kann also ein Schutz davor sein, sich eingestehen zu müssen, schlecht im Bett zu sein.[260]

- Sexuelle Störungen der narzisstischen Person (z. B. Erektionsstörungen) werden als so beschämend empfunden, dass das Opfer die Schuld dafür bekommt und die zugrunde liegenden Themen nicht bearbeitet werden können.[261]

## Bett-Geschichten: ein Blick durchs Schlüsselloch

Autorin und Coachin Debbie Mirza beschreibt den Fall einer Frau, die mit ihrem Mann nicht zum Orgasmus kommen konnte. Nach langjähriger Ehe lernte sie ihren Körper kennen und fand heraus, wie sie den Höhepunkt erreichen konnte. Nachdem sie immer das Gefühl gehabt hatte, ihren Mann sexuell nicht befriedigen zu können, war ihre Lust nun erwacht. Doch nach einer Woche teilte ihr Mann ihr mit, dass er keinen Sex mehr mit ihr haben wollte.[262]

Um mal Beispiele dafür zu vermitteln, wie unterschiedlich narzisstisch grundierte Konflikte im erotischen Miteinander aussehen können, lasse ich hier die Survivor-Community zu Wort kommen. – Ich denke, das spricht für sich:

*Es ist kein Liebemachen, wenn gefühlt immer noch 40 andere mit im Schlafzimmer sind!!!*

*Sexuell war es immer nur eine Pflichtübung. Anfangs war es gut – aber auch da hatte ich das Gefühl, es geht ihm eher so um den technischen Aspekt. Nicht um Nähe und Spüren und so.*

*Nach dem Sex klappte er ein Buch auf und machte sich Notizen. Als ich fragend guckte, sagte er, er mache ein Ranking. Ich wusste erst gar nicht, was er meinte. Als ich verstand, dass es sich um sein Bewertungssystem für Frauen handelte, war ich sprachlos. Ich hab ihn gefragt, wie ich jemals wieder mit ihm ins Bett gehen soll, weil ich die ganze Zeit nur denke: Oh Gott, ich liege im Mittelfeld! Er meinte, in diesem Land herrsche Meinungsfreiheit. Und ich solle da kein Ding draus machen! Dann wollte er gleich noch mal – damit ich nicht denke, er würde es nicht mögen mit mir. Und vielleicht würde ich meine Wertung ja noch verbessern können.*

*Sex war mit ihr immer schwierig. Weil ich das Gefühl hatte: Irgendwie komm ich auch da nicht an sie ran! Auch da sind wir irgendwie nicht auf einer Wellenlänge. Es fühlte sich nicht vertraut an. Sie war natürlich super-attraktiv und unheimlich faszinierend: Was für ein Luxus! Mit so ner Frau! Wahnsinn! Aber gleichzeitig fehlte mir auch dieses Menschliche dabei: dieses Warmherzige, dieses Freundliche, dieses Zugewandte. Es war im Grunde einfach nur mechanisch. Null romantisch. Null abwechslungsreich. Keine Leidenschaft.*

## Withholding: Du kriegst mich nicht!

Rund um den Liebesakt kommt es oft zu einem Muster, das sich auch in anderen Lebensbereichen zeigt: Das *Zurückhalten* (*Withholding*) von Liebe, Zuneigung, Zärtlichkeit, Lob – und eben auch Sex: *Wir waren nie intim. Und jedes Mal, wenn ich mich ihm angenähert habe, hat er sich zurückgezogen: Ich wollte ihn in den Arm nehmen, und er ist mir ausgewichen. Ich hab mich da irgendwann auch nicht mehr wohlgefühlt. Und das hat mich natürlich auch irgendwann ein bisschen traurig gemacht. Unterm Strich könnte man sagen: Der Entzug war die Basis unserer Nicht-Beziehung.*

Zurückhalten kann als Bestrafung eingesetzt werden, wenn wir als Supply nicht gut funktionieren. Und es geht oft einher mit Mauern und Stillebehandlung – ebenfalls Wege, uns etwas vorzuenthalten. Manchmal geht es vielleicht auch nur darum, die gerade entstandene Nähe zu zerstören, weil Abhängigkeit von anderen als beängstigend erlebt wird oder die Angst besteht, als unnormaler Alien entlarvt zu werden, wenn jemand zu nah kommt. Auch hier wird unter Umständen mit Schuldumkehr gearbeitet: »Ich würde ja – aber du bist nicht wohlriechend/sexy gekleidet/männlich genug!«

Withholding zeigt sich aber nicht nur auf der körperlichen Ebene: Bewunderung, Komplimente und Wertschätzung bekommen wir während der Idealisierungs-Phase in Überdosis – aber danach wird uns auch dieser Zuspruch entzogen. Unter anderem auch deshalb, weil narzisstische Menschen uns nicht gern wachsen sehen, sondern sich als überlegen empfinden wollen. Die Ausnahme von der Regel ist, wenn sie uns als Verlängerung ihrer selbst wahrnehmen, sodass sie sich mit unseren Federn schmücken können: *Als wir uns kennenlernten, stand ich beruflich in der Öffentlichkeit. Sie hat das zwar immer wieder niedergemacht. Aber sie hat auch mit mir angegeben. Einerseits war ich stolz. Auf der anderen Seite habe ich gedacht: Würde sie mich auch lieben, wenn ich Müllmann wäre?*

Wer zu lange von Erfolgen berichtet, muss aber damit rechnen, ein brüskes »Ist ja gut jetzt!« samt Liebesentzug zu ernten. Eigenlob stinkt! – Zumindest das *anderer* …

## Nötigung: Es beginnt viel früher, als man denkt

Triggerwarnung! In diesem Kapitel geht es um nicht einvernehmlichen Sex. Denn das ist im Rahmen toxischer Beziehungen gar nicht so selten.

Doch nur wenigen ist klar, dass sie im Rahmen ihrer emotional missbräuchlichen Partnerschaft auch Opfer sexueller Gewalt sind oder waren. Denn diese beginnt viel eher als gemeinhin angenommen: durch das Ausüben von Druck (dieser kann in engen Partnerschaften auch sehr subtil sein) oder indem Sexualität benutzt wird, um seelische Misshandlungen zu rechtfertigen.[263]

Egal, wie ein Nein sich ausdrückt – wer gegen den eigenen Willen Sex gehabt hat, wurde sexuell missbraucht.[264]

Die Phasen missbräuchlicher Beziehungen zeichnen sich wie im ganzen Zusammenleben natürlich auch im Schlafzimmer ab. Ein typisches Schema sieht so aus: Anfangs ist das Zusammensein von starker erotischer Anziehungskraft, großer Lust und atemberaubenden Liebesspielen geprägt. Man fühlt sich gewollt und schwelgt in Sinnlichkeit.

Wenn die Beziehung langsam aus dem Flitterwochen-Modus rauskommt, wird in missbräuchlichen Beziehungen erwartet, dass die sexuellen Attraktionen mindestens gleich bleiben oder sogar gesteigert werden. Der missbräuchliche Part tut aber nichts mehr dafür: Flirten und Verführung fallen aus (Withholding): *Es gab Tage, wo sie von sich aus keinen Körperkontakt zu mir suchte. Aber wenn ich zum Beispiel ihre Hand nahm, ließ sie es geschehen. Doch ich fühlte mich ungeliebt. Und ich hatte keinen Impuls weiterzugehen, wenn schon alles davor nur einseitig stattfand. Klar, dass sie mir dann vorwarf, kein leidenschaftlicher Stecher zu sein, der sie einfach nimmt.*

Nicht selten kommt es zu einer Erwartungshaltung – Stichwort »eheliche Pflichten«. Der Missbrauch kann sich aber umgekehrt auch durch ein Entziehen der Sexualität äußern. Möglicherweise schwingt auch die Ahnung mit, dass der Mensch an unserer Seite anderweitig sexuell aktiv ist.

So oder so: Durch die sich häufenden seelischen Verletzungen, den Vertrauensverlust, die fehlende Möglichkeit der Versöhnung entsteht ein Klima der Unsicherheit, in dem sich der nicht narzisstische Part emotional und sexuell nicht mehr öffnen kann: *Ich hatte dann überhaupt keine Lust mehr. Weil emotional so ne Scheiße lief. Viele Jahre hat er mir vorgeworfen: Du machst nie den Anfang! Immer muss ich den Anfang machen!*

Sexuelles Funktionieren wird aber selbstverständlich weiter vorausgesetzt – ein Dilemma: *Wenn er dann wollte, dann hab ich's manchmal einfach gemacht, um meine Ruhe zu haben. Weil ich genau wusste: Ich habe morgen einen anstrengenden Tag. Wenn ich das jetzt nicht mitmache, habe ich zwei Stunden Diskussion im Bett: Was ist das noch für eine Beziehung hier? Wir haben zu wenig Sex!*

Mitmachen aber bedeutet, sich gegen den eigenen Willen hinzugeben (*Selbstvergewaltigung*). Deshalb kann auch scheinbar »normaler Sex« im Rahmen einer missbräuchlichen Beziehung nachhaltig traumatisieren.

Vorausgesetzt wird nach wie vor ein Feuerwerk der Leidenschaft. Ein Über-sich-ergehen-Lassen dient als Aufhänger für beschämende Kommentare wie »Das ist ja wie Leichenschändung!«. Oft sind solche Äußerungen verbunden mit der mehr oder weniger impliziten Drohung, sich anderswo Befriedigung zu holen. Triangulierungen oder ein neuer Supply untermauern das. Das Selbstwertgefühl der Opfer ist geschwächt. Die Eifersucht auf andere wächst. Die Angst vorm Verlassenwerden ist allgegenwärtig. Das kann dazu führen, dass die Betroffenen sich selbst belügen beziehungsweise betäuben, um die Situation aushaltbar zu machen und um genug Engagement beim Akt zu zeigen. Dass dieser nicht einvernehmlich ist, kann daher unbewusst bleiben.

Häufig wird erwartet, dass die Reize gesteigert werden: mehr Sex, ausgefallenere Praktiken und so weiter. Verweigert sich das Opfer, muss es nicht selten Frustration, Beschämung und Misshandlung erdulden. Anspruch und Drohung liegen teils unausgesprochen in der Luft. Die Opfer spüren das und versuchen, die Stimmung durch Sex zu retten, die Wut zu beschwichtigen und die Bezugsperson wieder gnädig zu stimmen. Denn was bleibt ihnen übrig? Ins Gespräch bringen dürfen sie den Druck, den sie empfinden, natürlich nicht. Wie in allen Bereichen der narzisstischen Partnerschaft gilt auch hier meist das Gebot »Du sollst nicht ansprechen!« – tun wir es doch, folgt eine Manipulations-Kaskade: Schuldgefühle-Machen, Stillefolter, Trennungsandrohungen …

Seelische Misshandlungen werden immer öfter damit gerechtfertigt, dass nicht genug Sex stattfindet. Zum Beispiel bei Stonewalling: »Ich ziehe mich zurück, weil du nicht mit mir schläfst!« Dieser Gegenvorwurf fungiert als neues Totschlagargument, wenn die kritischen Verhaltensweisen zur Sprache gebracht werden – eine Spielart von Blame Shifting bzw. Victim Blaming.

Zum Teil wird die sexuelle Anspruchshaltung auch mit so skurrilen Formulierungen wie »Ich habe auch Rechte!« eingeklagt. Die Täterperson stilisiert sich einmal mehr zum Opfer. Und wie in anderen Bereichen der Beziehung ist die Gefahr groß, dass der nicht narzisstische Part die verschobene Schuld annimmt.

»›Nein‹ ist ein kompletter Satz. Er braucht weder eine Erklärung noch eine Rechtfertigung.«[265]

Paradoxerweise sucht das Opfer als Folge der Traumabindung (vgl. Kapitel 7) in eben jenen Armen Schutz, die es bedrängen. Und Sexualität ist oft die einzige Form von Nähe, die in einer narzisstischen Beziehung überhaupt vorkommt. Das kann dazu führen, dass das Opfer Sex in Kauf nimmt, um Zuwendung zu erhalten. Oder umgekehrt: dass allen Berührungen aus dem Weg gegangen wird, damit diese nicht als sexuelle Annäherung missinterpretiert werden – denn Neinsagen könnte weitere Bestrafungen nach sich ziehen. Dieser Schutzmechanismus kann auch dazu führen, dass das Opfer (bewusst oder unbewusst) nicht mehr auf sein Äußeres achtet, um keine falschen Signale zu senden. Auch Gewichtszunahme oder schlechte Stimmung können als Schutzschild dienen. Ergebnis: Das marode Selbstwertgefühl nimmt noch mehr Schaden, weil die Bestätigung nun von allen Seiten ausbleibt.[266]

Emotionaler Missbrauch zerrüttet die Persönlichkeit des Opfers und schafft ein Machtungleichgewicht. Beides erleichtert einen späteren sexuellen Missbrauch.[267] Die eigene Sexualität von den Folgen des Vertrauens- und Grenzverlusts zu befreien ist wichtig und unter Umständen ein weiteres Argument für therapeutische Begleitung.

Ich weiß: Diese neue Sicht auf die eigene Partnerschaft ist kaum zu glauben. Vielleicht bist du gerade verwirrt, weil dein Verstand hin- und hergerissen ist zwischen der Erkenntnis »Das ist, was ich erlebe!« und dem Zweifel »Aber das kann doch nicht sein!«. Oder du fragst dich, wie du das so lange übersehen konntest. Dieser Frage geht das nächste Kapitel nach ...

## Impulse

1. Schutzraum: Finde einen Schutzraum, in dem du dir selbst eingestehen kannst, wie es dir wirklich mit eurer Sexualität geht. Vielleicht ist das ein Spaziergang allein, vielleicht dein Tagebuch, vielleicht ein Gespräch mit einer Vertrauensperson. Schaffe einen sicheren Ort, an dem deine Gefühle dazu gut aufgehoben sind. Du kannst die Selbsterkundung mit folgenden Fragen beginnen: Ist euer Intimleben befriedigend für dich? Fühlst du dich geborgen? Oder gibt es Themen, die dir auf der Seele liegen?
2. Grenzen: Nur, wenn wir unsere Grenzen spüren, können wir sie verteidigen. Beginn damit, alle deine Grenzen ernst zu nehmen – nicht nur im Schlafzimmer. Fang mit denen an, bei denen dir das leichtfällt. Und arbeite dich von da aus weiter vor.
3. Augenöffner: Recherchiere zum Thema Nötigung in Partnerschaften und werde dir klar, wo die psychologischen und gesetzlichen Grenzen verlaufen.
4. Unterstützung: Bedeutet ein Nein im Bett, dass du in Gefahr gerätst? Dann such dir Hilfe! Im Anhang findest du entsprechende Kontakte.
5. Leidenschaft: Wenn deine Leidenschaft in deiner Partnerschaft gerade auf der Strecke bleibt, finde eine Möglichkeit, mit ihr in Kontakt zu bleiben: Geh tanzen, nackt baden, mach eine Chakren-Meditation oder verwöhn dich selbst. – Lust gehört gefeiert!
6. Besinnung: Manchmal verlieren wir den Kontakt zu uns selbst, wenn wir sehr auf jemand anderen konzentriert sind. Erinnere dich: Wie sah deine Sexualität vor dieser Beziehung aus? Was macht dich aus? Was macht dich an? Was macht dich glücklich? – Was davon könnt ihr gemeinsam leben? Welches Feuer kannst du allein wieder entzünden?
7. Tabu-befreit: Such dir mutmachende Literatur zum Thema Sexualität. Je besser du dich und deinen Körper kennst, desto mehr Selbstbestimmung hast du in der Frage, ob und was du willst.

# 7.
# Vexierbilder: Warum wir nicht merken, was wir erleiden

Ich sitze in der Bahn und lasse die Skyline von Hamburg an mir vorbeigleiten. Aber ich sehe sie nicht. Denn meine Gedanken sind noch bei meiner Freundin. Bei meinem Besuch eben hat sie etwas gesagt, das mich nicht mehr loslässt: »Du weißt, ich versuche immer, neutral zu sein. Aber jetzt muss ich mal ganz subjektiv sagen: Ich mache mir Sorgen um dich!«

Jedes Mal, wenn wir uns sehen, erzähle ich ihr, was mir auf der Seele liegt. Und das ist eigentlich in letzter Zeit immer meine Beziehung. Gemeinsam betrachten wir das Problem von allen Seiten, versuchen Lösungen zu finden und schmieden Pläne, mit denen ich mich trotz der aufreibenden Situation auftanken kann. Aber diesmal hat ein Satz alles verändert.

Wenn ich sonst von unseren Treffen kam, war es immer wie nach einem Tag Knasturlaub: Ich erinnerte mich wieder, wie Leben geht. Und ich fühlte mich gewappnet, dem Alltag erneut entgegenzutreten. Aber jetzt …

In dem ewigen Kampf zwischen der Überzeugung, in einer liebevollen Partnerschaft zu leben, und dem Gefühl, so nicht weitermachen zu können, gibt es einen Punktsieg:

Bin ich mit einem Mann zusammen, der mir nicht guttut?

Was mir – nicht nur an diesem Tag – zu schaffen machte, war das Vexierbild im Kopf: Es war wie bei einer dieser Postkarten, die mal eine Weile in Mode waren. Je nach Blickwinkel zeigen sie ein anderes Bild. Bei mir bedeutete das: Mal nahm ich meine Beziehung als liebevolles Miteinander wahr, dann wieder als grauenvolle Seelenqual. Die Fachwelt nennt dieses innere Hin und Her *kognitive Dissonanz* (*Cognitive Dissonance*). Menschen können dieses psychologische Phänomen in allen möglichen Situationen erfahren – immer dann, wenn sie Gedanken haben, die nicht zusammenpassen. Das unangenehme Spannungsgefühl, das dadurch entsteht, wollen wir schnellstmöglich wieder loswerden. Dazu gibt es verschiedene Strategien. Manche sind anstrengend – wie die Verhaltensänderung –, andere bequemer: Rechtfertigungen oder Ablenkung zum Beispiel.

So weit kannte ich das aus dem Studium. Was ich nicht wusste: Kognitive Dissonanz ist der typische Geisteszustand von Menschen, die in missbräuchlichen Beziehungen stecken.

## Kognitive Dissonanz: der Nebel im Kopf

Je weniger das Verhalten unserer vermeintlich besseren Hälfte zu dem passt, was wir in der Idealisierungs-Phase erlebt haben, desto stärker wird die kognitive Dissonanz, die wir spüren. Wir sind irritiert: Gestern wurden wir ignoriert, heute kriegen wir Geschenke! Wie geht das zusammen?

Diesen Widerspruch empfinden wir in einer Vielzahl von Situationen. Unterm Strich aber lässt sich die Verwirrung auf einen Nenner bringen: Wir dachten, es gilt »Wir zwei gegen den Rest der Welt!«, doch es fühlt sich manchmal eher an wie »Du gegen mich!«.[268]

Wir können uns keinen Reim darauf machen. Und es geht viel seelische Energie dabei verloren, diesen Widerspruch wegzudrücken. Das wird immer anstrengender.

Auf eine Formel gebracht heißt das frei nach Leon Festinger[269], dem »Erfinder« der kognitiven Dissonanz:

Liebe + Verletzungen = kognitive Dissonanz = Leiden

Aber:

Liebe + Verletzungen + Rechtfertigung = kognitive Kongruenz = Harmonie

Daher die Rationalisierungen. Diese Ausreden retten unser ins Wanken geratene Weltbild.

**Rechtfertigungen der Opfer**

- »Ich habe auch einen Anteil daran.«
- »Ich habe zu hohe Ansprüche!«
- »Man kann es auch anders sehen.«
- »Es war eine anstrengende Zeit!«
- »Es war nicht so gemeint!«

**Die Rechtfertigungen (Gaslighting, Triangulierung etc.) der Täterperson**

- »Deine Familie pflichtet dir nur bei, weil sie nur deine Seite der Geschichte kennt.«
- »Bisher hat niemand gesagt, ich sei narzisstisch. Alle sagen, ich bin empathisch und hilfsbereit.«
- »Niemand außer dir hat ein Problem damit.«

Um noch mal auf mein Postkarten-Gleichnis zurückzukommen: Wir versuchen, alles so hinzudrehen, dass wir das Bild sehen, das wir sehen wollen. *Ich hatte mal eine gebrochene Nase. Da hat meine Frau mich gewarnt: Ich musste sagen, dass ich mich irgendwie an der Tür gestoßen hatte. Irgendwas sollte ich erfinden. Und sie meinte: »Wenn du die Wahrheit erzählst – ich nehm dir die Kinder weg! Dir glaubt keiner!« Was hab ich gedacht? Ich dachte: Sie meinte das nicht so! Ihr ist einfach die Hand ausgerutscht. Vielleicht habe ich sie zu sehr provoziert.*

Was hier passiert, ist typisch. Auf der Suche nach Gründen für ihr Fehlverhalten geben wir oft uns selbst die Schuld. Es klingt absurd, aber das gibt uns Einflussmöglichkeit. Denn so haben wir Gelegenheit, etwas zu verändern. Und das versuchen wir auf Teufel komm raus: Wir nehmen ab, wir verdienen mehr Geld, wir putzen das Haus und verbringen die Wochenenden in nicht-artgerechter Haltung. Alles nur, um zu bewirken, dass die Beziehung ab jetzt wieder das Märchen ist, das wir uns selbst und anderen erzählt haben. Hier entsteht ein Ungleichgewicht: Der narzisstische Part wird idealisiert, obwohl sein Verhalten das immer weniger rechtfertigt; wir werden entwertet, obwohl wir uns für die Beziehung verausgaben.[270]

Was wir dabei nicht merken, ist: Während wir uns eigenmächtig fühlen, werden wir in Wirklichkeit dressiert wie ein Hund.

»Opfer neigen oft zu der Überzeugung, dass sie alle Probleme in einer Beziehung verstehen, vergeben und verkraften können. Im Wesentlichen setzen sie sich damit selbst schachmatt, indem sie das vollkommen irrationale Verhalten ihres Peinigers ständig rational zu begründen versuchen.«
JACKSON MACKENZIE[271]

## Zuckerbrot und Peitsche: intermittierende Verstärkung

Debbie Mirza beschreibt in ihrem Buch »The Covert Passive-Aggressive Narcissist« ein Experiment zur stärksten Form der *Konditionierung*: Affen lernten, bei einem Lichtsignal einen Hebel zu betätigen, und erhielten dafür jedes Mal eine Belohnung. In Erwartung der Belohnung steigt ihr Dopamin-Level. Aber noch mehr steigt es an, wenn die Belohnung manchmal ausbleibt. Dann sind die Glückshormone fast so hoch dosiert wie bei Kokain-Konsum![272]

Diese *intermittierende Verstärkung (Intermittent Reinforcement* bei der vielleicht eine Belohnung erfolgt, vielleicht aber auch nicht, ist der wirksamste Motivator überhaupt.[273] Und das wesentliche Wort hier ist: Vielleicht. Kommt uns das bekannt vor?

Erst gibt es immer eine Belohnung, dann nur noch manchmal. Das beschreibt ziemlich genau, was in narzisstischen Beziehungen passiert: Während des anfänglichen *Anfütterns* müssen wir nicht mal einen Finger krumm machen, um mehr Liebe zu bekommen, als wir verdauen können. Die intensive Aufmerksamkeit, die uns zuteilwird, erzeugt ein Rauschgefühl, das wir mit Verliebtsein verwechseln.

In der Abwertungs-Phase setzen wir zwar alle Mittel und Hebel in Bewegung, bekommen aber nur noch ab und an ein paar Krümel hingeschmissen. Wir sind von der Bestätigung abhängig geworden. Und das, obwohl es zunächst vielleicht umgekehrt zu sein schien. Denn es wird öfter berichtet, dass der narzisstische Part anfangs unsicher wirkt: »Ich habe dich gar nicht verdient!« Und während wir mitfühlenden Wesen noch versuchen, diese Unsicherheit durch uneingeschränkte Zuwendung zu zerstreuen, bekommen wir zu hören, dass wir klammern. Und – zack! – werden wir auf Entzug gesetzt![274]

Ob dieses oder ein anderes Spiel gespielt wird – was wir erleben, ist Sucht. Automatenspielsucht funktioniert genauso: In der permanenten Hoffnung auf den Hauptgewinn bleiben wir am Ball. Beim nächsten Mal klappt's, denken wir.[275] Und dabei fällt uns gar nicht auf, dass wir in Wirklichkeit die meiste Zeit leer ausgehen. Unterm Strich gewinnt die Bank. Immer.

Wir fühlen uns wie in einer emotionalen Achterbahn: himmelhoch jauchzend, zu Tode betrübt. Und es bleibt nicht, wie im Affen-Experiment, beim Ausbleiben der Belohnung. Zusätzlich kann es auch zu Bestrafung kommen. Die Liebe unseres Lebens triezt uns mit Nähe-Entzug und anderen Manipulationstechniken – und wir fürchten, sie für immer zu verlieren. Einsamkeit und ein sinkendes Selbstwertgefühl setzen uns unter permanenten Stress. Wenn wir schon fast aufgegeben haben, gibt es kurzfristig wieder ein paar Brösel Liebe: ein schöner zweisamer Augenblick. Der wunderbare Mensch, in den wir uns verknallt haben, ist wieder da. Wir schöpfen Hoffnung: Alles wird gut werden! – Doch schon geht es von vorne los. Und wir sind wieder auf der Jagd nach dem nächsten »Schuss«, der uns das Hochgefühl vom Anfang zurückbringen soll. *Dieses Sich-schuldig-Fühlen wegen nichts! Und dann aber auch immer wieder diese Phasen, wo er total lieb war, wo ich es wirklich genossen hab und wo es total intensiv war. Und dann kam wieder irgendwas, und es ging wieder von vorn los! Das kapierst du halt nicht so schnell, dass das ein Muster ist.*

Auch durch Weglassen von unerwünschtem Verhalten werden wir gesteuert: Sind wir »brav«, macht der Mensch an unserer Seite uns das Leben etwas weniger schwer.

**Hormone, deren Ausschüttung durch intermittierende Verstärkung verändert wird**

- *Oxytocin* ist das Liebeshormon, das zum Beispiel freigesetzt wird, wenn wir kuscheln.
- *Serotonin* und *Dopamin* gehören zum Belohnungssystem. Die Glückshormone haben Einfluss auf die Stimmung. Beide werden unter anderem freigesetzt, wenn uns etwas Spaß macht – bzw. in der Erwartung dessen. Die Ausschüttung motiviert uns zur Wiederholung.[276]
- *Kortisol* und *Adrenalin* sind Stresshormone – sogar von ihnen können wir abhängig werden.

Intermittierende Verstärkung verändert uns. Nicht nur, dass wir aus dem Gleichgewicht sind und ständig auf unsere schwankende Liebesbeziehung fixiert – sogar Veränderungen im Hirnstoffwechsel gehen damit einher. In Erwartung der Belohnung steigt das Dopamin-Level.[277] Es gibt eine echte chemische Abhängigkeit – und zwar von unseren körpereigenen Substanzen: Hormone und Botenstoffe knüpfen ein starkes Band.[278] Es ist eine co-abhängige Dynamik[279] – selbst dann, wenn bei uns keine Co-Abhängigkeit im eigentlichen Sinne vorliegt.[280]

**Co-Abhängigkeit**

Co-Abhängigkeit ist ein Begriff, der ursprünglich aus der Suchttherapie kommt. Angehörige von Süchtigen sind oft ebenfalls süchtig – süchtig danach zu retten oder zu vertuschen: Sie wollen helfen, mit den Folgen der Sucht umzugehen, oder das Suchtverhalten unter Kontrolle bringen. So oder so werden sie in die Suchterkrankung des anderen hineingezogen und tragen (unabsichtlich) mit dazu bei, die Sucht zu stabilisieren.

Mittlerweile wird auch in anderen Kontexten von Co-Abhängigkeit gesprochen.[281]

## Traumabindung: Wenn es wehtut, ist es Liebe

Man kennt es aus dem Krimi: Die Geisel verliebt sich in den Bankräuber. So ähnlich ergeht es uns auch in toxischen Partnerschaften. Anders als bei dem aus Vorabendserien bekannten *Stockholm-Syndrom* handelt es sich hier allerdings nicht um eine physische, sondern um eine emotionale Geiselhaft.[282] Die Geisel im Film und uns in unserer Partnerschaft eint: Wir empfinden Sympathie, Verständnis und Liebe für die Person, die eigentlich eine Bedrohung für uns darstellt. Das führt zu paradoxem Verhalten: Wir suchen Zuflucht bei der Person, vor der wir Zuflucht suchen. Dadurch wird die unselige Bindung nur noch enger.

*Traumabindungen* (*Trauma Bonds*) entstehen aus einem sich wiederholenden, kreisförmigen Muster von Missbrauch, das durch Belohnungen und Bestrafungen in Gang gehalten wird.[283] Damit es zu einem *traumatischen Bonding* kommen kann, müssen außerdem eine emotionale Bindung (des Opfers an die Täterperson) und ein Machtgefälle vorliegen.

Vermutlich stolperst du über das Wort »Machtgefälle«? Denn wer würde die eigene Liebesbeziehung schon mit diesem Wort beschreiben? Doch alle Manipulationstechniken, die wir in unserer Beziehung erleben, dienen der Verschiebung der Machtverhältnisse. Und zwar zu unseren Ungunsten.

Die Wahrheit ist hart. Aber auch der Preis dafür, diese bittere Pille weiter mit Zuckerguss zu übertünchen, ist hoch: Es kostet uns unsere Klarheit und unsere Würde.

Jetzt kennen wir die größten Quälgeister: Die kognitive Dissonanz und das *Bindungstrauma* sind die schwierigsten Hürden, die wir zu überwinden haben, wenn wir uns aus einer toxischen Beziehung befreien. (Und die schlechte Nachricht ist: Das hört mit der Trennung nicht unbedingt auf; das Vexierbild kann uns noch eine ganze Weile begleiten, während wir langsam entgiften. – Aber dazu später.)

Jetzt ist ja erst mal die Frage: Was nun?

## Impulse

1. Vergib dir: Manchmal ist die kognitive Dissonanz schwer zu ertragen. Wir wüten gegen uns selbst: »Wenn du doch siehst, dass es so nicht weitergeht – wieso bleibst du trotzdem da?!« Wenn es dir so geht, dann kannst du dir gratulieren: Zu bemerken, dass du gerade noch nichts verändern kannst, ist der erste Schritt im Veränderungsprozess. Von meiner Mentorin Franki Anderson habe ich den Ausspruch »If you cannot change it, observe it!« gelernt. Zu bleiben – aber sehenden Auges – ist ein großer Schritt nach vorn: Wir haben das Rechtfertigen aufgegeben – oder beobachten uns immerhin dabei. Je genauer wir die Dynamiken verstehen, desto eher können wir daraus Konsequenzen ziehen.
   Hinzu kommt ein weiteres Plus: Wenn ich in die beobachtende Rolle gehe, schaffe ich zwischen mir und den Gefühlen eine Distanz. Das kann sehr entlastend sein. Ich schaue nun von außen drauf, statt drinzustecken.
2. Die »Igitt-Liste«: Ein starkes Gegengift gegen kognitive Dissonanz ist die »Ick-List« (vom englischen Wort »icky« für »eklig«) – zu Deutsch: Igitt-Liste.[284] Dort notieren wir alles, was uns von der toxischen Person angetan wurde. Denn das sind die Fakten, die uns durch die kognitive Dissonanz immer wieder wegrutschen. Wenn wir alles schwarz auf weiß sehen, wird deutlich: Keine Rechtfertigung der Welt kann das jemals wieder geradebiegen! Wann immer der geistige Nebel der kognitiven Dissonanz uns wieder mal die Sicht verhängt, hilft ein Blick auf diese Aufzählung, die wir übrigens jederzeit ergänzen können. Auch wenn dich Schuldgefühle befallen und du denkst, *du* wärst das Problem (ein typisches Anzeichen einer Traumabindung)[285], wirf einen Blick auf die Liste! Es tut weh, das alles so ungeschönt vor sich zu sehen. Aber es ist der heilsame Schmerz der Klarheit, der handlungsfähig macht.
3. Validation: Was ich im Tagebucheintrag am Anfang dieses Kapitels erwähnt habe, die Validation durch die Rückmeldung einer Freun-

din, ist eine der machtvollsten Methoden, um sich von kognitiver Dissonanz zu befreien und uns aus der traumatischen Bindung zu lösen.[286] Auch eine therapeutische Begleitung kann das leisten. Such dir dafür Vertraute, von denen du sicher sein kannst, dass es keine Enabler sind.

4. Einordnung: Beobachtest du in deiner Beziehung Muster, wie sie in diesem Kapitel beschrieben werden? Welche?
5. Gegensteuern: Wenn du merkst, dass du in der Phase bist, wo dir das Zuckerbrot vorenthalten oder die symbolische Peitsche gegeben wird, sorg für dich. Verhalte dich bewusst anders, als du es normalerweise in dieser Situation tun würdest! Unternimm Dinge, die dir guttun und dem Stress, dem du grad ausgesetzt bist, entgegenwirken. Was verändert sich dadurch?
6. Vexierbild: Immer, wenn das Vexierbild in deinem Kopf schwankt, nimm es zur Kenntnis. Frage dich, was das Schwanken ausgelöst hat. Gibt es Momente, wo du Klarheit hast? Wie bist du da hingelangt? Wie kannst du für mehr Klarheit sorgen?

# 8.

# Bleiben oder Gehen: den eigenen Weg finden

> Liebes jüngeres Ich …
>
> Ich bin dir heute in der Therapie begegnet.
>
> Ich bin keine Heulsuse. Aber: Dich da so verloren zu sehen … da kamen mir die Tränen.
>
> Ich weiß, es war schlimm damals. Du konntest dich nicht in Sicherheit bringen. Du musstest dahin zurück, von wo du geflüchtet bist.
>
> Aber ich schwöre dir: Ich werde das nie wieder zulassen. Ich bin ja jetzt schon groß. Na ja, oder zumindest kann ich auf uns aufpassen. Und das werde ich.
>
> Nie wieder, hörst du? Nie wieder musst du zu jemandem zurück, der dir nicht guttut.

Es gab mehrere Momente, bei denen in meinem Inneren die Weichen auf Trennung gestellt wurden. Dieser war einer davon.

Ob wir gehen und wann die Entscheidung so weit gereift ist, dass wir den Absprung wagen, ist ein sehr persönlicher Prozess. Niemand kann einem das abnehmen.

In diesem Kapitel habe ich einige Entscheidungshilfen bereitgestellt. Was du daraus machst, und wann – das liegt in deiner Hand.

## Denkfehler: Scheuklappen im Kopf

Die Entscheidung, vor der du stehst, ist alles andere als einfach. Je länger die Beziehung dauert, desto mehr kann dranhängen: Kinder, unsere berufliche Existenz, ein Vermögen, unsere körperliche Unversehrtheit …

Besonders erschwert wird der Abwägungsprozess aber von den Wirkkräften, die ich im letzten Kapitel beschrieben habe: Die kognitive Dissonanz verleitet uns dazu, die Wirklichkeit zu verkennen.

Wir neigen dazu, das, was uns angetan wird, zu unterschätzen und die Qualität der Partnerschaft zu überschätzen. Das ist ein Wahrnehmungsfehler, der aus einem Schutzmechanismus des Gehirns resultiert. Um uns seelische Schmerzen zu ersparen, setzt der Weichzeichner der Erinnerung die guten Momente besser ins Licht als die weniger glücklichen. Was eigentlich ein gut gemeinter Coping-Mechanismus ist, wird uns leider zur realitätsverzerrenden rosa Brille.

Am besten hilft dagegen, die im letzten Kapitel unter »Impulse« beschriebene »Igitt-Liste« immer griffbereit zu haben.

Der kognitive Nebel wird leider von jeder Interaktion mit dem narzisstischen Part der Beziehung und gegebenenfalls von Flying Monkeys und Enablern kontinuierlich gefördert. Körperlicher und vor allem sexueller Kontakt trägt dazu bei, dass weiterhin Hormone wie Oxytocin ausgeschüttet werden, die uns binden und blenden.

Darum ist es sehr ratsam, sich aus diesen Bindungen so weit wie möglich zu lösen. Es braucht einen klaren Kopf, um entscheidungsfähig zu sein.

Und es braucht Zeit und Raum. Wenn es die Möglichkeit gibt, allein zu verreisen, auf Kur zu fahren oder Ähnliches, würde ich das unbedingt empfehlen. Und vielleicht ist dann auch die erste Erkenntnis: Huch! Ich bin gar nicht psychisch instabil. Allein geht es mir gut! – Bei aller Ernüchterung dürfte das eine gute Entscheidungsgrundlage sein …

Wenn du mit einem verdeckt-narzisstischen Menschen zusammenlebst, ist deine kognitive Dissonanz vermutlich besonders stark. Denn die Person sieht nun mal nicht nach jemandem aus, der dich missbraucht! Im Gegenteil! Das macht es unter Umständen schwerer, klar bei deiner Wahrnehmung zu bleiben, dass diese Beziehung toxisch ist.

Auch das Selbst-Gaslighting, das Rationalisieren, stützt unsere Fehleinschätzung und führt dazu, dass wir nicht mitschneiden, was uns angetan wird. *Auf der einen Seite war sie Mädchen und auf der anderen Seite eine ziemlich berechnende Person. Ich habe aus Liebe drüber weggesehen.*

Ein anderer häufiger Denkfehler in diesem Kontext, der uns dazu bringt, auf längst schon toten Pferden weiterzureiten, trägt den Namen *Sunk Cost Fallacy – Trugschluss der versunkenen Kosten.* Das beschreibt ziemlich genau, worum es geht: Wenn wir schon so viele Jahre, so viel Herzblut, so viele Stunden Paartherapie, so viele Kredite in die Beziehung investiert haben, wollen wir sie nicht einfach aufgeben. Das Investment soll sich lohnen! Also pumpen wir noch mehr Lebenszeit, Liebe und Leidenschaft hinein.[287] Mit fatalen Folgen: Je mehr wir hineingeben, desto stärker greift der Denkfehler – ein Teufelskreis, den wir nur verlassen können, wenn wir den Denkfehler bemerken, den Todeszeitpunkt des Pferdes rückwirkend feststellen und absteigen.

Auch *Glaubenssätze* können uns in die Quere kommen. Das sind innere Überzeugungen, die einen großen Einfluss darauf haben, wie wir die Welt und uns selbst sehen, was wir uns zutrauen und wie wir unser Leben gestalten. Viele werden bereits in der Kindheit geprägt – durch die Menschen, mit denen wir aufwachsen, und durch die Erlebnisse, die wir in wichtigen Entwicklungsphasen sammeln. Aber es ist nie zu spät, sie zu verändern.

Toxische Beziehungen verstärken und implementieren negative Glaubenssätze. Genau auf dieser Ebene wirken die Manipulationstechniken. Wenn wir gegaslightet werden, lernen wir, dass wir zu sensibel sind und unsere Gefühle und Bedürfnisse nicht so ernst nehmen sollten. Oder dass wir uns bestimmte Ziele lieber nicht stecken, weil wir sie ohnehin nicht erreichen. Die Worte wirken wie ein Elektrozaun: Wir bleiben.

**Glaubenssätze, die uns binden**

Das Leben in einer narzisstischen Beziehung hat möglicherweise dazu geführt, dass unsere Glaubenssätze so manipuliert wurden, dass sie uns jetzt im Weg stehen. Zum Beispiel:

- Ich bin nicht in der Lage, gute Entscheidungen zu fällen.
- Allein komme ich nicht klar (weil ich kein Geld habe, weil ich nicht organisiert bin, weil ich krank bin …).
- Ich kann froh sein, dass ich meine Beziehung habe.
- Ich werde nie wieder eine Beziehung finden (weil ich zu alt, nicht liebenswert, hässlich, unsexy … bin).
- Niemand anders wird mich je (so) lieben.

Meistens gehen Menschen davon aus, dass das, was sie denken, wahr ist. Schon allein das ist allerdings ein grandioser Denkfehler. Wir denken diese Dinge, weil etwas (oder in diesem Fall jemand) uns dazu gebracht hat, sie zu denken. Das macht sie noch lange nicht wahr. Aber was wir oft gehört haben, *halten* wir für wahr – ein weiterer Denkfehler, der sogenannte *Wiederholungseffekt*. Etwas dreimal zu hören reicht aus. Zack: Wahr!

Jetzt überleg dir mal, wie oft du explizit oder implizit vermittelt bekommen hast, dass du faul, dumm, unattraktiv, unfähig … (hier die unschmeichelhaften Attribute einfügen, die dir angehängt wurden) bist!

Solltest du also negative Überzeugungen an dir feststellen, die dich in der Beziehung halten: Zieh bitte die Möglichkeit in Erwägung, dass sie nicht wahr sind!

Gute Entscheidungen treffen wir am ehesten, wenn es uns gut geht. Tu alles, was dich auftankt. Entlaste dich, wo du kannst, und verschaffe dir (wenn die Situation es zulässt) Zeit, um dir in Ruhe darüber klar zu werden, was du willst. Auf diese Weise schaffst du dir Bedingungen, in denen Entscheidungen reifen können.

Mit einer Freundin habe ich einen Begriff dafür entwickelt. Ich weiß nicht mehr, wie wir darauf kamen. Vermutlich, weil Erdbeeren Sammelnussfrüchte sind: viele kleine harte Nüsse, die man kaum als solche erkennt. Jedenfalls sagte ich immer: »Wenn die Erdbeere reif ist …«

Wir können Erdbeeren nicht aus dem Boden ziehen. Wachstum lässt sich nicht beschleunigen. Aber wir können den Boden düngen und umgraben, für Wasser und Sonnenlicht sorgen und nötigenfalls ein Gewächshaus bauen. Dann braucht es etwas Geduld. Aber sicher ist: Die Erdbeer-Saison wird kommen!

## Und wenn es doch »nur« Depressionen sind? Die Hoffnung auf das kleinere Übel

In der Survivor-Community bin ich vielfach auf das Phänomen aufmerksam geworden, sich an einen letzten rettenden Strohhalm zu klammern. Wir wälzen Psychobücher. Und die Suchmaschinen laufen heiß bei dem Versuch, etwas zu finden, das es sein könnte. Etwas, das nicht Narzissmus ist. Etwas weniger Endgültiges. Etwas, das behandelbar ist.

Oft kommen hier auch wieder die Diagnosen ins Spiel, auf die wir getippt hatten, bevor uns das Wort Narzissmus begegnet ist: Depression, Autismus, Internetsucht, Handysucht, Spielsucht ... Hauptsache etwas, das das merkwürdige Verhalten erklärt und uns eine gemeinsame Perspektive als Paar bietet. Vielleicht können wir das Gegenüber ja doch »heil machen«?

Tatsächlich ist es gut möglich, dass Depressionen oder Süchte im Spiel sind. Das ist im Zusammenhang mit Narzissmus nicht unüblich. Aber – ob Narzissmus oder nicht: Wenn du die toxischen Muster erkennst und die andere Seite keine Bereitschaft signalisiert, etwas zu ändern, dann ist es an dir, etwas zu ändern. Und weil bleiben und leiden keine Option ist, bleibt dir nur, den Strohhalm loszulassen und zu gehen.

**Krankheiten, die oft mit Narzissmus verwechselt werden**

- Autismus
- Alexithymie (Gefühlsblindheit)
- Erwachsenen-AD(H)S

- Pornosucht, Sexsucht, Arbeitssucht, Spielsucht oder andere Verhaltenssüchte
- Alkoholismus, andere stoffgebundene Suchterkrankungen
- Depression

Die Störungen im zweiten Absatz treten tatsächlich häufig zusammen mit Narzissmus auf. Die Probleme sind allerdings nicht gelöst, wenn die Sucht bzw. Erkrankung besiegt ist, solange der zugrunde liegende Narzissmus unbehandelt bleibt.

## Narzissmus – eine vorsichtige Prognose

Aus Kapitel 1 wissen wir ja bereits: Die Prognose für die Heilung narzisstischer Störungen ist bescheiden. Die Wahrscheinlichkeit, dass narzisstische Menschen sich überhaupt auf eine Therapie ihrer Erkrankung einlassen, ist gering. Paartherapie verschlimmert die Situation meist noch. Es gibt ein paar Ausnahmen – aber in der Regel sind narzisstische Menschen zu Selbstreflexion nicht in der Lage.[288]

Die weit verbreitete Hoffnung, dass sich etwas ändern wird oder dass wir das Gegenüber »gesundlieben« können, wird sich also kaum bewahrheiten. Auch wenn der narzisstische Mensch sich kurzfristig anders gibt, müssen wir davon ausgehen, dass dessen Probleme zu tiefe Wurzeln haben, als dass sie sich lösen lassen.[289]

Narzisstische Menschen sagen ja einiges, dem wir besser keinen Glauben schenken. Manchmal belügen sie nur uns, meistens auch sich selbst. Aber gerade, wenn es um Entwicklung geht, höre ich immer wieder, dass sie erstaunlich klar äußern, was Sache ist. Nämlich, dass sie sich unter keinen Umständen verändern wollen. Oft machen sie sehr deutlich, wie wenig Bereitschaft da ist, an sich selbst oder der Beziehung zu arbeiten. Das können Aussagen sein wie »Ich ändere mich nicht!« oder »Ich möchte mich nicht mit mir auseinandersetzen« – in diesem Punkt können wir ihnen leider glauben.

Und die Zeit heilt eben auch nicht alle Wunden. So etwas wie Altersmilde wird uns also kaum retten. Zu der Frage, ob Narzissmus im Alter zu- oder abnimmt, bin ich auf widersprüchliche Meinungen und Befunde gestoßen – anzunehmen ist, dass diese Entwicklung auch davon abhängt, inwieweit es einer Person gelingt, ihr Leben so zu gestalten, dass es sie seelisch stabilisiert. Wovon jedoch auszugehen ist, ist eine zunehmende Verschärfung der Dynamik in der Paarbeziehung: Je langweiliger wir als Energiequelle werden, umso mehr schreitet unweigerlich die Entwertungs-Phase voran. Es ist möglich, dass die Trennung ausbleibt. Weil kein Ersatz in Sicht ist. Oder weil die Ehe ein wichtiger Teil des Selbstbildes ist, das den sozialen Status sichert. Doch selbst wenn es nie zur Discard-Phase kommt, sollten wir uns die Frage stellen, ob wir unser Leben an der Seite eines Menschen verbringen wollen, der uns zunehmend entwertet.

Um loslassen zu können, wünschen sich viele Opfer die Sicherheit, alles versucht zu haben. Wir haben bereits unzählige endlose Briefe geschrieben, um alles zu erklären. Manche bleiben in der Schublade, weil wir immer noch nach verträglicheren Formulierungen suchen. Andere sind bereits ergebnislos auf den Weg gebracht worden.

Bitte glaub mir: Ein weiterer Brief wird nichts ändern. Wenn es möglich wäre, dem wichtigen Menschen in deinem Leben begreiflich zu machen, worunter du leidest, hättest du das bereits geschafft. Einen einvernehmlichen Abschluss gibt es in narzisstischen Beziehungen so gut wie nie. Weil wir nicht zum Gegenüber durchdringen. *Sie hat überhaupt nicht verstanden, warum ich sie vor die Tür gesetzt habe ... dass das ein Zusammenkommen von vielen Unzuverlässigkeiten ihrerseits war. Sie hat nicht gemerkt, dass ich ihr Misstrauen gar nicht verdient habe. Sie konnte das nicht reflektieren – und vor allem sich selbst nicht. Frei nach dem Motto: Alle anderen sind schuld – nur ich selber nicht!*

Was, wenn ich meine Vermutung äußere, dass es sich um Narzissmus handelt?, fragst du dich jetzt womöglich. Und im Herzen ploppen Wunschträume von plötzlichen Einsichten und tief empfundenen Entschuldigungen auf. Doch: Narzisstische Menschen auf ihren Narzissmus anzusprechen führt aufgrund ihrer mangelnden Selbstreflexion und ihrer Empfindlichkeit für Kritik mit hoher Wahrscheinlichkeit nicht dazu, dass sich alles zum Guten wendet, sondern zu einer drastischen Verschlimmerung. Dr. Ramani, die sowohl mit narzisstischen Menschen als auch mit ihren Opfern arbeitet, rät vehement davon ab.[290] Gerade bei malignem Narzissmus oder Psychopathie kann es richtiggehend gefährlich sein, weil die Kränkung so groß ist, dass sie unter Umständen mit Gewalt beantwortet wird.

So wie viele andere Überlebende denkst du vielleicht: »Ja, aber ich muss dem anderen doch eine Chance geben, Stellung zu nehmen.« Was, wenn es gar kein Narzissmus ist? Schließlich hast du keine Expertise auf diesem Gebiet.

Natürlich, es besteht die Möglichkeit, dass du mit deiner Einschätzung danebenliegst. Vielleicht würde jemand vom Fach zu einer anderen Diagnose kommen oder es würde keine Erkrankung festgestellt, weil es sich schlicht um ein Feld-Wald-und-Wiesen-Arschloch handelt. – So what? Was würde das ändern? Möchtest du mit einem Arschloch zusammen sein?

Selbst wenn es sich nicht um Narzissmus (oder nicht um seine pathologische Form) handeln sollte: Wenn du die Muster wieder-

»Wenn dich jemand so behandelt, als wärst du ihm egal, glaube ihm.«
UNBEKANNT[291]

erkannt hast, ist das Grund genug zu gehen. Diese Muster sind eindeutige Merkmale von Manipulation und damit einer toxischen, das heißt schädlichen Beziehung. Das allein ist Trennungsgrund genug. Punkt.

## Radikale Akzeptanz: Wenn es keinen Weg zurück gibt

*Radikale Akzeptanz* (*Radical Acceptance*).[292] Dieser Begriff beschreibt den Moment, an dem uns klar wird, dass es keine Hoffnung mehr gibt. *Im Grunde genommen kann ich nichts machen. – Natürlich denke ich mir mit einem Prozent: Vielleicht ja doch …!*

Loslassen können wir, wenn uns zu 100 Prozent klar wird: Es wird sich nicht ändern, wenn wir mehr Zeit füreinander haben. Es wird sich nicht ändern, wenn ich mir die Nase machen lasse. Es wird sich nicht ändern, wenn ich eine körperliche Diagnose finde, die das alles erklärt, und Behandlung organisiere. Es wird sich einfach nicht ändern. Nie. Weil es Narzissmus ist. Oder zumindest eine toxische Beziehung. Und weil die Veränderungs-Chancen da gegen null gehen. Diese Ernüchterung bedeutet: Wir müssen uns von der Hoffnung verabschieden.

Doch die Einsicht ist so schmerzhaft wie heilsam. Wir fangen an zu betrauern, was wir (das ist uns jetzt klar) loslassen müssen, um nicht unterzugehen. Wir können das, was passiert, nicht mehr schönreden. Wir sind am Ende unserer Verdrängungs-Kapazität. Vielleicht einfach deshalb, weil wir am Ende unserer Kräfte sind.

Das Gute ist: Wir laufen nicht länger vor dem Schmerz davon. Und das hat auch etwas Erlösendes. Denn es bringt uns unserer Wahrheit näher – und damit auch uns selbst.

Und wir sparen uns in Zukunft alle Schmerzen, die es eben mit sich bringt, vor den Schmerzen davonzulaufen.

Dieser Schmerz, der Abschiedsschmerz, ist endlich. Anders als bei einem Leben in einer Missbrauchsbeziehung werden unsere Tränen irgendwann versiegen, wenn wir den Tatsachen ins Auge sehen und gehen: *Man muss einfach akzeptieren, dass manche Menschen verlorene Seelen sind, die man auch nicht wieder reparieren kann.*

## Aber …! Kinder, Kohle, Kirche und andere Bedenken

Wenn Überlebende darüber nachdenken, sich zu trennen, spielen unter Umständen viele Dinge mit hinein, die das Gehen schwer machen: der kulturelle Hintergrund, religiöse Überzeugungen, gemeinsamer Besitz, das Familienunternehmen, eine prekäre finanzielle Situation, Angewiesensein auf Pflege, Angst vor Gewalt und vor allem das Wohl der Kinder sind zu bedenken.

Für die meisten dieser Fragen gibt es zum Glück Anwaltskanzleien (inzwischen sogar solche, die sich mit Narzissmus auskennen), Beratungsstellen, Frauenhäuser und andere Institutionen, an die wir uns wenden können, um schon vor der Trennung sicherzustellen, dass wir alles Nötige in die Wege leiten.

Gerade Menschen mit verdecktem Narzissmus sind oft gute Eltern. Das kann es schwer machen, sich zur Trennung oder gar zu einer Kontaktsperre durchzuringen. Die Frage, was gut für die Kinder ist, haben die Überlebenden, mit denen ich mich unterhalten habe, allerdings sehr eindeutig beantwortet: *Ich dachte, der Junge braucht seinen Vater. Und er war auch echt süß! Er hat immer mit ihm Quatsch gemacht und getobt. Viele, viele Jahre war er einfach ein toller Papa. Aber zwischendurch immer diese Wutausbrüche! Mein Sohn ist teilweise dazwischengegangen, wollte uns trennen, war in völliger Aufregung! Und ich war immer noch unfähig, irgendwas zu machen! Da frag ich mich heute, ob es besser gewesen wäre, wenn der Papa nur zu Besuch gekommen wäre. Dann wäre er auch lieb gewesen – aber mein Sohn hätte diesen Ärger nicht gehabt.*

*Als mein Sohn von der Trennung erfuhr, sagte er: Warum habt ihr das nicht längst gemacht?*

*Meine Töchter haben neulich mal gesagt: »Sag mal, Mama, es gibt doch so viele Möglichkeiten! Warum bist du damals nicht mit uns ins Frauenhaus gegangen? Warum hast du denn nicht den Mut gehabt?« Ich habe keine Antwort gefunden. Ich hab wohl einfach irgendwie durchgehalten.*

## Wann? Den richtigen Zeitpunkt finden

Es ist ganz unterschiedlich, wann der Punkt erreicht ist, wo man nicht länger bereit ist zu leiden. Wenn der Wunsch nach Veränderung größer ist als die Angst davor.

Manche machen sich bereit zum Absprung, wenn sie merken, dass es um Narzissmus geht. Andere kennen die Diagnose und bleiben noch ein paar Jahre oder Jahrzehnte, bis die Liebe tot ist. Wieder andere können einfach irgendwann nicht mehr. Wann der Moment gekommen ist, wo du den Sprung wagst, weißt letztlich nur du selbst. Von den meisten Betroffenen höre ich Sätze wie »Ich bin viel zu lange geblieben!« oder »Die letzten 15 Jahre hätte ich mir sparen können!«.

Falls du noch Argumente suchst, weil der Nebel der kognitiven Dissonanz dich doch immer verwirrt und du innerlich nicht einstimmig entscheiden kannst, dann habe ich noch einen Tipp für einen guten Berater …

## Mehr als »nur psychosomatisch«: Dein Körper kennt die Wahrheit

In einer missbräuchlichen Beziehung stehen wir permanent unter Stress. Adrenalin- und Cortisolspiegel sind durchgehend stark erhöht.[293] Was kurzzeitig für eine Kampf- oder Flucht-Reaktion hilfreich sein kann, macht auf Dauer krank. Selbst wenn wir nicht wissen oder nicht wahrhaben wollen, dass wir Missbrauch erleben – er hat unweigerlich Auswirkungen. Diese zeigen sich oft in körperlichen oder seelischen Erkrankungen. *Es fiel mir schwer einzugestehen, dass das der Ursprung meiner Depression ist. Und das Schöne an Depression ist ja: Man hat das ganze Leben was davon!*

Es ist nicht untypisch, dass die Symptome bzw. Erkrankungen wechseln.[294] Der Körper weiß vieles, bevor der Verstand dahinterkommt[295]: *Ich hatte es immer wieder, dass ich neben ihm lag und plötzlich ein Stechen in der Brust spürte. Ich merkte: Irgendwie tut der mir nicht gut. Ich kann diese Spannung, die von ihm ausgeht, körperlich spüren.*

Und von manchen Folgeerscheinungen haben wir noch lange nach der Trennung was: *Was ich auch heute noch sehr stark habe, ist Zähneknirschen. Weil ich tagsüber alles verdrängt habe. Meine Zahnärztin sagt: »Sie sind auch so ein Nachtarbeiter …« Oder ich liege nachts wach und grüble. Ich habe viel Fröhlichkeit verloren. Klar, wenn du die ganze Zeit schauspielerst, weil du vor dem Kind funktionieren musst …*

Einer der Gründe für den schlechten physischen Zustand aufgrund toxischer Beziehungen kann auch unser eigenes Verhalten sein. Um mit dem seelischen Schmerz zurechtzukommen, flüchten manche Opfer sich in Suchtverhalten. *Ich habe solche Zeiten in meinem Leben eigentlich immer mit Tabletten überbrückt. Genau das passiert gerade: Ich habe eine Einweisung für eine Klinik in der Tasche. Trotzdem mache ich weiter. Ich hab nicht alle Tassen im Schrank.*

Zudem fehlt die Kapazität zur Selbstfürsorge: Aufgrund der permanenten Überlastung, der Fixierung auf die Partnerschaft und der gespaltenen Beziehung zu sich selbst werden zuweilen wichtige Untersuchungen und Check-ups vernachlässigt. Ernste Erkrankungen werden dadurch leider manchmal zu spät erkannt und behandelt. Zeit und Muße für Sport, gesunde Ernährung und einen ausgewogenen Lebensstil schwinden.

Oft klingen die gesammelten Symptome nach einer Trennung wieder ab. Manches bleibt uns aber auch erhalten – zumindest als Sollbruchstelle, an der wir fortan besonders verwundbar sind.[296] *Das wird mich bis ans Ende meines Lebens beschäftigen. Es hat mich Jahre meines Lebens und drei Therapien gekostet!*

**Beispiele für Erkrankungen, die im Zusammenhang mit toxischen Beziehungen auftreten können[297]**

- Atemwegserkrankungen wie Asthma oder Atemnot
- angeschlagenes Immunsystem, häufige Infekte
- Angstsymptome: Sorgen, Übelkeit, Kopfschmerzen, Schwindel
- Bluthochdruck
- Chronisches Fatigue Syndrom
- entzündliche Erkrankungen: z. B. Blaseninfektion, Halsentzündungen, Nebenhöhlenentzündungen
- gastrointestinale Beschwerden wie Candida, Magen-Darm-Probleme
- (Komplexe) Posttraumatische Belastungsstörungen
- psychische Beeinträchtigungen wie Ängste, Depressionen, Panikattacken, Zwangsstörungen
- Schlaflosigkeit
- Schmerzen: z. B. Knochenschmerzen, Muskelschmerzen, Rückenschmerzen, Unterleibsschmerzen
- Schmerzerkrankungen wie z. B. Fibromyalgie
- Suchtverhalten
- Suizidgedanken, Gedanken an den Tod
- verändertes Essverhalten, veränderter Appetit[298]

Vielleicht setzt angesichts der Erkrankungen im Kasten gerade wieder Selbst-Gaslighting ein. Die kleine Stimme im Kopf, die sagt: Du übertreibst! So schlimm ist es doch nicht! Die Tatsache, dass du dieses

Buch liest, sagt etwas anderes. Menschen, die in liebevollen Beziehungen leben, lesen solche Bücher nicht. Und sie geben auch nicht Wörter wie »Narzissmus«, »Anschweigen« oder »Abwerten« in Suchmaschinen ein.

Wenn du das Gefühl hast, dass etwas merkwürdig ist, dann wird es auch so sein. Auch wenn dir dein Bauchgefühl ausgeredet wurde – du kannst dich darauf verlassen. Momentan wird dir vielleicht das Gegenteil vermittelt – aber: Du bist ein wundervoller Mensch. Und du verdienst echte Liebe! Und echte Liebe macht nicht krank.

## Checkliste: Ist meine Beziehung toxisch?

Das waren jetzt viele Informationen! Vielleicht hilft es dir, einen kurzen Selbsttest zu machen. Der ist nicht wissenschaftlich geprüft – aber eine Entscheidungshilfe:

1. Leiden & Leidenschaft: Mischen sich bei dir Liebe und Verzweiflung – tut Liebe weh?
2. Emotionale Achterbahn: Ist es ein ewiges Auf und Ab, Zuckerbrot und Peitsche?
3. Negativbilanz: Nimmt dir die Beziehung unterm Strich mehr Kraft, als sie dir gibt?
4. Mustererkennung: Erkennst du mehrere der beschriebenen Muster wieder?
5. Verantwortungsverweigerung: Sieht die Person an deiner Seite Schwächen nur bei *dir*? Kann sie sich nicht entschuldigen, ihr Verhalten nicht ändern und nicht auf deine Bedürfnisse eingehen?
6. Die »Detektiv-Regel«[299]: Hast du das Gefühl, spionieren zu wollen, weil kein Vertrauen mehr da ist?
7. Körper-Weisheit: Bist du abgeschlagen, gestresst, häufig krank oder seelisch belastet?

8. Rückgrat: Haben dein Selbstvertrauen und deine Selbstachtung gelitten?
9. Grübeln: Wendest du viel Zeit und Kraft für das Grübeln über die Probleme in eurer Beziehung auf?
10. Verwirrung: Weißt du nicht, was du von der Situation zwischen euch halten sollst, und kippst zwischen einer positiven und einer kritischen Sichtweise hin und her?
11. Blick hinter die Maske: Bist du der einzige Mensch (oder einer der wenigen), der dabei ist, wenn die Maske Risse bekommt?
12. Lösungslosigkeit: Können eure Probleme nicht geklärt werden, arten Gespräche in Streit aus?

Falls du mehrere dieser Fragen mit Ja beantwortest, gibt es sehr wahrscheinlich ungesunde Dynamiken in deiner Partnerschaft. Wenn sich diese nicht gemeinsam verändern lassen, ist es sinnvoll, über eine Trennung nachzudenken, um dich selbst zu schützen. Solltest du bei der Entscheidung Unterstützung brauchen, such dir fachkundige Hilfe.

## Bittere Pille: Argumente gegen den »Brain Fog« der kognitiven Dissonanz

»Kognitive Dissonanz ist ein ziemlich hartnäckiges kleines Scheißerchen!«, brachte ein Survivor es neulich auf den Punkt. Wie wahr! Denn sie reißt alles an sich, was sie irgendwie als Munition verwenden kann. Selbst wenn das eigentlich ein Argument für die entgegengesetzte Perspektive ist.

Gut möglich also, dass du aus dem Selbsttest oben mit mehr Klarheit rauskommst, was die kognitive Dissonanz aber sofort gegen dich verwendet: »Du glaubst also, es ist Narzissmus!?! Das ist total unfair, jemanden so zu verurteilen! Was, wenn du das zu Unrecht denkst!?!«

Das Gegengift hierfür kennst du schon: »Ich weiß vielleicht nicht sicher, ob es Narzissmus ist. Aber wenn ich die Muster erkenne, ist es toxisch. Das reicht zum Gehen!«

Für ein paar andere verunsichernde Stimmchen in deinem Kopf habe ich hier ein paar verbale Schutzschilde zurechtgelegt:

- »Aber es ist Liebe!« Ja, du liebst diesen Menschen – aber es gibt ihn nur mit diesen Mustern. Und die willst du nicht.
- »Aber es gibt auch gute Zeiten!« Das Charakteristikum missbräuchlicher Beziehungen ist das Pendeln zwischen Magie und Misshandlung. Außerdem: Wenn toxische Menschen keine guten Momente hätten – wer würde mit ihnen zusammenbleiben? – Eben!
- »Aber Menschen können sich ändern!« Schlechte Nachrichten: Wenn die Person sich ändern wollte, hätte sie das schon getan.
- »Aber was, wenn ich nur noch ein kleines bisschen warten muss und die Veränderung morgen kommt?« Wenn sich der Mensch an deiner Seite jetzt doch plötzlich ändern wollte, könnte er das nach der Trennung immer noch tun und dich dann fragen, ob du euch noch einen Versuch geben willst. Das tun Menschen, wenn ihnen etwas wirklich wichtig ist.
- »Aber es ist doch keine Absicht!« Selbst wenn es keine *bewusste Absicht* sein sollte, was dir angetan wird – was zählt, ist: Es tut dir nicht gut.

Du bist immer noch nicht sicher, ob eine Trennung richtig ist? – Probier es aus!

Wenn die Person keine Anstalten macht, sich zu ändern oder dich zurückzugewinnen, hast du deine Antwort.

Viele Überlebende berichten davon, wie schmerzhaft, aber augenöffnend es war, dass der neue Supply sofort zur Stelle war. Wer nicht um dich kämpft oder trauert, hat dich nicht geliebt. Das liegt nicht an dir. Sondern nur daran, dass narzisstische Menschen nicht wirklich lieben können – nicht mal sich selbst.

Und eins ist sicher: Alle Überlebenden, mit denen ich gesprochen habe, sind einfach nur unendlich erleichtert, wenn der Wahnsinn vorbei ist und sie sich endlich nicht mehr fühlen, als wären sie psychisch krank. Sie genießen ihr Glück, leben auf und fragen sich, wie viel Lebensqualität ihnen verloren gegangen ist. Durch die Bank wünschen sie sich, sie wären früher gegangen. Und es fällt diesen empathischen und einzigartigen Menschen nicht leicht, im Rückblick nachzuvollziehen, was zur Hölle sie so lange in einer so misslichen Lage gehalten hat. Wenn sie dir auf die Frage, wann der richtige Zeitpunkt zum Gehen wäre, etwas zuflüstern könnten, dann wäre es sicher ein ermutigendes: *Jetzt*!

## Impulse

1. Experimentieren: Wenn du nicht weißt, ob es wirklich deine Beziehung ist, die dich krank/unglücklich/was-auch-immer macht, mach ein Experiment draus: Lass eine ausreichend lange Zeit weg, was als mögliche Ursache in Frage kommt – und zwar nacheinander: Ob du gleich mit einer kleinen Beziehungspause oder einer anderen längeren Abwesenheit allein beginnst oder erst mal der Reihe nach auf die anderen Verdächtigen verzichtest, überlasse ich deinem persönlichen Versuchsaufbau. Es kann sehr überzeugend sein, nach jahrelanger chronischer Krankheit plötzlich zu genesen. Dann fällt die Entscheidung fast wie von selbst …
2. A) Glaubenssätze: Notiere die Glaubenssätze, die dir durch Gaslighting eingeimpft wurden. Welchen Einfluss haben sie auf die Idee, die Beziehung zu beenden? Kannst du zurückverfolgen, durch welche Manipulationen dir diese Gedanken eingeflüstert wurden? Würden deine engsten Vertrauten diese Annahmen über dich unterschreiben? Falls nicht, welches Bild haben sie dann von dir? Wie hast du vor deiner Partnerschaft über diese Dinge gedacht?
3. B) Gegengift: Wähle aus der Liste der Glaubenssätze denjenigen aus, der dir bei deinem Trennungsvorhaben am meisten im Wege steht. Vermutlich bist du momentan der festen Überzeugung, dass diese Behauptung stimmt. Tu mal für einen Moment so, als wäre das nicht der Fall, und formuliere eine positivere Sicht. Zum Beispiel: Negativer Glaubenssatz: »Ich bin zu alt, um noch mal neu anzufangen.« Positive Gegenüberzeugung: »Glück kann ich in jedem Alter finden.«
   Wichtig ist, dass deine positiven Glaubenssätze einfach, als Ich-Aussagen und in der Gegenwartsform formuliert sind und nicht überkandidelt positiv sind: »Märchenprinzen findet man immer mit 55!« wäre zum Beispiel nicht geschickt gewählt: Es lässt dem Glück nicht viel Spielraum für Abweichungen, und wenn es erst mit 56 anklopft, hätten wir schon aufgegeben. Außerdem fällt es schwer, sich mit einem Satz zu identifizieren, der durch ein »man« Distanz herstellt.

4. C) Was wäre, wenn …: Wenn du einen für dich stimmigen positiven Glaubenssatz gefunden hast, frag dich: Was wäre, wenn das wahr wäre? Wie würde ich mich verhalten? Würde ich mir zutrauen, die Herausforderungen zu meistern, die auf mich zukämen, wenn ich mich aus meiner Beziehung lösen würde? Welche Strategien würde ich dafür wählen?
5. Innere Weisheit: Wenn du bei dir selbst in Therapie wärst, was würdest du dir raten? Schließ die Augen und stell dir vor, was diese wissende Stimme in dir zu sagen hat und welche Vorschläge sie dir macht.
6. Introjekte interviewen: Menschen, die uns wichtig sind, tragen wir als Stimmen in unserem Inneren. Befrag diese inneren Repräsentanzen der Menschen, die dir guttun, wie sie deine Beziehung sehen und was sie dir ans Herz legen würden.
7. Gegenargumente: Deine kognitive Dissonanz hat noch mehr Argumente im Köcher, als ich oben aufgeschrieben habe? Finde entkräftende Entgegnungen für jedes einzelne von ihnen!

# 9.
# Exit-Strategie: vom Plan bis zur Umsetzung

> Ich bin gesprungen! Die Kontinentalplatten meines Lebens haben sich verschoben. Als der Moment günstig war und der Abgrund zwischen ihnen schmal, habe ich Anlauf genommen …
>
> Ich stehe unter Schock. Es fühlt sich an, als würde ich mir ein Bein amputieren, um mich vor einer tödlichen Sepsis zu retten. »Das ist nicht dein Bein!«, hat meine Freundin geschimpft. »Das ist ein Geschwür, das dir aus dem Bauch wächst! Das gehört da überhaupt nicht hin!«
>
> Recht hat sie! Trotzdem fühlt es sich grauenhaft an.
>
> Da ist er also – der Schmerz, vor dem ich so lange davongerannt bin! Jetzt muss ich da durch!

Dass ich mich an jenem Tag tatsächlich trauen würde, einen Schlussstrich zu ziehen, hatte ich am Morgen noch nicht gewusst. Aber ich hatte für den Fall der Fälle alles vorbereitet. Empfehlenswert! Denn es ist auch so noch schwer genug.

## Die Vorbereitung: alles eine Frage der Organisation

Je nachdem, wie stark eure Haushalte miteinander verwoben sind, kann es angezeigt sein, lange vor einer Vorkehrungen zu treffen. Du kennst den Menschen an deiner Seite (vor und hinter der Maske) am besten und kannst hoffentlich ein bisschen einschätzen, was dich möglicherweise erwartet. Bitte beziehe in deine Überlegungen ein, dass eine Trennung Rachegedanken hervorrufen und dazu führen kann, dass der Rest der Maske völlig fällt. Das bedeutet, dass du eventuell mit einer Art von Verhalten rechnen musst, das du bisher nicht erlebt hast und das du der Person eventuell immer noch nicht zutraust. Besser, du bist auf der Hut.

Wenn ihr gemeinsame Konten habt, stell sicher, dass du unbemerkt Geld zur Seite legst oder die Kontovollmacht für den anderen widerrufst. (Achtung! Das sollte nicht vor der Trennung offenkundig werden, um sie nicht voranzukündigen!)

Wenn ihr verheiratet seid und/oder Kinder habt, nimm schon jetzt zu einer Kanzlei Kontakt auf, wo man über Narzissmus Bescheid weiß und auf diese (unter Umständen sehr speziellen) Rosenkriege vorbereitet ist. Finde Strategien, die sicherstellen, dass für euer Wohl gesorgt ist, dass du in einem möglichen Sorgerechtsprozess gut dastehst und dass belegt ist, was dir angetan wurde, um einer möglichen Verleumdungskampagne vorzubeugen. Zu diesem Zweck kannst du z. B. eure Kommunikation dokumentieren oder Tagebuch führen.

Wenn ihr zusammenlebt, überlege dir, wie es nach der Trennung weitergeht: Wenn du ausziehst, such dir vorher unbemerkt eine neue Bleibe (ggf. auch an einer unbekannten Adresse); wenn du bleibst, stell sicher, dass du rechtzeitig die Schlösser auswechseln kannst.

Wenn du ausziehst, bring wichtige Papiere und bedeutsame Gegenstände schon jetzt heimlich in Sicherheit oder schaffe eine Trennungssituation, die dir Zeit gibt, das zu tun. Das kann auch relevant sein, wenn die narzisstische Partei (zum Beispiel zwecks Auszug) noch Zugang zum ehemals gemeinsamen Zuhause haben wird. Denn je nach Typ musst du damit rechnen, dass offizielle Unterlagen oder persönliche Habseligkeiten benutzt werden, um dich zu verletzen, zu belasten, zu bedrohen oder zu erpressen. Hier ein vergleichsweise harmloses Beispiel. In der Häufung sind aber auch solche Sticheleien nervenaufreibend: *Es sind immer so Spitzen, mit denen sie mich ärgern will: Es gibt zum Beispiel ein Service, das mir total viel bedeutet, weil das noch von meiner Oma ist. Und ich guck so die Kartons durch, die meine Ex sich zum Mitnehmen gepackt hat. Und da lag es dann dazwischen. Das war natürlich nur »aus Versehen« …*

Das Wichtigste: Erzähle maximal den engsten Vertrauten aus deinem Support-Netzwerk von deinem Plan – sonst niemandem. Die Gefahr, dass er sonst vor der Zeit auffliegt und vereitelt wird, ist groß.

## Die W-Fragen: Sicherheit geht vor!

*Wo?*

Da narzisstische Menschen angesichts einer Verletzung, wie eure Trennung sie darstellt, zu Rache neigen[300], ist Vorsicht geboten: Eine Gefahr kann beispielsweise der soziale Tod durch *Rufmord* sein. Das kann nicht nur zum Verlust von sozialen Netzwerken, sondern auch von Arbeitsstellen führen und bis hin zu fälschlicher Strafverfolgung gehen. Gerade auch als Racheakt nach Trennungen werden wahre – aber vor allem auch erfundene – rufschädigende Horrorgeschichten über die Opfer verbreitet, sogenannte *Verleumdungskampagnen* (*Smear Campaigns*). Das reicht vom Einnehmen der Opfer-Haltung (»Ich armes Hascherl wurde verlassen«) über das Schlechtmachen vor den Kindern bis hin zur öffentlichen Unterstellung von Straftaten.

Aber auch viele andere Racheakte sind denkbar: In extremen Fällen kann es zur Zerstörung von Gegenständen, zu gewalttätigen Wutausbrüchen, Verletzungen oder sogar Morden kommen. Sogenannte *Beziehungsdelikte* entstehen meist aus einer narzisstischen Kränkung heraus.[301] Daher sollten wir im Zweifelsfall lieber zu viel als zu wenig Vorsicht walten lassen. Dass es vor der Trennung nicht zu körperlicher Gewalt kam, ist kein Garant dafür, dass das so bleibt. Die verheerendsten Taten in Missbrauchsbeziehungen geschehen bei dem Versuch, sich aus diesen zu lösen.[302]

Es empfiehlt sich, die Trennung an einem öffentlichen Ort bzw. im Beisein anderer oder in Abwesenheit (z. B. via SMS) zu vollziehen, sodass ein relativer Schutz gegeben ist. Vielleicht macht es auch Sinn, hinterher nur in Begleitung in die gemeinsame Wohnung zu gehen.

Wenn davon auszugehen ist, dass die betreffende Person zu Gewalt neigt, ist unbedingt geboten, schon vor der Trennung entsprechende Beratung in Anspruch zu nehmen, sichere Obhut wie z. B. ein Frauenhaus aufzusuchen und nötigenfalls die Behörden zu informieren. Diese können zum Beispiel eine Streife vorbeischicken, die Täterperson der Wohnung verweisen oder ein Kontaktverbot verhängen.[303]

*Wer?*

Wenn möglich, such dir Anlaufstellen und Personen mit Wissen über Narzissmus. Außerdem Menschen, die dich und deine Situation gut kennen und dich uneingeschränkt unterstützen.

*Was?*

Falls du bei den Anlaufstellen doch mit Menschen zu tun hast, die sich nicht mit Narzissmus auskennen, ein wichtiger Hinweis: Es kann ratsam sein, nicht das Wort »Narzissmus« zu verwenden, sondern stattdessen die Muster zu beschreiben. Das gilt immer dann, wenn Menschen nicht wissen, was das Wort bedeutet. Oder wenn du unter Verdacht gerätst, unzulässigerweise eine Diagnose zu stellen. Das kann nach hinten losgehen und bewirken, dass die Leute, bei denen du Hilfe suchst, gegen dich eingenommen werden.[304]

Um die Muster zu beschreiben, verwende nicht die Fachwörter, die im Kapitel über Manipulationstechniken stehen, sondern benenne das genaue Verhalten. Statt zu sagen: »Narzisstinnen neigen zu Rache«, sag lieber: »Wenn sie sich herabgesetzt fühlt, wie zum Beispiel durch eine Trennung, kann sie schon mal zuschlagen!«

*Wie?*

Überleg dir, was die beste Methode ist, um einen Schlussstrich zu ziehen: ein Brief, eine Textnachricht, ein Anruf, ein Gespräch? Auch bei dieser Überlegung sollte deine Sicherheit immer im Vordergrund stehen.

Behalte im Hinterkopf, dass es einen einsichtsvollen Abschluss eher nicht geben wird und dass der (vielleicht im Stillen doch noch erhoffte) Aha-Effekt wohl ausbleiben wird.

Eine kurze und klare *Ich-Botschaft* ist zu empfehlen: Schildere sachlich, dass du die Beziehung beendest. Ein Warum ist nicht zwingend nötig. Nur, wenn es dir hilft. Aber grundsätzlich gilt: Erklären musst du jetzt wirklich nichts mehr – das war ja schon vorher vergebene Liebesmüh! Jede Rechtfertigung, jede Unsicherheit lässt bloß eine Öse zum Einhaken offen, die dazu führen kann, dass du doch noch zurückruderst oder dich das Gegenüber mit Wortsalat oder theatralischen Versöhnungsszenen umstimmen kann. Vermutlich hast du einen Restzweifel in dir – das wäre angesichts der kognitiven Dissonanz nur natürlich. Es ist in deinem Sinne, dafür zu sorgen, dir das nicht anmerken zu lassen.

Nicht nur aus Sicherheitsgründen, sondern auch, um nicht ins Wanken zu kommen, ist eine Trennung im öffentlichen Raum oder via Textnachricht von Vorteil.

**Ich-Botschaft (nach Friedemann Schulz von Thun)**

Ich-Botschaften sind nichtverletzende Ärger-Mitteilungen, die grundsätzlich dazu beitragen, Konflikte zu entschärfen und klar zu kommunizieren. Wenn wir gegenüber narzisstischen Menschen Position beziehen wollen, ist eine ruhige Ich-Botschaft der beste Weg. Wir vertreten unseren Standpunkt – ohne zu viel Angriffsfläche und ohne narzisstische Zufuhr in Form von emotionalen Reaktionen zu bieten.

Zu einer Ich-Botschaft gehören:

Sachinformation: objektive Fakten, Beobachtungen, Sinneswahrnehmungen (z. B. Zitate)

Selbstkundgabe: eigene Gefühle und Bedürfnisse

Appell: eine konkrete Bitte – es kann auch eine Frage sein

Die Beziehungsebene wird wegen des Konfliktpotenzials möglichst gemieden. Im folgenden Beispiel mischt sie sich kurz ein: Wo?

> *Beispiel:*
> Sachinformation: »Meine Grundvoraussetzung dafür, uns noch mal eine Chance zu geben, war, dass du eine Therapie machst. Gestern hast du sie abgebrochen.«
> Selbstkundgabe: »Ich bin am Ende meiner Kraft. Ich kann so, wie es zwischen uns läuft, nicht weitermachen. Darum ist für mich unsere Beziehung beendet.«
> Appell: »Wann passt es dir, dass mein Bruder vorbeischaut, um meine Sachen zu holen?«

*Was?*

Vielleicht möchtest du deiner Familie oder anderen dir nahestehenden Menschen vorab oder direkt nach dem Schlussmachen Bescheid geben und so einer Schmutzkampagne vorbeugen. Bevor du den Hinweis gibst, dass sich eventuell jemand mit Lügen über dich bei ihnen meldet, wähle weise: Sind das Menschen, denen du den Begriff Narzissmus erklären kannst? Oder beschreibst du stattdessen lieber Muster? – Für das Verwenden psychologischer Diagnosen verurteilt zu werden, kannst du jetzt nicht auch noch brauchen!

## Zufluchtsort: eine sichere Höhle

Das Ende narzisstischer Beziehungen kann sich anfühlen wie ein kalter Entzug. Das ist nicht nur eine emotionale Sache, das ist sogar körperlich zutreffend: Wir sind süchtig nach den Hormonen, die wir in der traumatischen Bindung in Überdosis ausschütten.

Es ist wahrscheinlich, dass uns das Ende härter erwischt als eine gewöhnliche Trennung, bei der zwei erwachsene Menschen zu dem Schluss kommen, dass sie sich auseinandergelebt haben – traurig, aber (im Vergleich) undramatisch.

Eingedenk eines möglichen Zusammenklappens ist es gut, dir schon vor der Trennung einen sicheren Ort zu suchen, an dem du nötigenfalls zusammenbrechen kannst. Frag dich also: Wo bin ich gut aufgehoben, wenn ich so verletzlich bin? Wen oder was brauche ich dann, wen oder was kann ich dann gar nicht um mich haben? Bedeutet das, dass ich die Trennung in meinen Urlaub lege – oder gerade nicht, weil Arbeit mich aufrecht hält?

Stell dich darauf ein, dass die ersten Tage nach der Trennung sehr hart werden können: Du weißt nicht, wie die Reaktion ausfällt – auf beiden Seiten: Gibt es Rache? Verlierst du einen Augenblick den Boden unter den Füßen?

Manche Überlebende bekommen direkt im Anschluss eine posttraumatische Symptomatik. Bedenke in deiner Planung, dass du möglicherweise eine Weile nicht so belastbar sein wirst.

Auf lange Sicht wird es dir allerdings viel besser gehen. Ich kenne in der Survivor-Community niemanden, der die Trennung bereut. Ich kenne nur maßlos erleichterte Menschen, die endlich gesund werden und ihr Glück finden.

> »Trennung und Scheidung sind keine Tragödien. Die wahre Tragödie ist es, langsam in einer unglücklichen Beziehung zu sterben.«
> UNBEKANNT[305]

*Ich habe viel mehr innere Ruhe. Eine riesige Last, die die ganzen Jahre auf mir lag und mich fast erdrückt hat, ist verschwunden. Ich habe Frieden.*

*Keine Angst mehr zu haben, wenn du mit Freunden irgendwo sitzt, weil du dich für jede fünf Minuten, die du später kommst, rechtfertigen musst. Dieses permanente »Wo bist du?« – endlich weg!*

*Ich werde nicht mehr zulassen, dass er jemals wieder auch nur ein Fitzelchen Macht über mich kriegt!*

## Impulse

1. Optimistisches Fantasieren: Kurz bevor ich die Trennung aussprach, hatte ich schon eine Trennung auf Probe durchlebt. Ich hatte angenommen, dass der Schmerz mich überwältigen würde. Aber anders als erwartet fühlte ich mich plötzlich leicht. Ich notierte alle Adjektive, die meinen unverhofft positiven Seinszustand beschrieben, um mich später daran zu erinnern, dass ich mich vielleicht einfach besser fühlen würde, wenn ich auf der anderen Seite wäre. Ich fühlte mich: angenehm lebendig, neugierig, abenteuerlustig, frech, entspannt, lebensfroh, reiselustig, sinnlich. Das sind übrigens tatsächlich Qualitäten, die mein neues Leben nach der Trennung prägen. Stell dir vor, du bist schon getrennt und aus dem Gröbsten raus. In deinen kühnsten Träumen: Wie würde es dir gehen? Welche positiven Gefühle und Eigenschaften hast du in deinem neuen Leben?
2. Erdbeer-Reife: Achte darauf, wann deine sprichwörtliche Erdbeere reif ist: Wann ist es genug? Wann fühlst du dich bereit für den Sprung?
3. Fertige eine Liste von allen Sorgen an, was nach der Trennung passieren könnte. Finde Lösungen für jeden Punkt. Suche dafür gegebenenfalls Unterstützung. Vielleicht sind dafür die Kontakte hinten im Buch interessant.
4. Entlastung: Wenn du vermutest, nach der Trennung Schonung zu brauchen, frag dich: Was kann ich alles canceln?
5. Struktur: Wenn dich Termine aufrecht halten, dann schaff dir eine angenehme Struktur für die Tage und Wochen »danach«. Was würde dich aufbauen?
6. Tür zu: Wenn du via Nachricht Schluss machst, möchtest du diese Nachricht vielleicht in Ruhe vorformulieren. Vielleicht als Ich-Botschaft? Wer könnte draufschauen, um sicherzustellen, dass du alle Türen hinter dir schließt?
7. Best Practice: Suche Kontakt zu anderen Überlebenden und tausche dich aus: Wann war für sie der Punkt erreicht, an dem sie gehen woll-

ten? Wie haben sie das eingefädelt? Wie geht es ihnen in ihrem Leben »danach«? Gerade in diesen Tagen der Trennung kann es sehr (be)stärkend sein, Reiseberichte von denen zu hören, die auf dem gleichen Pfad unterwegs sind, bloß ein bisschen weiter vorn.

# TEIL II
# Die Wunden heilen

»Heilung ist ein Gemeinschaftsprojekt von
Körper, Geist und Seele.«

Jackson MacKenzie[306]

# 10.

# Kalter Entzug: die Trennung und die Zeit danach

Ich liege im Bett und starre an die Decke. Etwas hat mich geweckt: Ein lautes Geräusch? Ein Albtraum? Jedenfalls kann ich nicht mehr schlafen.

Ich bin so schreckhaft in letzter Zeit! In meinem Bauch zieht etwas, das sich wie Angst anfühlt. Aber ich habe gar keine Angst. Das muss wohl dieser Hormon-Kater sein …

Ich bin erschöpft, aber ich sehe ein, dass es heute nichts wird mit dem Schlaf und mir.

Alles erinnert mich an ihn. Und er fehlt mir! Der verdammte Mistkerl fehlt mir! Aber ich weiß ja, dass mir in Wahrheit nur das Bild fehlt, das er von sich gezeichnet hat.

In meinem Kopf schreibe ich die Chronik unserer Beziehung um. Durch das Wissen aus den Büchern kann ich nun verstehen, was wirklich passiert ist. Es ist keine schöne Geschichte.

Ich bin überrascht, wie gut ich klarkomme. Ich habe immer gedacht, es würde mir den Boden unter den Füßen wegreißen. Ich sah mich wie eine Fixerin auf Turkey. Zusammengekrümmt auf einer ollen Matratze. Kotzen und Heulen und Zittern und Schreien. Bis ich auf der anderen Seite des Schmerzes angekommen bin. Aber die Tortur bleibt aus.

Nicht mal weinen kann ich. Als wären die Tränen schon alle.

Stattdessen bin ich wütend. Wütend, wütend, wütend: Wütend, was er mir angetan hat. Wütend, was ich habe mit mir machen lassen. Wütend, meine Lebenszeit vergeudet zu haben!

> Wie getrieben habe ich begonnen aufzuräumen. Ich will nichts mehr von ihm um mich haben! Keines seiner blöden Geschenke! Die Teddybären, die getrockneten Rosen – alles landet auf dem Müll!
>
> Es ist ein viel kraftvolleres Gefühl als die Trauer, die ich erwartet hatte: Ich habe eine Grenze gesetzt und muss nichts mehr erdulden – eine Offenbarung!

Die Trennung war weniger schlimm, als ich sie mir vorgestellt hatte. Aber kein Spaziergang.

Wenn es so weit ist, sei gut zu dir. Das Wichtigste ist, dass du so schnell und rigoros wie möglich die Verbindung zur Quelle deines Leidens kappst.

## Euphorische Erinnerungen: dein Lieblingsfilm in Dauerschleife

*Euphorischer Rückruf* – der englische Fachterminus ist *Euphoric Recall*[307] – ist genau das, was das Wort sagt: der goldene Glanz des Vergangenen, wenn wir zurückblicken. Wir denken an die besonderen Momente in der Idealisierungs-Phase – an den guten Sex, an den Menschen, in den wir uns damals verliebt haben. Wir wollen die Vergangenheit zurück! Das »Damals«, in dem alles noch normal und die Welt in Ordnung war. Und dabei blenden wir gerne aus, wie es wirklich war: kurzes Lovebombing – langes Leiden. Und der verzweifelte Dauerversuch, alles, was nicht ins Bild passte, positiv umzudeuten.

Was uns hier zum Verhängnis wird, ist *selektive Amnesie*[308], eine Coping-(also Bewältigungs-)Strategie des Gehirns. Sie versucht unsere Nerven zu schonen, indem sie die schönen Bilder ganz oben auf den Stapel packt. Das mag in vielen Lebenssituationen stärkend sein – für uns ist es gerade Gift. Es gaslightet uns: »Die Hochzeitsfeier war der schönste Tag meines Lebens – war es falsch zu gehen?«

Um uns daran zu erinnern, wie es wirklich war, können wir wieder die »Igitt-Liste« ins Spiel bringen. Außerdem würde ich alle erinnerungsbehafteten Gegenstände entfernen. Klar Schiff machen kann außerdem helfen, in die Wut zu finden.

Hör nicht auf möchtegern-spirituelle Psychos, die dir deine Wut ausreden wollen. Logisch: Selbst zum Racheengel zu werden, wäre ein Sieg für die Kräfte, die dich zerstören wollten. Aber zunächst ist Wut mal ein gesunder Impuls – Schubkraft für den Weg aus der kognitiven Dissonanz.

Noch wichtiger als das Ausmisten von Beziehungs-Nippes in unseren heimischen Regalen (oder in den mitgebrachten Umzugskisten) aber ist, die kommunikativen Brücken hinter uns einzureißen. Es sollte kein Zurück geben.

## Grey Rock: langweilig wie ein Stein

Die Empfehlung nach toxischen Beziehungen ist, nach Möglichkeit den Kontakt komplett abzubrechen. Jede Interaktion führt dazu, dass die Traumabindung aufrechterhalten wird. Die stoffliche Sucht in unserem Hormonhaushalt[309] wird nicht beendet. Du kommst nicht aus den Mustern raus. Und die Gefahr eines Rückfalls steigt. Den größten Gefallen tun wir uns also, wenn wir die Verbindung so bald wie möglich beenden. Komplett.

Die Wahrscheinlichkeit ist hoch, dass du das nicht sofort nach der Trennung tun kannst. Meist gibt es noch Dinge zu regeln, Sachen abzuholen oder Prozesse auszufechten. Oder wir müssen uns dauerhaft um die gemeinsamen Kinder kümmern.

Um seelisch möglichst unbeschadet aus der Nummer rauszukommen, empfiehlt sich eine Technik, die du ab jetzt immer anwenden kannst, wenn du es mit narzisstischen Menschen zu tun hast, zu denen du den Draht nicht vollständig kappen kannst oder willst. Sie ist in der Szene bekannt als *Grey Rock* – also: grauer Stein. Der Name ist Programm: Wir tun so, als wären wir so uninteressant wie ein grauer Stein. Wir verhalten uns so, dass ein narzisstischer Mensch nichts an uns findet – weder eine Bedrohung fürs Ego noch attraktive Zufuhr.[310]

Grey Rock ist eine Form von *Soul Distancing* (*Seelen-Distanzierung*): Dabei tragen wir die verletzlichen Teile von uns nicht in die Interaktion. Schwächen, Sorgen, Freuden und Erfolge – alle potenziellen Angriffsflächen behalten wir für uns. Alle Themen, wo das Eis dünn werden könnte. [311]

Und: Wir reagieren anders. Nämlich gar nicht. Aber ohne damit Konflikte zu schüren!

Wie wir diese Teflon-Beschichtung bekommen? Theoretisch ist das ganz einfach, praktisch allerdings ganz schön herausfordernd. Vor allem bei diesem einen Menschen, mit dem uns so viel seelisches Narbengewebe verbindet …

Meine Eselsbrücke, um in die Haltung hineinzufinden, ist Loriot: Mit einem »Ach!« oder »Ach was!?« macht man nix verkehrt. – Aber Vorsicht: Ironie und Sarkasmus sollten wir dem bekannten Komiker überlassen. Denn darauf können narzisstische Menschen empfindlich reagieren.[312]

**Grey Rock**

- Suche den Kontakt nur, wenn unbedingt erforderlich.
- Halte die Kommunikation knapp.
- Wenn möglich, wähle distanzierte Kommunikationswege wie E-Mails oder Textnachrichten.
- Antworte kurz und sachlich.
- Sei so gleichmütig wie möglich. Halte den emotionalen Ball flach!
- Drossle dein Engagement!

- Bleib oberflächlich. Geh nicht in die Tiefe.
- Antworte mit höflichen, aber nichtssagenden Floskeln.
- Strahle weder verbal noch körpersprachlich Einladungen zum Weiterreden aus.
- Stell keine Fragen!
- Lass dich nicht provozieren. Nimm Einladungen zu Kampf und Explosion nicht an.
- Nimm nichts persönlich. Lass dich nicht auf Streit ein! Argumentiere nicht!
- Sei kein Supply: Bewundere weder noch geh in Konkurrenz oder Opposition!
- Wirst du getriggert, entschuldige dich und geh, z. B. ins Bad.
- Achtung: Zu viel Ironie könnte narzisstische Gegenreaktionen auslösen! Sie reagieren stark auf den Tonfall!
- Vermeide Reizthemen und alles, was zu persönlich ist.
- Wenn das Thema gefährlich wird, wechsle es oder verlass die Situation.
- Wenn es nichts zu regeln gibt, aber du im Gespräch bleiben musst, bleib bei Smalltalk.
- Halte dich an nichtssagende Repliken, aus denen man dir keinen Strick drehen kann.

**Grey Rock: Beispiele für Worthülsen**

- »Aha.
- »Sowas!«
- »Oha!«
- »Interessant!«
- »Wirklich?!«

Wenn narzisstische Menschen das Interesse an dir verlieren, hast du alles richtig gemacht.

Grundsätzlich lassen wir uns also ab jetzt nicht mehr darauf ein, wenn uns der Fehdehandschuh zugeworfen wird. Wozu auch? Dass mit diesem Menschenschlag kein konstruktives Gespräch möglich ist, wissen wir ja bereits. Und dass wir mit diesem speziellen Menschen keinen grundsätzlichen Vertrag mehr herstellen müssen, ist seit der Trennung auch klar. Aber es gibt Ausnahmen: »Wähle deine Kämpfe weise!« ist ein Motto von Dr. Ramani, das mich begleitet.[313] Das Sorgerecht für die Kinder, unsere Würde, bestimmte Überzeugungen … es gibt Werte, die so zentral für uns sind, dass sich dafür zu kämpfen lohnt.

Punktuell können wir uns also sehenden Auges auf eine fruchtlose Diskussion einlassen. – Beziehungsweise schlau genug sein, unsere Grenze einmal zu ziehen und uns dann nicht weiter verstricken lassen. Im Hinterkopf behalten sollten wir dabei aber auch, dass narzisstische Menschen wittern, welche Werte uns besonders am Herzen liegen – d. h., welche wir besonders passioniert verteidigen.

Wenn du mit anderen emotional involvierter bist als mit ihnen, kann das zu Wutausbrüchen führen. Darum vermeide, wenn möglich, den Kontakt mit anderen, wenn ihr dabei beobachtet werdet. Sollte das nicht immer gehen, weißt du ja, was du bei einem Angriff zu tun hast: Grey Rock!

Selbst wenn das Gegenüber dich plötzlich mit Liebe bombardiert, um dich zurückzugewinnen: Grey Rock! Irgendwann verlieren alle das Interesse. Grey Rock ist die wirksamste Strategie, narzisstische Menschen nicht länger zu ermächtigen.[314]

Übrigens: Die unumgängliche Korrespondenz wird manchmal leichter, wenn wir sie seelisch nicht allein schultern müssen: Unverschämte Briefe von humorvollen Tanten vorgelesen zu bekommen, kann therapeutisch wertvoll sein …

## Kontaktabbruch: No Contact!

Sobald wir das können, sollten wir den Kontakt vollständig einstellen. Das ist das Beste, was wir für unsere Heilung tun können. Also: raus aus diesen Energien! Jeder Faden, der bleibt, lässt dich weiter strampeln. Was entgeht uns schon? Hartherzigkeit, Drohungen, Beschimpfungen, Hoovering und Gaslighting: *Plötzlich schrieb er so lange, ausführliche und klare Nachrichten, wie ich sie in den 25 Jahren unserer Ehe nie bekommen hatte. Ich dachte, ich spinne! Und* den *Mann lasse ich gehen?!*

Auch die verdrehte Weltsicht sollten wir uns nicht länger geben. *Bis zum Schluss bin ich diejenige, die den Dachschaden hat, und er hat alles richtig gemacht. Er ist ja sogar in dieser schweren Trennungszeit für mich da!*

Jede Form von Kontakt stabilisiert die Abhängigkeit: *Ich habe gelitten, andere Beziehungen sind zu kurz gekommen, meine Arbeit wurde vernachlässigt … und wenn ich ihm jetzt ins Gesicht sehen würde, würde ich trotzdem denken: Er ist der Mann meines Lebens!*

Für alle, die Drohungen, Stalking oder exzessives Hoovering-Verhalten erleben oder erwarten, ist der Wechsel von Telefonnummern, Mailadressen, Accounts, Passwörtern etc. ratsam. Im Zweifelsfall kann ein neues Türschloss oder sogar ein Umzug angezeigt sein.

Was ich dir ans Herz legen möchte, ist: Entfreunde dich in allen sozialen Netzwerken – wenn nötig, inklusive Blockieren. Das ist das beste Mittel gegen unseren Erzfeind, die kognitive Dissonanz: *Und dann habe ich wieder ein Foto von ihr gesehen und gedacht: Schöner kann ne Frau nicht aussehen. Aufregender kann sie nicht sein! Irgendwie habe ich so diese extremen Pole: Oh mein Gott, es gibt ein neues Foto von ihr auf Insta. Und andererseits: Sie tut mir nicht gut! Sie schickt mir so eine negative Energie, die mich echt leiden lässt.*

Auch macht es Sinn, gemeinsame Bekannte zu löschen, von denen zu erwarten ist, dass sie als Flying Monkeys oder Enabler in Erscheinung treten könnten. Das Weitergeben deiner privaten Informationen, dass dir jemand die Schuld an der Trennung gibt oder Hilfe beim Hoovern leistet, kannst du gerade nicht gebrauchen.

Es kann sogar ganz reinigend sein, virtuelle Bande zu zerschneiden und die Markierungen aus geteilten Bildern (oder besser gleich die Bilder selbst) zu entfernen. Und du willst nicht jährlich von Facebook an euren Venedig-Trip erinnert werden …

Wichtig ist auf alle Fälle, dass du nicht mehr siehst, was gepostet wird. Denn das ist auch eine Form des Kontaktes – und zwar gern eine für Triangulierung, Gaslighting und Co. genutzte.

Zu erwarten ist, dass in Kürze Bilder durch das Netz geistern, die belegen, wie schön das Leben ohne dich und wie heißgeliebt und sexy der neue Supply ist. Es wird dir das Gefühl geben, dass dein Ersatz alles bekommt, wovon du nur träumen konntest! Glaub mir: Das willst du nicht sehen! – Ja, ich weiß, ein kleines Stimmchen in dir will das vermutlich schon sehen. Vielleicht die Seite in dir, die die Wahrheit sucht und die endlich Gewissheit haben will, ob zwischen den beiden immer schon was lief. Aber: Du tust dir damit keinen Gefallen, sondern verschenkst nur weiterhin Freifahrtscheine, dir wehzutun.

Soziale Netzwerke sind die narzisstische Spielwiese Nummer eins. Spiel nicht mit!

»Die perfekte Antwort auf Respektlosigkeit ist Distanz.«
TEAM NARZISSMUS-FACETTEN, HERA SANDER[315]

Was online geht, geht offline aber natürlich schon lange: *Wenn ich bei ihm eingeladen bin und er hat seinen aufgeklappten Laptop dastehen, und ich les dann in der WhatsApp-Kontaktliste irgend nen Namen von irgend ner Frau. Und dann dreht er den immer so weg, als hätte er Angst, dass ich da hingucken könnte …*

Natürlich haben nicht alle die Chance dazu, den Kontakt komplett abzubrechen. Wer sich das Sorgerecht teilt oder Ähnliches, kann ein Minimum an Kommunikation nun mal nicht vermeiden. Dafür gibt es Grey Rock. Aber auch entsprechende Apps, über die Erziehungsberechtigte kommunizieren können. Der Vorteil solcher Lösungen ist auch, dass der Gesprächsverlauf automatisch dokumentiert wird, falls das mal notwendig sein sollte – für eine einstweilige Anordnung[316] oder das Familiengericht beispielsweise. Auch für alle, die analog kommunizieren, kann es angeraten sein, durch Tagebucheinträge oder ähnliche Notizen festzuhalten, was passiert. Einfach als Beleg für den Fall der Fälle. Ob das für dich Sinn macht, weißt du selbst am besten.

Es kann wichtig sein, eine auf organisatorischer Ebene funktionierende Beziehung aufrechtzuerhalten, um die Sicherheit der Kinder im Auge zu behalten. *Neulich kam ich zufällig (?) meine Tochter abholen, als sie gerade so einen Psycho gedatet hat!*

Wenn Grey Rock für dich nicht oder nicht vollständig funktioniert, gibt es andere Techniken.

**Gut zu wissen, wenn ihr gemeinsame Kinder habt, ist**[317]

- … dass der Kontakt zum narzisstischen Elternteil sie seelisch und körperlich beeinträchtigen kann.
- … dass ein gesunder Elternteil viel von diesem Effekt ausgleichen kann.
- … dass Therapie Kinder dabei unterstützt, mit den narzisstischen Verhaltensweisen fertigzuwerden.
- … dass es ihnen hilft, validierend mit ihnen über ihre Erlebnisse mit dem narzisstischen Elternteil zu sprechen.
- … dass wir nicht »Narzissmus« sagen, sondern Muster beschreiben – zumindest bis sie selbst drauf kommen.
- … dass sie nicht in einen Loyalitätskonflikt zwischen ihren Eltern geraten sollten.
- … dass die narzisstische Partei wahrscheinlich Kinder oder Sorgerecht benutzen wird, um uns zu kontrollieren.
- … dass wir gestützt durch psychologische Begleitung ein noch besseres Bollwerk für unsere Kids sein können.

## Firewalling: ein Sicherheits-Programm

Die *Firewall*-Methode ist intuitiv verständlich für alle, die einen Computer haben: Eine Firewall schützt das System, indem sie darauf achtet, was reinkommt und was rausgeht. Sie verhindert Manipulation und Missbrauch – also genau das, was narzisstische Menschen mit unserem »Motherboard« machen …

Der beste Schutz gegen diese Infiltration ist Wissen: Die Muster und Rechtfertigungen erkennen, sie als »Schadsoftware« einordnen und nicht hineinlassen. Dabei müssen wir das genauso wenig persönlich nehmen, wie wir Computerviren persönlich nehmen würden. Es hat nichts mit uns zu tun. Es ist einfach, was Computerviren tun.

Dr. Ramani beschreibt in einem Video zu diesem Thema sehr treffend, dass sie sich wünscht, im Leben würden ebenfalls kleine Fenster mit Warnhinweisen aufpoppen und uns fragen: Sind Sie sicher, dass Sie diese Information teilen möchten? Und dann hätten wir noch mal die Chance, unsere Eingabe zu widerrufen.

In der analogen Welt gibt es zwar keinen Warnton und keinen »Abbrechen«-Button. Aber wir können ähnliche Vorsichtsmaßnahmen in unserem neuen Kommunikationsverhalten installieren. Vielleicht geben wir den Narzissten dann beim nächsten Mal nicht durch eine offenherzige Plauderei die Steilvorlage für einen Frontalangriff.

Das wappnet uns auch gleich für etwas, an das wir vermutlich zu diesem Zeitpunkt noch gar nicht denken: Dating. Denn eine beliebte Masche während der Idealisierungs-Phase ist, uns vorschnell unsere Geheimnisse zu entlocken, um eine scheinbare Intimität zu schaffen, die uns bindet, bevor wir verstehen, wo wir da hineingeraten sind. Und um zu erkunden, welche Knöpfe man bei uns drücken kann ...

Ab jetzt gilt: Warte, bis du deine größten Geheimnisse teilst! Selbst wenn du dann für einen Moment als verschlossene Auster beschimpft wirst – na und? Das zeigt uns nur, dass die Firewall funktioniert. Wer wirklich interessiert ist, wartet, bis sich langsam ein Vertrauensverhältnis aufbaut.

Firewalling erlaubt uns, natürlicher in Kontakt zu bleiben, als das mit Grey Rock möglich wäre. Wir müssen nicht vom Netz gehen – solange die wachen Augen unseres inneren Antivirusprogramms immer mitlaufen.[318] – Und das Passwort für dein tiefstes Inneres bleibt besser dein Geheimnis![319]

## DEEP-Technik: Geh nicht in die Tiefe, go DEEP!

Die DEEP-Technik hat ihren Namen vom englischen Wort »deep« – also »tief«.

*DEEP* ist ein Akronym. Es setzt den Kontrapunkt zum (eher oberflächlichen) Narzissmus. Die Buchstaben stehen für: Don't **D**efend! Don't **E**xplain! Don't **E**ngage! Don't **P**ersonalize! [320]

Zu Deutsch: Geh nicht in die **D**efensive! **E**rkläre nichts! **E**ngagier dich nicht! Nimm es nicht **persönlich!**

Wenn narzisstische Menschen ihre dunklen Seiten auf uns projizieren, neigen wir natürlich dazu, genau das zu tun. Klar können wir jedes Mal wieder überrascht sein, dass sie sich so verhalten. Aber was ist das Ergebnis? Wir werden jedes Mal verletzt und enttäuscht. Akzeptieren wir doch einfach, dass es ein Naturgesetz ist: Du bist in Hamburg, also regnet es! Nicht wundern! Schirm aufspannen!

Realistische Erwartungen zu haben, bewahrt uns vor weiteren Enttäuschungen.[321] Es hilft uns, den Erwartungen entsprechend zu handeln – und nichts Intimes zu teilen!

## Schock mit Verspätung: Posttraumatische Belastung

Wenn du für größtmögliche Ruhe und Abstand gesorgt hast, hast du eine gute Grundlage für deine Heilung gelegt. Doch: Jetzt, wo du in Sicherheit bist, erlebst du eventuell eine Art Erstverschlimmerung: Vielleicht fühlst du dich wie betäubt. Oder Gefühle stürmen auf dich ein. Das kann (neben dem Schmerz über den Verlust deiner Partnerschaft) auch daran liegen, dass alle Empfindungen dich jetzt erst erreichen. So ähnlich, wie eine schwere Verletzung erst später wehtut, weil Adrenalin anfänglich die Schmerzwahrnehmung reduziert: Du warst lange Zeit im Überlebensmodus. Jetzt bist du in Sicherheit. Das merkt dein System. Und du fängst an zu spüren. Womöglich wird dir zunehmend klar, dass du Missbrauch erlebt hast.

**Tipps gegen Ein-, Aus- und Durchschlaf-Störungen**

- Routine: Bleib bei einem festen Schlafrhythmus.
- Wohltemperiert: Eine kühle Raumtemperatur fördert den Schlaf; eine Wärmflasche kann entspannen.
- Wann was: Sorge dafür, dass Essen und Trinken dich nicht aktivieren, sondern beruhigen.
- Runterkommen: Digital Detox und Me-Time vor dem Zubettgehen helfen dir runterzufahren.
- Relaxen: Mach vor dem Schlafen eine kurze, beruhigende Yoga-Einheit.
- Einschlaf-Rituale: Zum Beispiel im Bett eine Seite lesen oder eine Einschlaf-Meditation vom Band.

In dieser Zeit, in der deine Empfindungen zu dir zurückkehren, kann es sein, dass du Symptome einer Posttraumatischen Belastungsstörung an dir feststellst. Es kann leichte Formen geben, die nach ein paar

Wochen von allein wieder abklingen – aber auch schwere, chronische Verläufe. Vielleicht überfordern dich laute Geräusche oder andere Alltagssituationen. Vielleicht bist du überreizt, kannst nicht schlafen oder hast Ängste. *Noch heute werde ich manchmal von Albträumen wach und habe Angst, er ist im Haus. Dann wähle ich 110, sodass ich im Ernstfall nur noch »Anrufen« drücken muss, und mache überall Licht. Mit dem Handy in der Hand kontrolliere ich, ob die Türschlösser zu sind.*

Wenn du posttraumatische Symptome an dir beobachtest, ist es verantwortungsvoll, das zur Sicherheit in deiner Therapie abzuklären.

**Posttraumatische Belastungsstörung (PTBS)/ Post-traumatic stress disorder (PTSD)[322]**

A. Die Person hat ein traumatisches Ereignis erlebt.
B. Das Ereignis wird auf mindestens eine Weise immer wieder durchlebt:
   1. wiederkehrende Erinnerungen
   2. Albträume
   3. dissoziative Reaktionen (z. B. Flashbacks)
   4. Stress bei Erinnerung an das Geschehene
   5. starke körperliche Reaktion auf einen mit dem Trauma verbundenen Trigger
C. Vermeidungsverhalten auf mindestens einer Ebene:
   1. mit dem Trauma verbundene Gedanken/Gefühle
   2. mit dem Trauma verbundene äußere Reize (Menschen, Orte, Tätigkeiten u. a. m.)
D. Negative Veränderung von Gedanken und Stimmungen auf mindestens zwei Arten:
   1. Unfähigkeit, sich zu erinnern
   2. negative Annahmen von sich und der Welt (z. B. »Ich bin nicht liebenswert.« Oder: »Menschen sind gefährlich!«)

3. Schuld-Vorwürfe gegen sich oder andere
4. andauernde, mit dem Trauma in Zusammenhang stehende Gefühle (Angst, Schuld, Scham, Wut)
5. weniger Interesse an allem, was nichts mit dem Trauma zu tun hat
6. Gefühle von Fremdheit oder Distanz zu anderen
7. Unfähigkeit, positive Gefühle zu empfinden

E. Mindestens zwei Symptome der Veränderung des Erregungsniveaus oder der Reaktivität:
1. Reizbarkeit, Wutausbrüche
2. riskantes oder selbstzerstörerisches Verhalten
3. erhöhte Vigilanz
4. Schreckhaftigkeit
5. Konzentrationsprobleme
6. Schlafstörungen

F. Die Symptome (B–E) bleiben länger als einen Monat.

G. Die Störung verursacht Leiden.

H. Andere Gründe (z. B. Medikamente, Substanzmittel, andere Krankheiten) sind nicht ursächlich.

Zusätzlich kann es zu dem Gefühl kommen, außerhalb des eigenen Körpers zu sein (Depersonalisation) oder zu dem Eindruck, dass das alles nicht real ist (*Derealisation).*

Die Symptome können auch mit Verzögerung[323] oder schon während der Traumatisierung auftreten.[324]

Weil die meisten Menschen trotz traumatischer Erlebnisse keine oder nur wenige Symptome einer voll ausgeprägten PTBS zeigen, werden viele nicht richtig diagnostiziert.[325]

Da wir Überlebende in der Regel über einen langen Zeitraum potenziell traumatisierenden Erlebnissen ausgesetzt waren, kann bei uns auch eine spezielle Form dieses Störungsbildes vorliegen, die so genannte *Komplexe Posttraumatische Belastungsstörung* (*KPTBS*). Dies gilt insbesondere dann, wenn die narzisstische Beziehung, die wir gerade beendet haben, nicht unsere erste ist, sondern narzisstische Bezugspersonen in der Kindheit den Grundstein dafür gelegt haben, dass wir eine Affinität zu narzisstischen Menschen haben. Man spricht deshalb in diesem Zusammenhang auch von *Childhood-PTSD (CPTSD).*

Charakteristischerweise wird die KPTBS nicht durch ein einzelnes, sondern durch mehrere oder lang anhaltende Ereignisse ausgelöst. Anders als eine PTBS, die auch durch Unfälle und Naturkatastrophen hervorgerufen werden kann, handelt es sich hier um ein Trauma, das durch andere Personen verursacht wird.[326]

Betroffene erleiden ein breites und lang anhaltendes Spektrum an Beeinträchtigungen. Neben den Hauptsymptomen der klassischen PTBS kommt es zusätzlich zu Affektregulationsstörungen, negativer Selbstwahrnehmung und Beziehungsstörungen. Auch diese Symptome können mit Verzögerung auftreten.

**Mögliche Merkmale von Komplexen Posttraumatischen Belastungsstörungen[327]**

- unzutreffende Annahmen über sich, andere und die Welt
- emotionale Überforderungszustände: überwältigende Gefühle (z. B. Angst, Scham, Verzweiflung, Hoffnungslosigkeit, Einsamkeit, ungerechte Behandlung, Depression oder Hilflosigkeit) sowie Suizidalität, die oft durch den Verlust zwischenmenschlicher Eingebundenheit ausgelöst wird
- unangenehme körperliche Gefühle, in denen früheres seelisches Leid Ausdruck findet
- Schwierigkeiten, zwischen Vergangenheit und Gegenwart zu unterscheiden

- Übererregbarkeit und zwischenmenschliche Habachtstellung
- Vermeidungsmuster wie Leugnen, dissoziative Zustände, Süchte und Ähnliches
- Beeinträchtigung der interpersonellen Kompetenz, zwischenmenschliche Schwierigkeiten
- Beeinträchtigung von Leistungsfähigkeit, Konzentrationsschwierigkeiten
- chronische Erkrankungen, Schmerzen, Krankheitsanfälligkeit
- Reizbarkeit, Wutausbrüche
- Stressessen, Essstörungen, Suchtverhalten, promiskuitives Verhalten
- Ängste, depressive Symptome
- Risikoverhalten, selbstverletzendes Verhalten (z. B. Ritzen)
- Selbstmordgedanken, -pläne, -versuche
- Probleme, die Arbeitsstelle zu behalten
- ein starker innerer Kritiker[328]

Was hilft? Auf alle Fälle ist es ratsam, sich therapeutische Begleitung zu suchen. Gut wäre es, wenn sich die Person nicht nur mit Narzissmus-Opfern, sondern auch mit Traumata auskennt. Beziehungsweise: Wenn du niemanden findest, der Expertise bei der Begleitung von Opfern narzisstischen Missbrauchs hat, such alternativ nach Fachleuten in Sachen Trauma-Arbeit. (Das gilt übrigens unabhängig davon, ob du eine Posttraumatische Belastungsstörung hast oder nicht.)

Eine Selbst-Therapie auf eigene Faust ist nicht zu empfehlen, da das bloße Verständnis der Ursachen ein Trauma nicht heilen kann. Dazu ist eine tragfähige therapeutische Beziehung nötig. Denn die seelische Verletzung ist im zwischenmenschlichen Bereich entstanden. Es braucht daher ein Wiederverbinden mit anderen Menschen.[329]

**Beispiele möglicher Gesundheitsgefahren durch chronischen Stress**[330]

- Bluthochdruck
- Diabetes und andere Blutzucker-Probleme
- Essgier und Essanfälle
- Süchte
- Verdauungsträgheit
- Immunschwäche und Infektanfälligkeit

**Beispiele für gesundheitliche Beeinträchtigungen durch eine PTBS**[331]

- Verdauungsstörungen (z. B. Reflux & Reizdarm)
- Schlafstörungen
- Autoimmunerkrankungen

Was du zusätzlich zu einer Therapie tun kannst, um den Folgen des Traumas (es muss nicht gleich eine ausgewachsene PTSD sein) entgegenzuwirken, klingt nach Hausmitteln, ist aber sehr wirkungsvoll: Der Aufenthalt in der Natur kann sehr beruhigend wirken. Das kann der Park sein, den du um die Ecke hast, oder auch deine Lieblingslandschaft.

Für mich ist es zum Beispiel das Meer: der Blick in die Weite. Der Horizont. Das meditative Rauschen der Wellen. Der intensive Salzgeruch, der wie ein Duftöl Wellness-Stimmung erzeugt. Der Wind, der mir die Gedanken aus dem Kopf pustet. Und das Schwimmen, bei dem ich mich tragen lassen kann. Eine sinnliche Erfahrung, die mich in meinen Körper zurück und meinen Geist auf andere Gedanken bringt. – Was ist es bei dir?

Außerdem hilft Bewegung dabei, die überschüssigen Stresshormone loszuwerden, die dein Körper vermutlich in Erwartung des nächsten

Dramas weiter produziert und die sich dann zum Beispiel als Angstgefühl, Schreckhaftigkeit oder Übererregung bemerkbar machen.

Besonders gut gegen Trauma hilft Stretching. Denn es wirkt der Muskelverspannung entgegen, die uns in solchen Gemütslagen in den Klauen hat. Da gibt es natürlich viele mögliche Ansätze. Ich kann ganz besonders Yin Yoga empfehlen. Das ist ein ganzheitliches Verfahren, das Körper, Geist und Seele anspricht. In lange gehaltenen Posen entspannt man sich in eine sanfte Dehnung hinein. Das fühlt sich (anders als bekanntere Yoga-Arten) überhaupt nicht nach Sport an, wirkt aber auf allen Ebenen Wunder. Falls dir also nach der Trennung die Fitness-Motivation abgeht, wäre das deine Methode!

Mit Yoga kannst du im Prinzip sofort und selbst anfangen. Gut zu wissen ist allerdings, dass sich durch diese sehr potente Technik emotional und körperlich viel lösen kann. Das kann unter Umständen (gerade nach einer traumatischen Erfahrung) zunächst überwältigend sein. Wenn es sich für dich sicherer anfühlt, empfehle ich, den Einstieg in die Yogapraxis in Begleitung durchzuführen.

Menschen, die traumatische Ereignisse erlebt haben, haben oft das Bedürfnis nach Rückzug. Für eine begrenzte Zeit kann es der Heilung zuträglich sein, sich einzuigeln. Alleinsein kann ein Balsam sein. Wichtig ist, im Blick zu behalten, ob irgendwann der Wunsch nach Kontaktaufnahme von allein wieder in uns wach wird. Bleibt das aus, sind wir vielleicht auf dem Weg, in ein Muster zu verfallen, das uns auf Dauer nicht schützt, sondern schadet.

Abgesehen davon ist es gut, darauf zu hören, was wir brauchen: Alleinsein oder Austausch? Telefonisch oder von Angesicht zu Angesicht? Ein Stündchen oder einen ganzen Tag? ...

Möglich, dass Menschen irritiert reagieren, wenn wir uns eine Weile von ihnen zurückziehen. Die meisten werden verstehen, dass das nichts mit ihnen zu tun hat. Wenn deine Grenzen nicht akzeptiert werden, bestätigt das deine Intuition, diesen Menschen vorerst nicht zu begegnen. Grenzverletzungen hast du genug erlebt. Genau davon brauchst du eine Auszeit.

Ausreichend Schlaf, Freizeit, eine feste Tagesstruktur, gesunde Ernährung und der Verzicht auf Rauschmittel fördern übrigens ebenfalls den Heilungsprozess. Dem Verlangen, unsere wunde Seele mit Junkfood und Drinks ruhigzustellen, sollten wir also nach Möglichkeit widerstehen oder ihm nur in Maßen nachgeben. Gerade Alkohol und ähnliche Substanzen können sich in Kombination mit Traumata zu einem sich selbst verschlimmernden Teufelskreis auswachsen.[332]

Ganz zentral ist, dass wir enthaltsam sind – und zwar von dem, was uns süchtig gemacht hat: Liebesbeziehungen. Wie lange es dauert, bis du dich bereit für die nächste intime Begegnung oder eine feste Bindung fühlst, wird die Zeit zeigen. Empfohlen wird mindestens ein Jahr ohne. Manche brauchen zwei. Sonst laufen wir Gefahr, das gleiche Spiel zu wiederholen. Gerade wenn wir in einer Krise sind, sind wir das perfekte Ziel für das nächste Liebesbombardement. So verlockend es sein mag, die Leere und die Einsamkeit mit romantischen Gefühlen zu füllen, so kontraproduktiv wäre es. Auch bei neuen Freundschaften gilt es zunächst, vorsichtig zu sein. Jetzt geht es darum, genau zu erforschen, was uns verwundbar gemacht hat. Wenn wir diese Arbeit nicht tun und wenn wir uns nicht die Zeit nehmen, erst mal wieder zu uns zu kommen, dann stehen die Chancen gut, dass die nächste Beziehung nur eine Neuauflage der alten ist. Zum Beispiel, weil wir die Rettung in einer anderen Person suchen.[333]

Das soll nicht bedeuten, dass wir irgendwie fehlerhaft und überarbeitungsbedürftig sind. Nein. Aber es ist gut möglich, dass wir genau das noch nicht verinnerlicht haben. Stichwort: Selbstliebe. Wir können geduldig sein und mit dem gehen, was ist. Die Aufgabe, die wir jetzt haben, klopft ganz von allein an unsere Tür.

**Behandlung von (K)PTBS**

Einige der wirksamsten Ansätze sind:

*Yoga*
Die Übungen umfassen Positionen, Atemtechniken und Meditation.

Dabei wird nachweislich die *Heart Rate Variability* (*HRV,* der Marker für das Zusammenspiel vom sympathischen und parasympathischen Nervensystem) verbessert. Das heißt, es fördert die Balance von Aktivierung und Entspannung und bringt Körper, Geist und Seele aus dem Stress- und Notfall-Modus raus.

Das Selbst wird gestärkt und damit die Fähigkeit zu Selbstliebe und Selbstregulation. Das führt zu einer von innen kommenden, intrinsisch motivierten Selbstfürsorge – ohne »müsste« und »sollte«.[334]

*EMDR*
(Dr. Francine Shapiro)

EMDR (*Eye Movement Desensitization and Reprocessing,* zu Deutsch: »Desensibilisierung und Verarbeitung durch Augenbewegung«) gilt als die bei PTBS wirksamste therapeutische Intervention und erzielt bessere Effekte als Medikamente. Ähnlich wie der REM-Schlaf führt die Technik zur Integration der traumatischen Erinnerungen. Anschließend wird das Trauma im besten Fall als »vorbei« erlebt und verliert seinen Einfluss auf das Hier und Heute. Durch die Methode werden Eigenverantwortung und Selbstwirksamkeit der Behandelten gestärkt.[335]

*IFS*
(Richard Schwartz)

IFS steht für *Inner Family System*. Das »Innere Familiensystem« überträgt die systemische Sicht der Familientherapie auf die seelische Innenwelt. Es ist eines der zahlreichen Modelle rund um die Arbeit mit inneren Anteilen und wird wegen der bewussten Auseinandersetzung mit dem Selbst als Achtsamkeitsmethode gehandelt.

Die Grundannahme: Teile von uns versuchen, uns vor den traumatischen Erlebnissen und ihren Folgen zu schützen. Das ist gut gemeint von den Teilpersönlichkeiten, aber leider im Ergebnis oft dysfunktional.

Hinter den im Leben dominanten Anteilen kommen im Laufe der Arbeit schwächere zum Vorschein – und schließlich das Selbst. Die Teilearbeit stärkt diese innere Führungskraft, das Selbstmitgefühl und die Bewusstheit. Die Neuordnung der inneren Familie unterstützt uns dabei, Überlebensstrategien, die inzwischen mehr schaden als nützen, durch konstruktivere zu ersetzen.

Auch Aufstellungsarbeit kann helfen.
All diese Methoden lassen sich kombinieren.

## Narrative: die Geschichte neu erzählen

Wie im einführenden Tagebucheintrag beschrieben, passiert spätestens jetzt vielleicht ganz automatisch das, was ich »die Geschichte umschreiben« genannt habe. Vielleicht hat dieser Prozess aber für dich auch schon lange vor der Trennung begonnen. Ich denke, der Zeitpunkt hängt damit zusammen, wann wir Informationen über Narzissmus bekommen. Denn dann fällt es uns wie Schuppen von den

Augen: Die vielgepriesenen ersten Tage – Lovebombing wie aus dem Lehrbuch! Das plötzliche Ausrasten in den ersten Wochen – ein erster Warnhinweis, den wir übersehen haben. Die unerklärlichen Streitereien – ausgelöst durch Stonewalling! Unser desolater Zustand – eine normale Reaktion auf unnormales Verhalten.

Ich glaube, es ist wichtig, uns dieser Umarbeitung auszusetzen. Auch wenn das sehr schmerzhaft sein kann. Ich muss da immer an diese alte japanische Kunstform denken: Kintsugi. Zerbrochenes Geschirr wird wieder zusammengesetzt, wobei die Bruchkanten und fehlenden Bereiche mit Gold und Silber aufgefüllt und veredelt werden. Was wir durchmachen, mag sich erst mal nicht wie eine Ver-, sondern wie eine Ent-Edelung anfühlen: Aus einer glorreichen Liebesgeschichte wird purer Horror! Aber letztlich ist es doch so: Wir kommen von einer gelebten Lüge zur eigenen Wahrheit!

## Von der Trennung erzählen: Victim Blaming & Gaslighting reloaded

Genauso wie beim Kontakt mit Verflossenen Vorsicht geboten ist, so birgt es auch Risiken, Dritten von der Trennung zu erzählen. Es lohnt sich, achtsam damit zu sein, wem wir uns anvertrauen, zu welchem Zeitpunkt und in welcher Tiefe.

Von der Trennung und (wenn das stimmig ist) von ihrem Grund zu erzählen, macht das schwer Fassbare realer. Das kann beim Verdauen helfen. Aber die Reaktionen sind unterschiedlich. Und es ist gut, gewappnet zu sein.

Eine Reaktion, die leider nicht selten ist, ist Victim Blaming. Das kennen wir ja schon. Aber nun kommt es vielleicht von ungewohnter Seite und erwischt uns ungeschützt und wundgescheuert. Dass wir als Opfer hier verantwortlich gemacht werden, kann unterschiedlich aussehen und unterschiedliche Ursachen haben: Man kann uns die Schuld für die Trennung geben oder uns tadeln, dass wir so unfair sind, in Diagnosen zu sprechen. Beides kann Hand in Hand mit einer anderen vertrauten Manipulationstechnik gehen: Gaslighting.

**Beispiele, wie Gaslighting und Victim Blaming nach Trennungen klingen können:**

- »Dieser Engel hat alles für dich getan!«
- »Du bist zu anspruchsvoll!«
- »Meinst du nicht, du übertreibst?«
- »Ich finde das schon ein bisschen hart, so mit Diagnosen um sich zu werfen!«
- »Alle Menschen haben einen guten Kern!«
- »Es gehören immer zwei dazu!«
- »Warum bist du so lange geblieben!?«

Zur Veranschaulichung möchte ich von einem Beispiel erzählen, das mich persönlich umgetrieben hat: Ich habe unzählige Male zu hören gekriegt: »Ihr hattet ja auch einfach wenig gemeinsam!« Was zunächst harmlos anmutet, ist in Wirklichkeit ein Runterspielen dessen, was vorgefallen ist: *emotionale Vergewaltigung*[336] oder *Soul Rape*[337], wie narzisstischer Missbrauch in der Literatur immer wieder genannt wird. Dadurch, dass dieser Missbrauch unter Umständen nicht körperlich ist, legt das Umfeld (und legen leider auch wir selbst) nicht immer die gleichen Maßstäbe an, wie das in unserer Kultur bei einem körperlichen, zum Beispiel sexuellen Missbrauch der Fall wäre.

Deshalb drastifiziere ich in solchen Momenten gerne und sage: »Wenn eine Frau vergewaltigt worden ist, kommt hoffentlich niemand auf die Idee, ihr zu sagen, dass sie mit dem Täter an dem Abend auch einfach wenig gemeinsame Gesprächsthemen hatte – es wäre völlig absurd!«

Ähnlich absurd ist das auch in unserer Situation – nur ist das nicht allen so klar. Unter anderem deshalb, weil seelischer Missbrauch noch immer unterschätzt wird und damit nicht ganz im Bewusstsein der Öffentlichkeit angekommen ist.

Ein anderer Grund für das Runterspielen kann der Versuch sein, uns zu trösten oder das Unaussprechliche zu verleugnen, um sich nicht damit auseinandersetzen zu müssen.

Möglich ist auch, dass die Personen, die so etwas zu uns sagen, selbst gegaslightet wurden: Sie haben einen herzlichen Abschiedsbrief von unserer Exfrau erhalten oder den ehemaligen Schwiegersohn immer als zugewandten Zeitgenossen erlebt. Auch wir selbst haben sie womöglich lange Jahre gegaslightet, indem wir nur von der Schokoladenseite der Beziehung berichtet haben – weil wir die andere Seite nicht sehen wollten. Da fällt es jetzt natürlich erst mal schwer umzudenken. Das kennen wir ja von uns selbst.

Wie du hier vorgehst, muss für dich passen. Ich mache es so: Menschen, die mir viel bedeuten, erkläre ich die Zusammenhänge genau, und ich verwende auch die Tabu-Worte wie »Narzissmus«, »Gaslighting« und »Victim Blaming«. Ich mache ein bisschen Psychoedukation und erläutere, wie es dazu kommt, dass sie (genau wie wir) mit Liebe bombardiert und gegaslightet wurden. Und vor allem sage ich, was ihre Worte mit mir machen: Sie füttern die Stimme des Täters in mir, und ich gaslighte mich nach solchen Unterhaltungen selber: »Ja, vielleicht stimmt das, und du übertreibst wirklich ein bisschen … Eigentlich war er ja ein netter Kerl… War vielleicht voreilig, sich zu trennen…« Und schon geht es mir wieder schlecht, weil die kognitive Dissonanz wieder zuschlägt! Dann brauche ich psychologische Ersthilfe – meist schreibe ich meiner Freundin eine mehrbändige Textnachricht, und sie spielt eine Runde Nebelhorn für mich und hilft mir, wieder aus der kognitiven Dissonanz rauszufinden.

Menschen, die mir weniger viel bedeuten oder die ich für unverbesserlich halte, erzähle ich nichts oder nur oberflächlich. Und wenn das Gespräch in eine falsche Richtung geht, halte ich es kurz. Ich sehe zu, dass ich schnell aus dem Gaslighting wieder rauskomme. Erste Hilfe ist auch dann angeraten. Wichtig ist, dass wir verhindern, dass die toxische Stimme in uns wieder laut wird und wir uns selbst gaslighten. Denn dann greift die kognitive Dissonanz erneut nach uns, wir stellen die Trennung in Frage und laufen Gefahr, weiter von der Stimme kleingemacht und verwirrt zu werden oder sogar einen Rückfall zu erleiden. Hier könnte dann wieder die »Igitt-Liste« helfen. Manchmal verschafft es aber auch schon Erleichterung, sich klarzumachen, dass wir hier gerade gegaslightet werden. Und den Gefallen, uns noch mal damit dranzukriegen, wollen wir unseren Verflossenen doch nicht tun, oder?

Wenn du merkst, dass du anfällig für Selbst-Gaslighting und kognitive Dissonanz bist, vermeide (gerade in der Anfangszeit) Menschen, die dich gaslighten. Falls du den Kontakt nicht vermeiden kannst, umgehe riskante Themen wie deine frisch beendete Partnerschaft. Aber vielleicht gibt es auch Kontakte, die sich überlebt haben. Ein derart einschneidendes Erlebnis trennt die Spreu vom Weizen. Hier zeigt sich, wer sich gegen dich ausspielen lässt. Wer zu dir hält – und wer nicht.

Mit der Trennung ist die kognitive Dissonanz nicht einfach verschwunden. Aber: Wir sind auf der anderen Seite der kognitiven Dissonanz angekommen, wie ich es nenne. Und von hier an wird sie (in Wellenbewegungen) abnehmen. Aber es ist noch lange nicht vorbei. Kognitive Dissonanz, Selbst-Gaslighting und Traumabindung können uns noch eine ganze Weile das Leben schwer machen. Umso wichtiger ist es, das im Blick zu haben. Um das Übel sofort bei der Wurzel zu packen, wenn es wieder losgeht.

## Impulse

1. Lovebomb yourself: An meinem Badezimmerspiegel klebte ein Post-it mit der Notiz: »Lovebomb yourself!« Diesen Appell hatte ich kurz nach meiner Trennung in den einschlägigen Selbsthilfe-Medien gefunden und ihn sofort in die Tat umgesetzt. Da wir nun allein sind, fehlt plötzlich viel Zuwendung – auch wenn wir zuletzt tatsächlich nur noch Krümel davon erhalten haben. Gegen diese Unterversorgung mit seelischen Streicheleinheiten und Wertschätzung lässt sich was tun: Geschenke, Komplimente an dich selbst, ein neuer Look für deine Wohnung oder ein Wellness-Wochenende! Verwöhn dich! (Risiken und Nebenwirkungen: Nach dem Ende einer toxischen Beziehung kann es bei Menschen mit entsprechender Disposition eine erhöhte Anfälligkeit für Süchte geben. Bitte tritt auf die Bremse, bevor Onlineshopping zum Kaufrausch wird.)
2. Geh da nicht hin: Wenn du merkst, dass du dich selbst gaslightest, sprich mit dir selbst und sag dir, dass du das jetzt nicht vertiefen wirst. Lass dich gar nicht erst auf diese Gedanken ein, sondern tu stattdessen etwas anderes: Austausch mit Eingeweihten, ein Post in einer Selbsthilfegruppe, ein Narzissmus-Video auf YouTube, eine Analyse in deinem Tagebuch, Ablenkung, Entspannungsübungen …
3. Wer mit wem: Male ein Diagramm: Welche Wege nimmt das Gaslighting in deinem Umkreis? Zum Beispiel: Deine Ex hat dich gegaslightet und du deinen Kumpel, der nun denkt, deine Ex wäre eine Traumfrau gewesen. Seit der Trennung gaslightet dich dein Kumpel, indem er dir zu verstehen gibt, dass du eine Traumfrau verloren hast …
4. Sei vorbereitet: Gibt es Menschen, mit denen du bezüglich der Trennung nicht ins Detail gehen willst? Wie erwähnst du ihnen gegenüber deine Trennung, falls erforderlich? Leg dir ein paar Formulierungen zurecht, die dir einen Schutz vor Vertiefung bieten. Wenn du der Typ dafür bist, kann Humor helfen: »Ich wollte schon immer mal wissen, wie es ist, in einer Pandemie Single zu sein!«

5. Zurück-Eroberung: Entferne die Dinge aus deinem Blickfeld, die dich an die Beziehung erinnern: Bilder, Fotoalben, Geschenke und Ähnliches spielen nur der Traumabindung in die Hände. Verbanne sie auf den Dachboden, schmeiße sie weg, verbrenne sie (vorsichtig) oder bestatte sie. Hol dir deinen Raum zurück!
6. Lach dich gesund: Gegen Trauma hilft Lachen. Und das gemeinsame Schwingen in der Gruppe.[338] Darum suche dir, sobald du wieder Lust hast, einen Chor, ein Improtheater-Ensemble o. Ä. – und solange du dich noch einigelst, schau doch mal eine Komödie oder telefoniere mit dem Freund, der diesen herrlichen Humor hat!
7. Hopp oder top: Wer in deiner Familie und deiner Clique gehört zum narzisstischen Fanclub? Wer winkt als Enabler missbräuchliches Verhalten durch, gaslightet dich stellvertretend und sucht die Schuld bei dir? – Geh auf Abstand! Überlege, zu welchen gemeinsamen Bekannten du den Kontakt halten willst und zu welchen nicht. Such für dich stimmige Wege, diese Kontakte einschlafen zu lassen. Vielleicht parkst du manche Kontakte auch erst mal unauffällig zwischen, bis du wieder klar denken und entscheiden kannst. Vermeide Dramen, ziehe deine Grenzen sanft, aber mit Präzision.

# 11.
# Loslassen: Abschluss-Rituale gestalten

> Zur Feier des Tages lade ich mich zum Essen ein. An meinem Finger glitzert ein Ring, den diesmal nicht seine Mutter ausgesucht hat – Ersatz für den Verlobungsring, den ich heute ins Meer geworfen habe. Mit ihm habe ich alles losgelassen, was mich noch gebunden hat:
> … die Hoffnung, mein Leben doch noch mit ihm zu verbringen.
> … die bekloppte Idee, sein Spontan-Antrag sei ein Zeichen.
> … die Frau, die ich an seiner Seite war.
> … den Irrglauben, perfekt sein zu müssen, um Liebe zu finden.
> … den Versuch, mich zu verbiegen, um irgendwelchen Ansprüchen zu genügen.
> … das Leben, das mir nicht entsprach.
> … die Krümel, mit denen ich mich zufriedengab.
> … die stumme Erlaubnis, mich mies zu behandeln.
> … den Hang, mich kleiner zu machen, als ich bin.
> … die Angewohnheit, unter meinen Möglichkeiten zu bleiben.
> … ihn.

Ich bin eigentlich gar nicht der Typ für großes Brimborium. Aber: Es brauchte einen Schlussstrich. Denn den hatte es so direkt nicht gegeben. Typisch für solche Trennungen: *Er hat bei der Trennung eine Tür offen gelassen und gesagt, dass er erst mal geht, weil es für uns alle besser sei. Ich hab nicht gecheckt, worauf ich mich da jetzt einrichten soll.*

Narzisstische Beziehungen enden selten friedlich. Meist kommt der Schlussstrich Knall auf Fall: Wir werden ohne Vorwarnung verlassen, geghostet, flüchten Hals über Kopf oder müssen mit Polizeischutz aus der Wohnung eskortiert werden. Viele Opfer stehen nach der Trennung auf allen Ebenen vor dem Nichts. Ihr Leben liegt in Trümmern. Sie sind mit den Nerven am Ende. Hinzu kommt erschwerend: Das lange klärende Gespräch, nach dem man sich ein schönes Leben wünscht und versöhnlich auseinandergeht, findet in der Regel nicht statt. Das kann dazu führen, dass die Form sozusagen offen bleibt.

## Die offene Gestalt – eine Einladung zum Grübeln

Toxische Beziehungen lassen uns oft mit einem offenen Ende zurück, das wir nicht verstehen: *Ich weiß bis heute nicht, was ich falsch gemacht habe. Ich hab keine Idee.*

Viele haben das Gefühl: Ich kann erst loslassen, wenn ich alles versucht habe.

Das kann man einmal probieren, wenn man das noch mal braucht. Schlau wäre da aber, sich ein Zeitlimit zu setzen und einen Therapietermin. Damit man nicht 20 Jahre lang versucht, die Ehe zu retten …

*Trotzdem komm ich von ihr gedanklich nicht weg. Obwohl ich denke: Eigentlich sollte mir meine Würde dazu raten, das lieber nicht ein weiteres Mal zu versuchen, denke ich trotzdem immer: Hoffentlich lernt sie jetzt niemand Neues kennen! – Vielleicht, weil ich noch keine endgültige Sicherheit habe, ob es wirklich Narzissmus ist.*

Unsere schlimmsten Feinde in diesem Moment heißen Selbstvorwürfe, Sehnsucht und Grübeln: *Wenn ich nur auf Paartherapie bestanden hätte, dann wäre alles anders gekommen, dann wären wir noch zusammen. Andererseits bin ich ja gar nicht mehr an sie rangekommen.*

Viele bleiben noch eine ganze Weile in der Haltung stecken, die Schuld auf sich zu nehmen oder die Beziehung doch noch retten zu wollen. *Welchen Schlüssel muss ich drehen, um sie zu erreichen?*

In den wenigsten Fällen gibt es einen richtigen Abschluss. Wie du dich trotzdem lösen kannst? Hier ein paar Beispiele:

## Ein klärendes Gespräch – Folge 6798

Vergib mir meine zynische Überschrift. Aber wenn du jetzt denkst: »Diesmal klappt es; wenigstens nach der Trennung werde ich doch wohl ein Gespräch unter Erwachsenen führen können!«, dann muss ich dich enttäuschen. Die Statistik ist nicht auf unserer Seite. Auf Hoffnungen wie diese sind wir schon oft genug reingefallen!

Jetzt kommt in deinen Überlegungen eventuell wieder der Brief ins Spiel: »Ich könnte ihm doch alles aufschreiben – vielleicht versteht er es wenigstens irgendwann später mal!«

Ich höre da doch wieder diese Hoffnung, oder? Das zarte Stimmchen, das noch auf ein Happy End wartet: »In drei Jahren ändert vielleicht eine Lebenskrise alles, und peng! ist Einsicht da, und ihr wird klar, wie furchtbar sie mich behandelt hat, und dann kommt die große Entschuldigung, und wir leben glücklich bis …« – Vergiss es!

Es wird auf diesen Brief bloß eine Gegenreaktion geben, die dich aufreibt. Oder keine Reaktion, was dich verletzt. Im schlimmsten Fall hängst du wieder an der Angel, weil Einsicht und Entschuldigungen diesmal oscarreif geschauspielert waren.

Dieser Kommunikationsweg ist ab jetzt geschlossen. Ein für alle Mal.

Wenn du einen Brief schreiben willst, schreib ihn. Aber schick ihn nicht ab. Dann musst du auch kein Blatt vor den Mund nehmen. Du kannst Worte wie »toxisch«, »Narzissmus« oder »Missbrauch« verwenden. Du kannst alle Gefühle rauslassen. Alles Ungesagte zu Papier bringen. Aber dann verbrenn den Brief, spül ihn in Fetzen im Klo runter oder schaufle ihm ein Grab. Mach das mit dir selbst aus – du bist das einzig vernünftige Gegenüber.

Wenn du allerdings angesichts der Stapel wirkungslosen Papiers, das du in den letzten Jahren vollgeschrieben hast, inzwischen eine Brief-Allergie entwickelt haben solltest, möchtest du vielleicht auf anderem Wege Abschied nehmen.

**Trauerfeier oder Freudenfest – Anregungen**

- Vergrabe die Schachtel mit den gemeinsamen Erinnerungsstücken und lege Blumen nieder.
- Mach in der Therapie ein Rollenspiel, in dem du das klärende Gespräch führst, das es nie geben wird.
- Nutze deine Kreativität, um das Ende zu gestalten: Male, schreibe, bastle – oder was immer deins ist.
- Fahre mit Blechdosen und einem »Just Singled«-Schild-Fahrrad und lass dich mit Reis bewerfen.
- Wenn du spirituell oder religiös bist, möchtest du vielleicht eine höhere Macht einbeziehen.
- Schneide symbolisch alle Fäden durch, die dich noch binden.[339]
- Veranstalte eine Motto-Party: »Ein Jahr Single – die beste Entscheidung meines Lebens!«

## Vergebung: Moral kann ein Enabler sein

Vergebung ist zweifellos etwas, das Menschen hilft, mit schwierigen Beziehungen ins Reine zu kommen und Freiheit zu erlangen. Es ist möglich, dass du irgendwann an den Punkt kommst, an dem sich Vergebung für das, was dir passiert ist, richtig anfühlt. Vielleicht auch, weil du weißt, wie Narzissmus entsteht: wenn Menschen nicht für ihr So-Sein geliebt werden.

Aber Vergebung ist nur dann wirkliche Vergebung, wenn ihr Wut (und alles, was dranhängt) vorausgegangen ist. Vor der Wut zu kneifen ist keine Vergebung, sondern Verdrängung.

»Verzeihen ist […] ein Prozess, der erst ganz am Ende der Bewältigung der eigenen Geschichte stehen kann – nicht muss.«
DAMI CHARF[340]

Die Wahrscheinlichkeit ist hoch, dass du dich an einem Punkt befindest, an dem (zumindest fürs Erste) etwas anderes dran ist als Vergebung. Vielleicht wird es sich eines Tages richtig anfühlen zu vergeben, vielleicht aber auch nicht.

Religiöse und spirituelle Lehren oder selbst berufene Erleuchtete werden für unseren Heilungsprozess zu einer Bedrohung, wenn uns das Vergeben aufgezwungen wird. Vergebung muss wachsen. Wenn sie nicht reif ist, kommt sie nicht von innen und richtet mehr Schaden an, als dass sie uns nützt.

Es ist für unsere Genesung nicht notwendig zu vergeben. Tatsächlich kann die Tendenz, alles voreilig zu vergeben, uns dafür prädestinieren, Opfer narzisstischer Menschen zu werden, die Vergebung als Generalerlaubnis missverstehen, uns mies zu behandeln.[341] Eine gewisse Gleichgültigkeit zu erreichen, wäre vollkommen ausreichend und auch weniger ausnutzungsanfällig als die »Andere Wange«-Mentalität. Eine gewisse Abstumpfung hilft uns auch im Umgang mit den narzisstischen Personen, zu denen wir den Kontakt halten wollen oder müssen. Sie schafft einen emotionalen Puffer.[342]

Gut zu wissen für die Zukunft: Selbst wenn es uns gelungen ist, im besten Sinne abzustumpfen, ist es möglich, dass unser Körper noch reagiert, wenn wir dem Menschen begegnen, mit dem uns einst eine Traumabindung verband. Denn das sympathische Nervensystem ist darauf geeicht. Das ist schwer zu löschen. Aber wenn wir uns für einen Kontaktabbruch entscheiden, wird es ja hoffentlich auch nicht alle naselang zu Zufallsbegegnungen an der Supermarktkasse kommen.[343]

In diesem Sinne: Geh mit den Gefühlen, die jetzt da sind, und vergiss die Wut nicht! Jetzt mag sie dich noch binden. Aber du wirst nicht frei, bevor du nicht durch sie hindurchgegangen bist. Der einzige Mensch, dem du unbedingt rückhaltlos und vollständig vergeben solltest, bist du selbst.

## Träume – Spiegel der Seele

Achte auf deine Träume: Nachts verarbeitet unsere Psyche, was uns auf der Seele liegt. Träume können uns wichtige Hinweise auf die Themen geben, mit denen sich unser Unterbewusstsein gerade beschäftigt. In dieser bedeutsamen Zeit des Wandels führt dich ihre Botschaft vielleicht zu Altlasten und Entwicklungsaufgaben, die einen Blick wert sind.

Vielleicht leistest du im Schlaf Trauerarbeit oder wirst an die Kernverletzung erinnert, die dich in die letzte Beziehung getrieben hat. Das kann uns eine Gebrauchsanweisung fürs Trauern geben, die uns dabei unterstützt, unser durch den Verlust beschädigtes Selbst wieder neu zusammenzusetzen.[344]

Träume sprechen meist in Symbolen zu uns. Die müssen erst entschlüsselt werden. Frag dich dazu, wie sich die Bilder angefühlt haben oder was du mit ihnen verbindest. Dafür stehen sie.

Spannend ist, dass es oft zwei parallele Deutungsebenen gibt: Die handelnden Figuren können Personen aus deinem Leben darstellen (*subjektstufig*), aber auch innere Anteile von dir (*objektstufig*). Es ist faszinierend, dass häufig beide Interpretationen Sinn ergeben und einander ergänzen.

Darüber hinaus können Träume auch hellfühlig sein. Solche Träume von psychologischen Träumen zu unterscheiden braucht Übung. Manchmal sind sie daran zu erkennen, dass sie sachlich und ohne große Emotionen daherkommen. Das ist aber nicht immer so und kann individuell unterschiedlich sein.

Eine Frau konnte durch einen Traum ihre Erlebnisse aus neuer Perspektive betrachten und in ihre Kraft zurückfinden: *Im Traum kommt mein Ex zu mir in die Firma. Er sieht aus wie ein Junkie: verschwitzt, runtergekommen, ausgemergelt. Er zittert. Er will was von mir. Einen schnellen Fix: Supply. – Da wurde mir klar, wer von uns beiden* wirklich *abhängig war.*

Wir begegnen im Traum häufig den Verflossenen – in der Version, die wir liebten, sodass wir voller Hoffnung erwachen und uns dann davor ekeln. Oder mit der dunklen Seite, die wir inzwischen kennengelernt haben. Ein Überlebender hatte in der Zeit nach der Trennung einen wiederkehrenden Traum: *Ich werde von meinem Vater bis aufs Blut gereizt und erniedrigt. Ich explodiere und stampfe ihn in einem Wutanfall verbal in Grund und Boden. Ich scheue keinen Tiefschlag. Meine Rage ist vernichtend. Und letztendlich verhalte ich mich brutaler als er.*

Nachdem er über zehn Mal diesen und ähnliche Träume hatte, nahm er ihn mit in die Therapie und fand heraus, dass auch er eine narzisstische Verletzung in sich trägt. Sein Vater (von dem er seit der Trennung vermutet, dass er ebenfalls ein verdeckter Narzisst ist) hat durch intergenerationale Weitergabe seine Scham auf den Sohn übertragen. Diese wurde seit Kindertagen in Streitereien zwischen den beiden in Form von Rage-Anfällen aktiviert. Die tiefsitzende Scham konnte auch im Erwachsenenleben noch getriggert werden – nicht nur im Kontakt mit dem Vater.

Der Traum hat den betreffenden Mann veranlasst, sich dieser Kernverletzung zuzuwenden, bevor sie ihn weiterhin anfällig für toxische Partnerschaften macht. In seinen bisherigen Beziehungen hatte er sich stets Menschen gesucht, die er idealisieren konnte, um sein Selbstwertgefühl zu heben.

Teil seiner Trauerarbeit war die Trauer um die Kindheit, in der er einen Vater gehabt hatte, der ihm nicht wirklich ein Vater war. Dazu gehörte auch, die Wut auf diese emotionale Vernachlässigung voll zu empfinden und sie nicht weiter gegen sich selbst und andere zu richten.

Wie diesem Betroffenen geht es vielen: Wir verlieren durch das Ende unserer Partnerschaft oft mehr als einen Menschen – zum Beispiel Schwiegerfamilien, gemeinsame Bekannte oder die Illusion einer glücklichen Kindheit (und damit die Herkunftsfamilie).

Abschied ist ein Prozess. Ein bewusstes Ende zu zelebrieren, hilft uns dabei. Es gilt, das Alte loszulassen, um Herz, Hirn und Hände frei zu haben für das Neue, das kommen wird – auch wenn es sich jetzt vielleicht noch nicht so anfühlt. Um zu diesen neuen Ufern zu gelangen, müssen wir durch das Zwischenreich der Trauer.

## Impulse

1. Kokon: Welcher Rahmen gibt dir Gelegenheit, wieder zu dir zu finden? Ein Retreat? Eine Pilgerwanderung? Meditation in Indien? Ein Jahr allein auf einer Alm? Eine Schwitzhütte? Oder schlicht deine vertrauten vier Wände?
2. Feiere dich: Gratuliere dir selbst zur Trennung! Aus der Survivor-Community kenne ich Geschichten von rauschenden Partys. Wie könnte deine aussehen? Ein stiller Umtrunk? Eine gewaltige Trennungstorte, bei der einer der beiden Bräutigame vom Sahnehäubchen stürzt? Tanzen unterm Sternenhimmel? Wichtig: Es kann sein, dass dir sehr lange nicht nach Feiern zumute ist. Hör darauf! Der Tag wird kommen.
3. Gesprächsmotive: Mach dir schonungslos bewusst, welche Fäden noch lose sind. Willst du die Schuld nicht tragen, gegangen zu sein? Oder willst du klarstellen, dass das Problem nicht bei dir liegt? – Wenn solche oder ähnliche Gründe dich reizen, noch mal das Gespräch zu suchen: Vorsicht! Das ist etwas, das du besser mit dir selbst löst: Was brauchst du, um dich nicht länger schuldig zu fühlen? Und um den schwarzen Peter, der dir zugeschoben wurde, nicht aufzunehmen?
4. Draht nach innen: Wenn du Schwierigkeiten hast, dich an deine Träume zu erinnern, kannst du das trainieren: Leg Block und Stift neben das Bett. Und nimm dir morgens beim Aufwachen einen Augenblick Zeit, dich im Halbschlaf an die Bilder oder Gefühle zu erinnern, die hängen geblieben sind. So wird die Erinnerung an Träume angeregt und stellt sich meist nach einer Weile ein. Du kannst sogar ausprobieren, dir beim Einschlafen Antworten auf bestimmte Fragen zu wünschen.
5. Symbol: Heirate dich selbst, indem du dir einen Ring kaufst, der dich daran erinnert, dass ab jetzt die Liebe zu dir selbst großgeschrieben wird. Nein, das ist nicht narzisstisch! Sondern eine psychologische Tatsache: Nur wenn wir uns selbst lieben, können wir auch andere (auf gesunde Art) lieben.

6. Leitworte: Mit einer Freundin teile ich eine Neujahrstradition: Wir stellen das kommende Jahr unter ein Motto und geben dem drei Aktivitäten (Verben oder Imperative) mit, die uns helfen, die neue Haltung zu manifestieren. Immer wenn wir über das Jahr Entscheidungen treffen, denken wir an diese inneren Wegweiser. Ein Beispiel: Leitwort: Ganz ich sein! Drei Aktivitäten: Der Freude folgen. Entspannt im Moment sein. Mich selbst umarmen.
   Vor dir liegt nicht nur ein neues Jahr, sondern ein neuer Lebensabschnitt. – Vielleicht möchtest du dir dafür eine neue Richtung geben?
7. Gemeinschaft: Gibt es eine Gemeinschaft, die dich bei deinem Abschluss begleiten kann? Die Pastorin aus deiner Kirchengemeinde, deine Selbsthilfegruppe oder eine Seminar-Runde? Gestaltet eine Zeremonie, um einen Abschluss zu finden.
8. Das Neue willkommen heißen: Mach eine Liste mit allen Vorteilen, welche die Trennung mit sich bringt: keine durchweinten Nächte mehr, ein wirklich erholsamer Feierabend ohne Streit etc.[345]
9. Masken zurücknehmen[346]: Auch in gesunden Partnerschaften führt das Zusammenleben oft zu einer Aufteilung von Zuständigkeiten. Welche Aktivität oder Eigenschaft hast du in den letzten Jahren deiner mehr oder weniger besseren Hälfte überlassen? Was würdest du dir nun gern wieder zu eigen machen? Werde aber auch selbstständig mit den Notwendigkeiten des Alltags, die du bisher bequem auslagern konntest: Wer macht die Steuer oder kauft Geschenke für Oma Elsas Geburtstag? Kleingedrucktes: Vielleicht gibt es auch Facetten an dir, die du gar nicht so gern mochtest und die du praktischerweise zeitweilig auslagern konntest? Möglich, dass sie jetzt zu dir zurückkommen, wo dein »Zwischenlager« weg ist. Auch du bist manchmal depressiv? Oder versackst bei einem Serien-Marathon auf dem Sofa? Diese Erkenntnis ist erst mal vielleicht nicht unbedingt angenehm. Aber letztendlich heilsam. Denn nun kannst du Verantwortung übernehmen.
10. Recycling: Bevor du das Kind mit dem Bad ausschüttest, lohnt es sich vielleicht, sich zu fragen, ob du durch deine Beziehung – so

krumm sie auch gewesen sein mag – auch etwas gelernt oder gewonnen hast, das sich zu behalten lohnt. Resiliente Menschen wachsen noch unter den unmöglichsten Bedingungen. Nimm die Früchte mit, wenn du gehst.

11. Neues Leben – neue Frisur: Etwas abgedroschen, aber nicht so verkehrt. Zurück zum alten Look oder mal was Neues wagen? Tob dich aus!
12. Pressure, pleasure and inquiry: Die Technik kommt aus dem »Moving Cycle«-Training von Christine Caldwell, einer Psychotherapeutin. Ich wende sie so an: Um morgens wach zu werden oder um tagsüber wieder in meinen Körper zu finden, nehme ich mir ein paar Minuten, um meinem Körper zu erlauben zu tun, was er will. Dabei ist der Name Programm: Was ist gerade angenehm? (Das kann in Sekundenschnelle wechseln.) Mag ich mit Spannung, Druck, Dehnung experimentieren? Wenn ich meinen Körper befrage – was nehme ich wahr?[347]

# 12.
# Herzschmerz: mehr als Liebeskummer

Ich weiß nie, was mich am nächsten Tag erwartet: Wenn ich aufwache, holt mich als Erstes die Erinnerung ein: Guten Morgen! Willkommen im Single-Leben! Autsch!

Es gibt Tage, da ist alles irgendwie verkeilt in mir, und ich fühle nicht viel. Ich mache meine Arbeit. Und es tut gut, etwas zu tun zu haben. Irgendwann reicht es aber auch, und ich brauche Leerlauf, damit alles, was in mir feststeckt, die Chance hat, Hallo zu sagen.

Oft bin ich wütend. Dann putze und werkle ich in der Wohnung herum. Aber hauptsächlich bin ich wund und verkrieche mich in meinen vier Wänden. Ich will niemanden sehen, nur den allerengsten Kreis. Und auch den nur in kleinen Dosen. Ich atme das Alleinsein, das sich immer weniger wie Einsamkeit anfühlt und immer mehr, als wäre ich mir gute Gesellschaft.

Manchmal denk ich: Ich komm drüber weg! Und dann, aus dem Nichts, werde ich von irgendwas überrascht und weine. Weil mich etwas an ihn erinnert. Ich will ihn – verdammt noch mal – nicht vermissen!

Aber das Schlimmste ist der Zweifel, der immer wieder vorbeikommt und mir zuraunt: Er war der eine! Du hast ihn gehen lassen! Du bist ja verrückt!

Kurz nach der Trennung hatte ganz abrupt ein neuer Zustand eingesetzt: Ich konnte mit der Welt da draußen nichts anfangen, war überfordert und wollte einfach nur allein sein. Debbie Mirza hat diesen Zustand sehr treffend als *Cocooning* beschrieben.

**Drei Stadien der Heilung nach narzisstischem Missbrauch (Debbie Mirza)**

1. Realization & Education: Realisieren & Informieren
2. Cocooning: Einkapseln & Zurückziehen
3. Dreaming & Rebuilding: Träumen & Wiederaufbauen

Wie die Raupe Nimmersatt hatte ich mich durch Unmengen an Informationen über Narzissmus gefressen und musste den schweren Brocken nun erst mal verdauen. Ich verpuppte mich für eine Weile in einem sicheren Kokon. Noch war nichts von meinem neuen Leben als Schmetterling in Sicht. Vorher stand etwas anderes an …

## Komplexe Trauer: Vermissen ist okay. Wut auch

Trauer ist ohnehin schon kein einfacher Prozess. Doch was Überlebende toxischer Beziehungen durchmachen, ist besonders kompliziert.[348] Wir haben viele widerstreitende Emotionen: Einerseits haben wir einen Menschen verloren, den wir geliebt haben. Auch wenn wir inzwischen vielleicht erkennen müssen, dass dessen Liebe nicht echt war – unsere war es.

Außerdem sind wir wütend: Wütend, dass wir missbraucht wurden. Wütend, dass uns niemand gewarnt hat. Wütend, dass wir das zugelassen haben. Wütend, dass wir Zeit, Lebensglück und Möglichkeiten verloren haben: *Ich hab mein ganzes Leben dieser Beziehung untergeordnet. Ich habe viel aufgegeben, um für sie da zu sein. Man lässt sich ja auch darauf ein – das ist ja das Fiese. Wenn ich auf Geschäftsreise gehen wollte, fühlte ich mich immer bemüßigt zu fragen, ob ich das darf. Und ich hab das gern gemacht. Man ist es ja im Grunde selbst, der sich diese Falle gestellt hat, und glaubt auch, glücklich darin zu sein.*

Wenn wir erst kürzlich bemerkt haben, in was für einer Verbindung wir da gelandet sind, sitzt der Schreck uns noch in den Knochen und wir können es nicht glauben. Wir fühlen uns betrogen und verlieren vielleicht das letzte bisschen Vertrauen in unser eigenes Urteil, weil wir so viele Jahre einer Maskerade aufgesessen sind.

Außerdem trauern wir, weil uns klar wird, dass es den Menschen, in den wir uns verliebt haben, nie gegeben hat. Wir haben ihn nicht nur für die Zukunft, sondern auch in der Vergangenheit verloren: Die berühmten Erinnerungen, die einem nach dem Tod geliebter Menschen keiner mehr nehmen kann – uns werden sie genommen. Denn wir sehen sie durch unser neu erworbenes Wissen in einem neuen, kalten Licht: Sie waren Lovebombing und krümelweise Zuwendung. Das falsche Selbst. Eine Illusion. Verrat.

Zusätzlich erschwert wird unsere Trauerarbeit dadurch, dass Trauer gesellschaftlich kaum anerkannt ist – wenn überhaupt, dann für kurze Zeit. Und nach einem Todesfall – nicht nach einer Trennung. Emotionaler Missbrauch – tabuisiert und unter dem Radar – macht es uns und anderen extra schwer, anschlussfähig mit unserem Erleben umzugehen. Doch: Um uns ganz aus dieser unheilvollen Liaison zu lösen, ist Trauer unerlässlich.

## Klassische Trauerphasen: ein Wechselbad der Gefühle

Am bekanntesten sind wohl die Trauerphasen von Elisabeth Kübler-Ross:

Leugnen, Wut, Feilschen und Verhandeln, Depression und Annahme.

Andere beziehen zudem die Stadien Desorganisation, Schuldgefühle und Angst ein.

Mit Verena Kast gesprochen, verläuft unser Trauerprozess in etwa so:

Die *Phase des Nicht-wahrhaben-Wollens* kennzeichnet der Schock. In unserem Fall die Erkenntnis, wenn die Maske fällt. Die kognitive Dissonanz bäumt sich noch einmal auf gegen die schmerzliche Erkenntnis. Möglich, dass wir zunächst unfähig sind zu weinen.

Das ändert sich in der *Phase der aufbrechenden Emotionen*, die uns in ein ständig wechselndes Gefühlschaos stürzt: Rachelust, Sehnsucht, Einsamkeit, Angst und viele andere Emotionen gesellen sich zu den oben beschriebenen. Ablenkung kann kurzfristig helfen – aber letztlich müssen wir uns stellen.

In der *Phase des Suchens und Sich-Trennens* findet eine Art Zwiegespräch mit dem Menschen statt, den wir verloren haben. In unserem Fall sind wir auch in unserem Inneren vielleicht auf No Contact geeicht. Wir durchleben auf andere Art, was wir aus dieser Erfahrung mitnehmen wollen und was lieber nicht. Es wird klar, dass das Leben ab jetzt ein anderes ist. Erst wenn das geklärt ist, können wir loslassen.

Die *Phase des neuen Selbst- und Weltbezugs* ist nötig, um uns wieder neu zu erfinden, nachdem mit dem Verlust des Gegenübers und des (guten oder weniger guten) gemeinsamen Wirs auch Teile von uns selbst verloren gegangen sind. Doch wir haben auch Facetten wiedergewonnen oder neu entdeckt.

Zwischendurch kann es immer wieder Verzweiflung, Depression und Apathie geben sowie Rückschritte in vorangegangene Phasen. Manchmal kann es scheinen, als kämen wir nicht voran.

Wir finden nach narzisstischen Beziehungen also durchaus Ähnlichkeiten zu den Trauerprozessen nach Todesfällen. Aber es gibt eben auch viele Unterschiede.

Typisch für die Heilung nach toxischen Beziehungen sind zum Beispiel auch die im Folgenden beschriebenen Zustände.

## Selbstvorwürfe: Warum bin ich so lange geblieben!?

Wenn uns klar wird, was wir da durchlitten haben, richtet sich die Wut leider nicht immer nur an die richtige Adresse. Sondern auch nach innen: Wie konnte ich das zulassen!?

*Ich denke immer, wenn ich damals auf meine innere Stimme gehört hätte, dann hätte ich meinen Töchtern jetzt nicht die Kindheit versaut!*

Schuldgefühle und Vorwürfe sind allerdings das Letzte, was wir jetzt brauchen können. Das hatten wir lange genug!

Aus der Forschung zu den Folgen sexuellen Missbrauchs an Kindern wissen wir, dass die Opfer sich meist selbst die Schuld geben. Das kann auch uns passieren. Ähnlich wie Kinder, die von Vertrauenspersonen missbraucht wurden, haben auch wir gelernt, die Verantwortung für das, was uns passiert ist, zu übernehmen. Auch wir haben das gemacht, weil es uns suggeriert wurde. Weil wir uns dadurch weniger hilflos fühlten – denn uns selbst können wir ja ändern. Und nur so konnten wir die Illusion aufrechterhalten, dass den Menschen, den wir liebten, keine Schuld traf. Das ermöglichte uns, die Beziehung weiterzuführen.

Jetzt sind wir frei. Es gibt keinen Grund mehr, die Schuld für etwas zu tragen, das nicht unsere Schuld war: Wir haben nicht die falschen Männer angezogen oder unsere Frau so gereizt, dass sie ausgetickt ist. Alle Menschen können in narzisstische Beziehungen geraten. Es ist nicht unsere Schuld. Unsere Heilung wird umso schneller voranschreiten, je eher wir das verstehen. Und je besser wir uns vor allen in Sicherheit bringen, die uns durch Victim Blaming womöglich retraumatisieren – also auch vor uns selbst.

## Schon wieder schuld! Die »richtige« und die »falsche« Trauer

Achtung! Wenn du betrauerst, dass du die Beziehung losgelassen hast, dann ist dies vermutlich keine heilsame Trauer. Dann hast du es mit Verzweiflung zu tun, die daraus resultiert, dass die kognitive Dissonanz wieder zugeschlagen hat und du dich selbst gaslightest. Dieser innere Ausnahmezustand ist toxisch. Er bindet dich an die Beziehung. Und er schwächt deine Wahrnehmung. Er bringt dich aus deiner Mitte. Und er bremst die Rekonvaleszenz.

Wenn du Dinge denkst wie: »Ich habe zu viel geklammert! Ich war zu eifersüchtig! Ich habe alles kaputt gemacht!« oder »Wenn ich es nur noch ein Mal richtig erklärt hätte!« oder »Wenn ich mich doch bloß an dem einen Tag anders verhalten hätte, dann wären wir noch zusammen!«, dann ist das verständlich. Denn es ist dir die ganze Zeit suggeriert worden, dass es an dir liegt. – Diese Schuld zu spüren fühlt sich furchtbar an. Als hättest du dein Glück eigenhändig zerstört. Vielleicht gibt es auch eine Neuauflage der Sorge, selbst narzisstisch gestört zu sein. Das sind Anzeichen einer Traumabindung.[349]

Wenn es dir so geht, ist der erste Schritt, wieder aus der kognitiven Dissonanz herauszufinden, bis du in der »richtigen« Trauer bist: im Schmerz darüber, dass die Trennung unvermeidlich war. Weil es einfach nicht geht. Weil die Verbindung dir nur schadet.

Das ist die Trauer, die du rauslassen kannst wie Dampf aus einem Ventil. Immer wenn sich etwas angestaut hat – raus damit! Bis sie alle ist und eine geheilte Wunde hinterlässt.

In Kapitel 17 findest du alles übers Selbst-Gaslighting und wie du dich da rauscoachen kannst.

## Ich vermisse ein Arschloch! Was stimmt nicht mit mir?

Sehnsucht ist ganz normal. Auch wenn es sich verrückt anfühlt zu vermissen, was uns schadet. Wir haben wirklich geliebt. Dieser Aspekt des Verlusts ist real und muss betrauert werden. Auch wenn viel des Guten an der Beziehung nur in unserer Fantasie stattgefunden hat – der Mensch, den wir verloren haben, war wichtig für uns. Und wir vermissen alle Rollen, die er für uns gespielt hat, vertraute Routinen und die Stabilität einer Partnerschaft.

»Jemanden vergessen wollen heißt an ihn denken.«
JEAN DE LA BRUYÈRE

Trauern braucht Tränen. Und Zeit. Und es braucht neue Wege, die nun (oder längst schon) unerfüllten Bedürfnisse zu stillen: Dein Verlobter hat für Abwechslung und Abenteuer gesorgt? Überrasche dich mit Unvorhergesehenem! Deine Ex war eine gute Mutter für dein inneres Kind? Beeltere dich selbst! Ging es um Puffer zu deiner Herkunftsfamilie? Sorg auf andere Art für Abstand! Schließ die Lücken, die entstanden sind. Mach dich unabhängig!

## Endlich Frieden! Die große Erleichterung

In deinem emotionalen Aprilwetter zieht hoffentlich immer mal die Wolkendecke auf. Und mitten im Sturm hast du einen Moment der Ruhe, der dir eine Ahnung davon gibt, wie es sein wird, wenn du über den Berg bist. Warm und hell und ausgesprochen friedlich. Oder sprudelnd und lebendig und voller Lebenslust und Bauchkribbeln!

Hab keine Angst, wenn das nicht hält. Es ist wie eine Lahnung in der Nordsee. Land gewinnen braucht Geduld. Die Wellen werden noch etliche Male über dir zusammenschlagen, bis schließlich bei jeder Flut der Boden unter deinen Füßen hält. Doch die Zeit arbeitet für dich.

## Die Kirschen in Nachbars Garten: Der neue Supply kriegt alles!

Du empfindest Neid und Eifersucht auf den neuen Supply? Logisch: Das narzisstische Triangulieren hat ja immer schon an dieser Stelle gekratzt. Und nun plagt uns die Fantasie, dass dieses Wunderwesen (das uns vielleicht sogar demonstrativ vor die Nase gehalten wurde) all das bekommen soll, wovon wir geträumt haben: Liebe, einen Ehering, ein Haus mit Garten, Kinder – alles, was du dir gewünscht und nicht bekommen hast!

Aber ich sag dir was: Das ist genau, was du denken und fühlen sollst, damit die narzisstische Variable im Dreieck sich begehrt und mächtig fühlen kann. Und das willst du doch nicht, oder?

Außerdem wird der neue Supply genau das bekommen, was du auch bekommen hast: Lovebombing, Abwertung und Abschuss! Was du jetzt siehst, ist die erste der drei Phasen. Aber die anderen werden folgen. Da kannst du sicher sein.

Achtung: Wenn du dich jetzt fragst, ob du den neuen Supply warnen sollst: In der Community besteht die nahezu einhellige Meinung, das besser nicht zu tun: Hättest du in den ersten Wochen den verrückten Verflossenen (denn als solche sind wir bestimmt längst vorgestellt worden) deines neuen Schwarms geglaubt, wenn sie bei dir geklopft und gesagt hätten: Übrigens – das wird böse enden? Eher nicht.

Einzelne Fälle, wo eine Warnung funktioniert hat, sind mir zwar bekannt. Aber das Risiko, dass deine Lage sich verschärft, ist leider sehr hoch. Denn: Narzisstische Menschen sind potenziell rachsüchtig und werden nicht gern narzisstisch genannt. Und wenn du ihnen ihren Supply wegnimmst, schneidest du sie von ihrer Überlebensquelle ab. Das sind gleich mehrere Zünder für eine Katastrophe.

Wahrscheinlich tendierst du (wie viele Narzissmus-Opfer) dazu, zu viel Verantwortung für andere zu übernehmen? – Dies ist eine gute Gelegenheit, diese Angewohnheit aufzugeben.

## Rache ist süß! Wie du sie kalt genießen kannst …

Ein weiterer Grund, warum wir dem neuen Supply gern mal erzählen würden, was ihn erwartet, ist ein nicht ganz so ehrenvoller: Man muss nicht narzisstisch sein, um nach so einem Erlebnis Rachelust zu bekommen.

Aber was du dir auch für wilde Pläne zurechtlegst: Für narzisstische Menschen ist Rache ein Heimspiel! Unmöglich, sie zu schlagen. Sie haben kaum Empathie oder können sie »abstellen«. Sie haben es viel leichter als du, die Regeln des Anstands über Bord zu werfen. Lass dich also nicht auf ihre Ebene hinab. Gönn ihnen nicht den Triumpf, dich auch noch um diese Werte gebracht zu haben!

Das Karma wird von allein zuschlagen. Die beste Rache, die wir nehmen können, ist: glücklich sein und echte Liebe finden. Denn beides werden sie niemals können.

Gelebte Rache ist, dich nicht zerstören zu lassen, sondern dein Selbstbewusstsein zu nähren. Deine Träume zu verwirklichen. Deine Wunden zu heilen. Und erstarkt aus der Asche zu steigen …

## Impulse

1. Starke Schultern: Welche Menschen unterstützen dich in deiner Trauer? Such ihre Nähe, wann immer dir danach ist.
2. Trauer braucht Zeit: Arbeitest du noch oder trauerst du schon? Achte darauf, dass du nicht durch zu viel Aktivität vor deinen Gefühlen davonläufst. Wenn die Trauer ausufert, schaffe dir eine klar definierte Tagesstruktur: Fenster zum Arbeiten, zum Auftanken, zum Trauern, zum Ablenken – zu allem, was du brauchst. Experimentiere, wie das für dich stimmige Modell aussehen könnte.
3. Rache des Tages: Wie wundervoll könntest du heute den Tag verbringen?
4. Ressourcen: Was hilft dir beim Trauern? Das kann sehr persönlich sein: Dein kreatives Ventil; deine spirituelle Verbindung zu einer höheren Macht, wie immer du sie nennst; dein Kraftort oder ganz etwas anderes. – Was ist es bei dir?
5. Sinnsuche: Hadern lässt uns oft die Sinnfrage stellen: Warum? Und: Warum ich? Gibt es einen tieferen Sinn, den du dem Geschehen geben kannst? Was könnte das sein? Oder wie könntest du ihn finden, wenn er sich dir jetzt nicht offenbart?
6. Den Stöpsel ziehen: Wenn die Trauer feststeckt, stell dir eine Playlist mit Songs zusammen, die zu deinen Gefühlen passen und die dich berühren. Wenn du die Musik hörst, können sich die Tränen lösen.
7. Nest: Wenn der Schmerz dich zu überwältigen droht, schaff dir Schutzräume, in denen du sicher bist: Ruf eine Freundin an, die dir beim Weinen eine Zeugin ist. Fahr ans Meer und brüll den Wind an. Buche dir eine Behandlung, bei der du in einem sicheren Rahmen deine Gefühle rauslassen kannst. Tu, was immer sich richtig anfühlt.
8. Zusammenbruch: Mach dir klar, dass du den Tiefpunkt erreicht hast. Alles kann momentan anstrengend sein: Arbeiten, To-Dos, Smalltalk … Erlaube dir zusammenzubrechen. Schaff dir Zeitfenster, in denen du nicht funktionieren musst. Das ist wichtig, um wieder auf die Beine zu kommen.

9. Erdung: Manchen hilft es beim Trauern, dem Boden nah zu sein: Leg dich auf die Holzdielen, in eine Wiese oder den warmen Sand. Da ist keine Form, die du halten musst. Lass alles aus dir herausfließen. Lass dich tragen. Gib ab.
10. Trauer um Verluste: Wir trauern nicht nur um einen Menschen. Wir trauern um verlorene Lebenszeit, verpasste Karriere-Chancen, zerbrochene Freundschaften, zerrüttete Ursprungsfamilien, angeschlagene Gesundheit, geopferte Würde, erlittenen Selbstverlust etc. Mach dir klar, was du betrauerst. Gib dem Raum.
11. Trauer um die Zukunft: Nach narzisstischen Partnerschaften trauern (und wüten) wir oft um das, was kommen sollte. Weil wir nun befürchten, dass es nicht kommen wird. Die gemeinsamen Träume, die zerbrochen sind. Die ungeborenen Kinder. Vielleicht zweifeln wir daran, jemals jemanden zu finden, mit dem wir alt werden können. Nimm das wahr. Sei bei deinen Gefühlen. Und mach sie dir zu einer Landkarte. Deine Zukunft gehört dir! Steck dir neue Ziele!
12. Der Energie folgen: Wo will die frei werdende Energie hin? Lass sie spazieren gehen und sich ausprobieren! Lausche nach innen und tu jeden Tag mindestens eine Sache, die dir Spaß macht. Nur das, was von selbst flutscht, ohne Reibungsverlust!

# 13.

# Phönix: Wo war ich, und wenn ja, warum?

Ich habe heute so gelebt, wie ich immer leben wollte: Ich bin aufgewacht, habe die klare Morgenluft in die Wohnung gelassen und mich mit Musik in den Tag getanzt. Das hilft mir, den Tag zu beginnen. Denn ich bin immer noch ganz schön depri. Aber mit sanfter Bewegung locke ich mich gut aus dem Bett und in den Körper. Wenn ich mit mir verbunden bin, geht alles besser: Arbeiten. Schmerz aushalten. Weitermachen.

Ich bin gut abgelenkt: Ich habe an meinem neuen Projekt gebastelt und gehe völlig darin auf. Beruflich scheinen die Knoten auf wundersame Weise zu platzen. Als hätte das Universum ein Signal gekriegt: »Übrigens! Sie ist endlich frei und sie selbst! Traum-Erfüllung kann losgehen!«

Abends hab ich einen dieser Filme geschaut, den er unter keinen Umständen mit mir angesehen hätte. Und ich hab's abgefeiert!

Klar … es tut immer noch weh. Besonders heute …

Aber ich merke, dass mein Privatleben sich endlich ausbreiten kann. Ich muss immer an diese Sitzung denken, wo meine Therapeutin mit mir aufgestellt hat, wie sie mein Leben wahrnimmt: Alles war groß und aufgeblüht. Nur meine Partnerschaft quetschte sich zusammen auf einen Punkt. Als wäre da eine unsichtbare Wand, als wollte dieser Teil einfach nicht mitwachsen wie die anderen.

Versonnen drehe ich das Schildchen vom Yogi-Tee in meinen Fingern. Der Spruch trifft es genau:

»Eine Aufgabe des Lebens ist es, sich zu kennen, zu lieben und zu vertrauen.«

Ja doch!

Nachdem ich mich von meinem Partner getrennt hatte, hatte ich auf einmal viel freie Zeit. Das ist nichts Ungewöhnliches: Toxische Beziehungen sind meist sehr zeitintensiv.

Obwohl die Trauer natürlich meine Aufmerksamkeit erforderte, war mir sehr bald klar: Ohne das ständige Grübeln, Rat-Suchen und Selbstoptimieren hatte ich plötzlich freie Kapazität. Raum, der zunächst kaum mit Aktivitäten und sozialen Kontakten gefüllt wurde, da ich noch Me-Time brauchte, um mit all dem fertigzuwerden.

Aber: Irgendwann würde ich aufhören müssen, meine gesamte Freizeit mit dem Konsum von Ratgebern zu verbringen. Was dann?

Der Raum wartete auf mich. Und er stellte mir still, aber in jeder Sekunde die gleiche Frage: »Was möchtest du mit mir anfangen?«

In diesem unschuldigen Satz lag *das* Rätsel überhaupt: »Wer bin ich?« Oder genauer: »Wer bin ich *ohne ihn*?« Chance und Verantwortung, mich neu zu definieren.

## Narzisstische Beziehungen: Warum wir uns in ihnen verlieren

Wenn wir aus einer narzisstischen Partnerschaft auftauchen, kann sich das etwas unwirklich anfühlen. Als erwachten wir aus einem Traum: Was war das denn?!

Viele Überlebende haben nicht nur ihre Lebensfreude, sondern auch den Kontakt zu sich selbst verloren. Sie erleben eine *Identitäts-Erosion.*[350]

Falls du also gerade das Gefühl hast, ein Bild von Picasso zu sein, bist du in guter Gesellschaft: Für sehr viele Narzissmus-Überlebende scheint nach dem Ende der Beziehung erst mal nichts an seinem Platz zu sein. Alles ist irgendwie verrutscht, unsortiert und durcheinander.

»Du selbst zu sein, in einer Welt, die dich ständig anders haben will, ist die größte Errungenschaft.«
RALPH WALDO EMERSON

Auf die Suche nach der Person zu gehen, die wir sind, die wir vormals waren oder die wir in Zukunft sein wollen, ist ein wichtiger Schritt auf dem Weg der Heilung.

Und es ist zudem eine gute Versicherung dagegen, erneut in die gleiche Falle zu tappen. Dazu gehört auch zu verstehen, wie es zu dem *Identitäts-Verlust*[351] kommen konnte.

## Leergesaugt – ein Schatten unserer selbst

Egal, was wir gehofft hatten – für unsere scheinbar bessere Hälfte waren wir vor allem eins: narzisstische Zufuhr. Nach der Idealisierungs-Phase ging es immer seltener um *unsere* Bedürfnisse, sondern immer häufiger um die Bedürfnisse des Menschen an unserer Seite. Unser Privatleben wurde zu einem seelischen Kriegsgebiet, von dem wir uns im Alltag erholen mussten. Was immer wir erlebten, erzählten oder unternehmen wollten, wurde abgebügelt. Irgendwann führte das dazu, dass wir weniger gemeinsame Aktivitäten vorgeschlagen haben. Wir zweifelten an der Unterhaltsamkeit und Wichtigkeit dessen, was uns ausmacht, und wurden zurückhaltender im Gespräch.

Wir lebten das Leben des anderen mit und vernachlässigten die Dinge, die uns guttun. Wir rieben uns auf, um die Liebe der ersten Tage zurückzugewinnen, die wir so sehr vermissten. Dabei blieb immer weniger Zeit für uns. Und die ständigen Beziehungskrisen laugten uns aus: *Ich habe mich bei wichtigen beruflichen Terminen krankmelden müssen, weil ich von den Streits so fertig war, dass ich nicht in der Lage war, meine Arbeit zu machen.*

Der Dauerstress macht uns krank. Wir rennen zum Arzt oder behandeln unsere chronischen Erkrankungen und müssen vielleicht von lieben Gewohnheiten Abstand nehmen, weil wir nicht mehr so belastbar sind. Es kann sich anfühlen wie energetisch ausgesaugt zu werden. Das kann bis zur Arbeitsunfähigkeit gehen. Berufliche Perspektiven beginnen zu wanken, weil einfach buchstäblich nichts mehr von uns über ist.

Dazu trägt auch die kognitive Dissonanz bei: Diese innere Spannung zwischen den zwei unterschiedlichen Perspektiven auf unser Zusammenleben raubt uns Energie. Wir verlieren durch dieses Leck im Tank seelischen Treibstoff. Denn unterschwellig versuchen wir durchgehend, den ungünstigen Blickwinkel wegzudrängen und eine einheitliche Sicht auf unsere Zweisamkeit zu ermöglichen.

Außerdem verbrauchen wir da Reserven, wo wir sie eigentlich tanken sollten: zu Hause.

Möglich, dass du nun zunächst nicht weißt, wohin mit der Energie. Oder dass dir plötzlich Gesprächsthemen ausgehen, weil du nicht mehr um eure Konflikte kreist. – Lass es kommen.

## Zukunft wagen: vom Future Faking zum Future Making

Wenn wir aus einer Partnerschaft ausbrechen, geben wir immer einige der Träume auf, die wir als Paar zusammen hatten. Das Haus wird verkauft, die Kinder aufgeteilt, das gemeinsame Projekt eingestampft.

In den Partnerschaften, um die es hier geht, kommt erschwerend hinzu, dass wir mit hoher Wahrscheinlichkeit schon während der Beziehung gemeinsame Ziele gesetzt, diese aber kaum jemals einfach erreicht haben. Das liegt unter anderem am Future Faking.

Unser Mitbringsel nach der Trennung ist also ein Haufen ungelebter Träume. Und das Wesen, mit dem wir sie realisieren wollten, ist weg. Wenn wir während unseres Zusammenlebens also bereits den Eindruck hatten, an unserem Leben vorbeizuleben – jetzt ist das Chaos perfekt!

Die Perspektivlosigkeit, die wir spüren, kann ein Ansporn sein, die eigenen Träume endlich anzupacken – jetzt, wo unsere Exen nicht länger den Fuß auf der Bremse haben …!

## Klein mit Hut? – Think big!

Narzisstische Menschen hatten oftmals in ihrer Kindheit keinen adäquaten Spiegel in ihren Bezugspersonen. Darum haben sie nicht gelernt, sich von innen heraus wertvoll zu fühlen. So sind sie lebenslang abhängig davon, sich in den Augen ihrer Umgebung ein (zufriedenstellendes) Bild von sich zu machen.

Davon bleiben die Menschen an ihrer Seite nicht unberührt. Sie blicken ihrerseits in einen Zerrspiegel und glauben, darin die Wirklichkeit zu sehen. Doch das ist nicht der Fall.[352] *Es ist schwer, die Gedanken wieder loszuwerden, die sie mir eingepflanzt hat. Zum Beispiel, dass unser Sohn seine Angststörung von mir hat. Das belastet mich bis heute.*

Der Zweifel an uns und unseren Fähigkeiten wurde über Jahre gesät. Schamgefühle und Minderwertigkeitskomplexe sind die Folge.[353] Das kann sogar (gerade bei narzisstischen Eltern) zum *Hochstaplersyndrom (Imposter-Syndrom)* führen: Selbst wenn andere uns schätzen, denken wir: »Der Mensch, der mich wirklich kennt, sagt was anderes. Der muss recht haben. Die anderen werden auch irgendwann merken, dass ich nichts tauge!« – Eine Angst, die wir mal wieder eins zu eins von den Quellen dieser Botschaften übernommen haben.[354] Vor den vergifteten Überzeugungen schützt auch Wehrhaftigkeit nicht. *Er sagte, ich sei ganz schön dick geworden! Ich habe ihm dann echt um die Ohren gehauen, dass das gar nicht sein kann. Trotzdem hat es was ausgelöst. Ich habe an mir runtergeguckt und mich gefragt: Oder stimmt es doch?*

Ein Überlebender berichtete, er habe sich (wohlgemerkt bei konstantem Gewicht) abwechselnd anhören müssen, zu dick oder zu dünn geworden zu sein. Obwohl völlig klar war, dass das nicht stimmte, habe es ihn verwirrt und verunsichert.

Besonders perfide ist: Sogar für die Folgen des Missbrauchs werden wir beschämt – für die überschüssigen Kilos, die Erschöpfung, die beschleunigte Alterung, die chronischen Krankheiten … So was hat Folgen …

Gut möglich, dass wir den Breakdance-Kurs aufgegeben haben, nachdem wir ausgelacht worden sind. Oder dass wir die extravagante Karriere in einem unsicheren Feld gar nicht erst angestrebt haben, weil uns der Glaube an uns selbst gefehlt hat – die übernommene Stimme im Ohr: »Was glaubst du, wer du bist?« Es ist von Mensch zu Mensch unterschiedlich, ob sich das angeknackste Selbstwertgefühl von allein wieder aufbaut oder ob wir ihm auf die Sprünge helfen müssen. Wenn du merkst, dass die alten Überzeugungen zu sehr in dir nachwirken, arbeite bewusst dagegen an: Tu was für dein Körpergefühl, pfleg dich, such intellektuelle Herausforderungen und (innere) Bestätigung für deine ur-eigenen Kompetenzen. Und lerne vertrauen, dass du auch ohne all das einmalig bist!

Wenn wir den Bremsklotz am Bein endlich ablegen, kann sich das anfühlen wie Schwerelosigkeit. Vieles ist plötzlich erstaunlich einfach!

## Regression – passend gemacht!

Klein fühlten wir uns vielleicht auch deshalb, weil wir uns (ohne das recht zu merken) in der Zweisamkeit anders gegeben haben als mit anderen Menschen unseres Lebens. Vielleicht hat sich dieser Seinszustand jung angefühlt, sogar kindlich; oder verletzlich und untergeordnet. Es kann ein angenehmes oder unangenehmes Gefühl gewesen sein – oder eine Mischung aus beidem. In der Psychologie spricht man in diesem Zusammenhang von *Regression*.

Regression ist auch ein Merkmal von *Co-Narzissmus*: Wenn wir dieses Interaktionsmuster bereits mit den narzisstischen Bezugspersonen unserer Kindheit eingeübt haben, sind wir auch im Erwachsenenleben geneigter, reflexartig zu schrumpfen, um die Beziehung aufrechtzuerhalten.

Wir haben uns in der Zweisamkeit verhalten wie eine weniger gereifte Version unserer selbst. Wir haben sozusagen vorübergehend ein

Update deinstalliert, um uns mit dem Menschen, mit dem wir uns verbinden wollten, kompatibel zu machen.

Vielleicht ist uns das sogar manchmal aufgefallen – oder anderen: Die hohe Stimme, die wir am Telefon immer kriegten, wenn unser Partner angerufen hat. Die Schlappheit, in der es aber so gemütlich war, zum Kuscheln im Bett zu bleiben, statt zur Arbeit zu gehen. Die plötzlich fehlende erwachsene Durchsetzungskraft, die uns ansonsten auszeichnet, und die uns verließ, sobald wir vor unserer Partnerin standen.

Unbewusst haben wir zu diesem Trick gegriffen, weil wir spürten, dass wir nur aus dieser Position der Schwäche heraus einen guten Draht zu unserem Lieblingsmenschen bekamen. Wir haben uns lieber seelisch zusammengefaltet, als zu riskieren, die heiß ersehnte Zuneigung zu verlieren.

Möglich, dass es uns zunächst schwerfällt, in den starken und erwachsenen Teil unserer Persönlichkeit hineinzufinden. Es fehlt uns an Übung. Verständlich also, dass wir immer mal wieder in die zerknautschte Haltung zurückfallen, obwohl wir sie gar nicht mehr brauchen. Wir sind daran gewöhnt, und sie ist uns zu einer zweiten Haut geworden. Aber jetzt können wir sie abwerfen: Was würde passieren, wenn wir uns zu voller Größe aufrichten?

## Rebellion: ungeschriebene Gesetze umschreiben

Gerade bei verdeckt narzisstischen Menschen spüren wir oft intuitiv die ungeschriebenen Regeln. Wir haben ein Pflichtgefühl. Oder laufen zur Friedenssicherung auf den sprichwörtlichen Eierschalen. Jetzt kannst du die Gesetze umschreiben:

Du hast keine Querstreifen getragen, weil er behauptet hat, das mache dich dick? – Geh shoppen und werde zum Zebra!

Du bist auf Filzpantoffeln durch die Wohnung geschlichen, weil das Wohlergehen der Hausgemeinschaft (für das ach so wichtige Ansehen und den damit verbundenen Supply) immer wichtiger war als dein Lebensgefühl? – Dreh die Stereoanlage auf!

Du hast es dir abgewöhnt, laut zu lachen, weil deine Lache angeblich proletenhaft sei? – Wiehere herzhaft und ungebremst! Wer dich nicht dafür liebt, ist selbst schuld!

Warnhinweis: Diese Technik ist eine Frage der inneren Haltung und der Dosis. Wenn du ab sofort nur noch in innerer Opposition lebst, bist du auch nicht frei. Gut also, wenn wir sicherstellen, dass wir auf diesem Wege wirklich etwas tun, das uns ausmacht oder Spaß bringt. Etwas, das keine reine Gegenreaktion ist.

Gestreifte Klamotten können wir notfalls in den Altkleidercontainer schmeißen, aber ausgegebene Vermögen kommen nicht so schnell wieder zu uns zurück. Besser ist es, mit Dingen zu starten, die wir gegebenenfalls wieder verändern können.

## Das Bild hängt schief! Selbstbildkorrekturen

Viele der narzisstischen Manipulationstechniken haben den Effekt, dass wir ein falsches Bild von uns kriegen – und zwar ein wenig wünschenswertes.

Triangulation zum Beispiel hat vermutlich dazu geführt, dass wir eifersüchtig wurden – das war der Plan! Entsprechend haben wir uns auch verhalten: Aus Angst, unseren geliebten Menschen zu verlieren, haben wir alles Mögliche und Unmögliche versucht, um unsere Beziehung zu kitten. Wir haben Nähe gesucht, Gespräche angeleiert und Nachrichten geschrieben. Aber man hat uns dafür das Gefühl gegeben, erdrückend anhänglich, bedürftig und auf ganzer Linie nervig und eine Belastung zu sein.

Wen wundert es da, wenn unser Bild von uns selbst schief hängt? Wir haben mit und ohne Worte für eine lange Zeit immer wieder dieselbe Botschaft bekommen: dass wir lästige unselbstständige Monster seien, die in nervtötender Weise um Zuneigung betteln. Kraken, die die Liebe ersticken und selbst schuld daran sind, wenn sie endet.

Aber das alles war nur ein Schauspiel. Inszeniert von einem Menschen, der seine schlimmsten Ängste über sich selbst auf uns projiziert hat, um sie ertragen zu können. Und wenn wir uns jetzt als eine solche Last empfinden, dann kann man nur sagen: Mission accomplished!

Zur Heilung gehört daher auch, unser Selbstbild zu korrigieren: Jeder fühlende Mensch würde so reagieren auf die narzisstischen Spielchen! Das Einzige, was das über unseren Charakter sagt, ist, dass wir fähig sind zu lieben. Und dass wir (unter anderem deshalb) nicht gesehen haben, dass das alles ein abgekartetes Spiel war, um uns glauben zu machen, der Mensch an unserer Seite sei begehrt. Es war nur ein Machtspiel, damit wir bleiben. Damit wir leiden. Damit wir uns selbst zerstören und es leichterfällt, zum nächsten Wirt zu wechseln. Damit wir uns genauso sehr schämen, wie Menschen mit einer narzisstischen Störung das tief drinnen tun. Das sind ihre Gefühle – nicht unsere. Und es ist Zeit, sie ihnen zurückzugeben.

Ein Spruch, der als Meme in der Survivor-Community herumgeht, lautet sinngemäß: »Du hast nicht zu viel gewollt – nur von der falschen Person!«

## Bocklos: Wenn du nicht mehr du selbst bist

Bist du in letzter Zeit zur Couch-Potato mutiert? Falls ja, kann das unterschiedlichste Gründe haben. Hier ein paar davon:

Je länger wir in toxischen Partnerschaften stecken, desto klarer wird: Wir können es nur verkehrt machen. *Ich hab ihr keinen Schmuck mehr geschenkt, weil sie sich nicht mehr darüber gefreut hat. Dann hat sie sich beschwert, dass ich ihr keinen Schmuck mehr schenke.*

Solche Erlebnisse können zu erlernter Hilflosigkeit führen. Du erinnerst dich? Wenn wir ein Vogel in einem Käfig wären, würden wir selbst dann auf unserer Stange hocken bleiben, wenn jemand die Tür öffnet. Wir würden schlicht nicht mehr daran glauben, dass wir frei sein können.

Dieser innere Zustand wird mit Depression assoziiert und geht oft mit Lethargie und Freudlosigkeit einher. Wir können uns immer weniger zu etwas aufraffen. Was uns früher mal glücklich gemacht hat, lässt uns jetzt kalt.

Das ist ein Muster, an dem sich mit therapeutischer Begleitung gut arbeiten lässt: Was wir gelernt haben (sei es schon in der Kindheit oder erst in unserer Partnerschaft), können wir auch wieder umlernen. In der Therapie kann auch geklärt werden, ob vielleicht wirklich eine Depression vorliegt. Nach den potenziell traumatischen Erlebnissen wäre das möglich. Und psychologische Unterstützung wäre dann ebenfalls sinnvoll.

Auch die charakteristische Erschöpfung nach dem Dauerstress macht sicher nicht unternehmungslustiger – und Auftanken hat dann erst mal Vorrang.

Denkbar ist auch, dass unsere Lustlosigkeit ein vorübergehendes Symptom einer (Komplexen) Posttraumatischen Belastungsstörung ist. Es wäre nicht ungewöhnlich, in den ersten Wochen nach der Trennung ein starkes Bedürfnis nach Rückzug zu verspüren – mit oder ohne Belastungsstörung.

Ebenso führt das Vermeiden aller Orte, Themen und Aktivitäten, die an das Trauma erinnern, dazu, dass wir vorübergehend oder dauerhaft unsere Routinen ändern müssen. Der Besuch im gemeinsamen Lieblingsrestaurant bringt nur Schmerz mit sich. Und erst die Zeit wird zeigen, ob wir uns dort irgendwann wieder wohlfühlen. Oder ob sich herausstellt, dass wir eigentlich nur mitgeschleift wurden.

Es lohnt sich, der individuellen Ursache für die Antriebslosigkeit auf den Grund zu gehen und dann einen passenden Fahrplan dafür zu entwickeln.

## Ansteckung: eine Wurmkur für die Seele

Natürlich sind Persönlichkeitsstörungen nicht ansteckend wie eine Grippe. Und wenn wir ihnen im Rahmen einer Liebesbeziehung begegnen, sind unsere Persönlichkeiten bereits entfaltet und davor gefeit, derart tiefgreifend verletzt zu werden, dass wir als Reaktion darauf ebenfalls eine Persönlichkeitsstörung entwickeln können. Dennoch kann das Verhalten der uns nahestehenden Betroffenen auf uns abfärben. Zum Beispiel durch mehr oder weniger unbewusste Prozesse wie das Spiegeln. Dabei übernehmen wir Verhaltensweisen unserer Mitmenschen – auch der narzisstischen. In einer Lebenspartnerschaft verbringen wir viel Zeit miteinander. Daher sind wir hier einem starken Einfluss ausgesetzt. Das prägt.

Wir haben lange wenig Empathie erlebt. Gut möglich, dass wir uns das ein wenig zu eigen gemacht haben. Obwohl das gar nicht unsere Art ist, sind wir vielleicht plötzlich etwas raubeiniger im Umgang mit anderen – oder weniger mitfühlend mit uns selbst.

Vielleicht haben wir mit unseren Exen über Arbeitskolleginnen getratscht, obwohl wir gar keine Lästermäuler sind – einfach, weil wir so glücklich waren, dass sie mit uns sprachen! Oder unser Humor ist etwas zu schwarz geworden. Womöglich haben wir in unserer Not auch destruktive narzisstische Strategien übernommen oder uns provozieren lassen: Ich, bekennende Pazifistin und Kommunikationspsychologin, erinnere mich gut an den Tag, an dem ich wie Godzilla den Zen-Garten meines damaligen Verlobten verwüstet habe. – Stonewalling kann uns schon mal an den Rand unserer Beherrschung bringen – oder darüber hinaus.

Wer jetzt einmal mehr befürchtet, selbst der Mensch mit der narzisstischen Persönlichkeitsstörung zu sein, sei beruhigt: Es ist sehr wahrscheinlich, dass du dir narzisstische Ticks angeeignet hast. *Mindfulness* und Selbstbeobachtung können Abhilfe schaffen. Und du kannst wieder die sanfte Seele sein, die du immer warst – aber diesmal mit gesunden Grenzen.

Empathie mag uns abhandengekommen sein, weil wir versucht haben, uns vor den narzisstischen Übergriffen zu schützen. Und auch emotionale Taubheit kann ein Überlebensmechanismus sein, der auch eine Weile nach der Trennung noch greift. Gib dem Zeit oder adressiere es auch in der Therapie. Die Coping-Mechanismen sind als solche zu würdigen. Und mit der Zeit werden Gefühl und Mitgefühl zurückkehren und dich von der Sorge erlösen, dass in Wirklichkeit du der narzisstische Felsblock von euch beiden bist.[355]

Vielleicht hast du auch den Eindruck, in den letzten Jahren Wachs gewesen zu sein – immer bereit, sich in Form bringen zu lassen, um zu gefallen? Wenn das so ist, überleg dir, welche Eigenschaften du angenommen hast: Die Blondierung, auf die er gedrungen hat, das Abo ihrer Angeber-Zeitung oder den Klamotten-Geschmack, der eigentlich seiner war? Behalte, was zu dir gehört. Den Rest wirf über Bord!

Ertappe dich selbst dabei, wenn du übernommene narzisstische Verhaltensweisen an den Tag legst. Halte inne! Atme! Und erinnere dich daran, wie *du* in solchen Situationen reagieren möchtest. Sei geduldig mit dir, wenn das eine Weile dauert und du es die ersten Male erst bemerkst, wenn es bereits zu spät ist. Denn: Glückwunsch! So beginnt Veränderung!

## »Om« – eine Haltung, die hilft!

Wenn wir eine toxische Beziehung verlassen, können die Gefühle heftig sein. Zuweilen sogar erst mal heftiger als in den täglichen Kämpfen, in denen wir uns eingerichtet hatten. Da helfen innere Ruhe und ein gesunder Abstand zu den Gedankenkreisen und Flashbacks. Der tiefe Kontakt mit uns selbst ist eine Voraussetzung, um diesen Stürmen zu trotzen.

Um diesen inneren Ort zu finden und eine beobachtende Haltung zu kultivieren, helfen verschiedene Techniken: Zum Beispiel Meditation, Yoga oder Achtsamkeitstrainings. Literaturtipps und Links findest du im Anhang. Ein Starterkit fürs Meditieren gibt es hier:

**Basis-Meditation**

Setz dich – im Schneidersitz oder auf einen Stuhl. Schließ die Augen, wenn das angenehm ist, oder lass den Blick ins Leere gehen. Atme. Ein und aus. Lade deine Aufmerksamkeit ein, die Atemzüge zu begleiten – ohne etwas zu verändern. Wenn ein Gedanke kommt, betrachte ihn und lass ihn wieder gehen. Und den nächsten. Und den nächsten …

Vielleicht wirst du irgendwann angenehm leer und erreichst den Zustand, den man gemeinhin mit Meditation verbindet. Vielleicht bist du aber auch nur damit beschäftigt, Gedanken willkommen zu heißen und gehen zu lassen. Beides ist okay. Beides verhilft zu mehr innerer Ruhe und Gelassenheit. Perfektionismus ist nicht angebracht. Auch bei der Dauer geht es nicht darum, Rekorde aufzustellen. Du kannst mit einer Minute täglich starten. Und wenn du dich nach und nach länger hinsetzt – vielleicht für drei oder fünf Minuten am Tag –, kann das bereits eine große Wirkung haben.

Ein guter Zeitpunkt für diese neue Routine ist zum Beispiel morgens nach dem Aufstehen oder abends vor dem Schlafengehen – oder beides. Du kannst dir diese kurzen Pausen aber auch immer zwischendurch im Tag gönnen, wenn dich etwas überwältigt oder stresst.

Diese achtsame Geisteshaltung, bei der wir uns friedlich und liebevoll selbst beobachten, nehmen wir mit in unseren Alltag. Unsere Gedanken, unsere Gefühle und unser Verhalten werden uns bewusster. Wir laufen nicht davor davon, uns wahrzunehmen. Aber wir gewinnen gleichzeitig etwas Abstand zu dem, was uns bewegt – auch wenn das paradox klingen mag.

Wir begegnen uns selbst und anderen mit mehr Puffer. Damit schaffen wir Spielraum für Veränderung. Zum Beispiel dafür, versehentlich geerbte Macken wieder abzulegen und uns an den Menschen zu erinnern, der wir vorher waren und der wir tief drinnen noch sind. Wenngleich vielleicht in einer gereifteren Form. Denn: Wie schmerzhaft der Prozess auch ist, den wir durchleben – wir werden mit lebensverändernden Erkenntnissen daraus hervorgehen.

Das klingt nach viel Arbeit? – Stress dich nicht!

Du weißt ja, wie es geht: Essen, schlafen, essen, schlafen, essen – Zack: Schmetterling!

## Impulse

1. Auslöser erkennen: Oben sind Auslöser für Selbstentfremdung beschrieben. In welchen findest du dich wieder? Welche weiteren gab es bei dir? Erinnere dich an konkrete Situationen, in denen du von deinem Kern abgewichen bist. Was ist das grundlegende Prinzip, das hier wirksam war? Diesen Mechanismus bewusst zu machen kann dich dabei unterstützen, ab jetzt rechtzeitig zu bemerken, wenn du versucht bist, dich selbst aufzugeben.
2. Werte: In toxischen Beziehungen werfen wir nach und nach unsere Werte über Bord. Wir leben nicht, wie wir leben wollen. Wir sind nicht mehr wir selbst. Nach und nach schrauben wir unsere Messlatte runter. Bis wir vergessen, was eine gelungene Partnerschaft für uns ausmacht. Setz dich bewusst mit der Frage auseinander, was für dich Wert hat, und richte dein Leben wieder daran aus.
3. Schale sein: Es kann ganz schön knifflig sein, nach langer Fremdbestimmung wieder auf das eigene dünne Stimmchen zu hören. Das ist allerdings ganz zentral, um nicht erneut in eine Abhängigkeit zu anderen zu geraten. Zu wissen, was wir brauchen, ermöglicht uns erst, auch im Kontakt mit anderen auf unsere Bedürfnisse zu hören. Wenn du keine Ahnung hast, was du willst, halte inne: Koch dir einen Tee. Setz dich hin, halte die warme Schale in den Händen und werde selbst zum Gefäß: Was steigt in dir auf? Worauf hast du Lust? Mach nichts anderes als Abwarten und Tee trinken, bis du einen Impuls hast – und sei es auch nur ein kleiner.
4. Neuland betreten: Lade dich ab jetzt einmal die Woche zu einem Abenteuer ein. Mach was, das du noch nie getan hast. – Das kann etwas Kleines oder etwas Großes sein.
5. Reiselust: Mach einen Wochenendtrip oder eine Reise an einen Ort, an dem ihr keine gemeinsamen Erinnerungen gesammelt habt. Wo wolltest du schon immer mal hin? Welche Leidenschaft schlummert unausgelebt in dir? Sei behutsam: Das hier ist nicht Olympia. Geh mit dem, was sich leicht anfühlt.

6. Zurück in die Zukunft: Erinnere dich an dein altes Ich: Wie warst du vor dieser Partnerschaft? Was waren deine Lieblingsbeschäftigungen? Wie hast du dich entspannt? Welche deiner Facetten von damals möchtest du in die Gegenwart retten? Knüpf da wieder an: Schau alte Fotos durch oder hol den alten Schlabberpulli wieder vom Dachboden, den du deinem Ex zuliebe eingemottet hast.
7. Den Faden wieder aufnehmen: Gibt es Menschen, zu denen während der Beziehung der Kontakt versandet ist? Wen davon vermisst du? Welcher Weg der Kontaktaufnahme fühlt sich angemessen an? Welche Ressource stellt dieser Mensch für dich dar? Welche Seiten deiner Persönlichkeit werden durch diesen Menschen unterstützt, was kannst du mit ihm besonders gut ausleben? Vorsicht: Warte mit der Anbahnung, bis du wirklich wieder magst! Und: Bevor du alte Verbindungen wiederbelebst, stell sicher, dass sie nicht toxisch wirken.
8. Mach dich groß: Nimm wahr, welche Wirkung Menschen auf dich haben: Wie fühlst du dich in ihrer Gegenwart? Wenn du feststellst, dass du dich kleinmachst, damit es funktioniert, probiere, was passiert, wenn du dich auf Augenhöhe begibst. Prüfe, ob dieses Muster (auch) von dir ausgeht. Zum Beispiel, weil dich Menschen an jemanden erinnern. Oder weil du deinen inneren Kritiker auf sie projizierst. Wenn du merkst, dass dein Gegenüber nur in deiner Katzenbaby-Variante mit dir zu tun haben möchte, überleg dir, ob du den Kontakt weiter aufrechterhalten willst. Umgib dich mit Menschen, die dich in deiner Kraft schätzen, und richte dich zu deiner vollen Größe auf.
9. Visionssuche: Wie willst du leben? Jetzt, wo die gemeinsame Zukunft nicht stattfinden wird, ist die Gegenwart frei, um in eine *neue* Zukunft hinein zu leben! Wenn du Opfer von Future Faking geworden bist, überlege dir: Welche Qualitäten des ursprünglich gemeinsamen Zukunftstraumes möchtest du weiterverfolgen? Oder braucht es vielleicht eine ganz neue Idee für dein Wunschleben? Vielleicht schreibst du eine Geschichte, wie dein Leben in ein paar Jahren aussieht? Welchen konkreten (kleinen) Schritt in diese Richtung könntest du heute tun?

# 14.
# Narzissmus-Alarm: Hilfe, ich bin umzingelt!

> Ich muss das jetzt mal rausschreiben, denn ich komm nicht klar: Das Treffen eben hat meine Welt dezent aus den Fugen gehoben. (Ich wusste gar nicht, dass da noch was aus den Fugen zu heben war …)
>
> Mein Kollege hat mir eine Wahnsinns-Szene gemacht. Ich fühle mich an das erinnert, was ich in meiner Beziehung erlebt habe.
>
> Zum ersten Mal in meinem Leben konnte ich, noch während es passierte, mitschneiden, welche Manipulationen zum Einsatz gebracht wurden.
>
> Aber: Was mache ich denn nun, wenn ich das bemerke? Ab wann ist das Narzissmus? Und bis wohin ist das simples, unkonstruktives Streitverhalten? Muss ich eine solche Zusammenarbeit beenden? Oder gibt es Wege, mich zu schützen und dabei den Kontakt aufrechtzuerhalten?
>
> Es fühlt sich an, als würde sich mein innerer Kompass über einem starken Magnetfeld befinden. Er dreht durch! Kann ich vertrauen – oder nicht? Ich weiß nicht mehr, wo Norden ist!
>
> Meine Scheuklappen sind ab. Aber mit dem, was plötzlich an Eindrücken auf mich einstürmt, bin ich völlig überfordert. Was nun?

Ich war ratlos. Überall schien es in meinem Leben plötzlich Narzissmus zu geben: in der Vergangenheit und der Gegenwart. Auf Familienfeiern und im Bekanntenkreis. Konnte das sein? War ich so blind gewesen? Oder war meine Alarmanlage einfach neu und noch nicht kalibriert, sodass bei jedem Eichhörnchen nun Flutlicht und Selbstschussanlage ausgelöst wurden?

## Error: Wenn die Alarmanlage funktioniert, aber der Wachschutz noch nicht

Zu entdecken, dass die eigene Beziehung zerstörerisch ist, ist eine einschneidende Erfahrung. Und der Wille, so etwas nie wieder zu erleben, ist groß. Sobald Überlebende genug über Narzissmus wissen, beginnen sie, die Muster überall zu erkennen. Das ist gut und richtig. Anfangs kann es allerdings verstörend sein. Ein bisschen wie in einem schlechten Blockbuster: Vampir-Apokalypse! Alle werden gebissen und verwandeln sich in blutrünstige Kreaturen, die uns aussaugen wollen. Besonders gruselig ist es, wenn es sogar die engsten Verwandten und größten Vertrauten trifft. Den eben noch hilfsbereiten Stützen unseres Alltags läuft nun der Geifer aus den fauligen Fratzen. Und wie in einem solchen Splatter-Movie können wir nichts tun als schreiend wegrennen und uns irgendwo verschanzen.

Wir sind in einem merkwürdigen Zwischenzustand: Die Alarmanlage schrillt quasi ununterbrochen. Problem nur: Der Wachdienst kommt nicht. Und es piept und piept und der Alarm macht uns völlig kirre. Aber wir haben keinen Plan, was nun zu tun ist. Denn wir haben noch keine Security aufgebaut. – Das machen wir jetzt. Und das Gute ist: Der erste Schritt ist schon getan. Denn die Alarmanlage funktioniert ja ganz offenbar 1a! – Fehlt nur noch das Feintuning. Denn die toten Eichhörnchen nerven ja doch auf die Dauer …

## Weniger ist mehr! Aufräumen in der Kontaktliste

Dass nach einer Trennung weitere Beziehungsabbrüche folgen, ist nach toxischen Partnerschaften keine Seltenheit. Sobald wir die Muster erkennen, erkennen wir sie überall. Und es ist gut möglich, dass du dich von einer Arbeitskollegin oder einem Freund verabschieden beziehungsweise eine Cousine zukünftig seltener treffen möchtest. Platz in der Kontaktliste zu schaffen kann genauso viel Klarheit und Harmonie herstellen wie das Ausmisten einer Wohnung – wenn nicht mehr.

Energieräuber und Drama Queens möchtest du womöglich nicht mehr um dich haben. Setz dir ganz bewusst neue Standards, um dir darüber klar zu werden, welche Verbindungen du aufgeben, lockern, verändern oder bewahren möchtest.

Es kann beängstigend sein, nachdem wir gerade eine Partnerschaft verloren haben, nun auch noch weitere Menschen aus unserem Leben zu streichen. Und ganz sicher sind das weitere Trauerprozesse, die anstehen. Gerade, wenn es beispielsweise einen Elternteil betrifft und unerwartet klar wird: Bei einem genaueren Blick war die Kindheit gar nicht so rosig – ich hatte ein narzisstisches Elternhaus!

Vielleicht erfasst uns auch der (vertraute) Zweifel, ob nicht eventuell doch wir selbst das Problem sind, wenn wir ja ganz offenbar mit niemandem auskommen. Und tatsächlich sind wir auch der gemeinsame Nenner in all diesen Gleichungen. Aber unser Problem ist nicht, dass wir verträglicher werden müssen. Stattdessen lohnt sich eine Reflexion, wie es dazu kommen konnte, dass wir mit so vielen Menschen umgeben sind, die uns nicht guttun. Vielleicht sogar, weil wir *zu* verträglich sind. Aber dazu kommen wir noch. Jetzt geht es erst mal darum, unser angeschlagenes Seelchen zu schonen.

»Die Empfindung des Einsamseins ist schmerzlich, wenn sie uns im Gewühl der Welt, unerträglich jedoch, wenn sie uns im Schoße unserer Familie überfällt.«
MARIE VON EBNER-ESCHENBACH

## Trust Issues: Vertrauen ist gut, Kontrolle ist besser?

Zu erleben, dass der Mensch, mit dem wir unser Leben verbringen wollten, gar nicht existiert hat, dass es nur eine Fassade war, in die wir uns verliebt haben, die aufgestellt wurde, damit uns der Mensch hinter der Fassade entwürdigen konnte – das macht etwas mit uns. Unsere

Fähigkeit, anderen zu vertrauen, kann schwer erschüttert sein. Aber auch unser Vertrauen in uns selbst – schließlich sind wir ja hinters Licht geführt worden.

Zählten wir uns vor dieser Partnerschaft zu denen, die an das Gute im Menschen glaubten, haben wir jetzt etwas erlebt, das »dem Bösen« recht nahekommt. Und wir fürchten, dass das erneut passieren könnte. Nicht nur, weil wir es vielleicht erneut zu spät bemerken, sondern auch, weil wir es vielleicht sogar anziehen!

Wir stecken mitten in einer fundamentalen Veränderung. Da kann es sein, dass das Pendel zunächst ins Gegenteil umschlägt und wir zu Misstrauen neigen, bevor wir ein stimmiges Mischungsverhältnis von Vertrauen und Vorsicht finden. Wenn du also merkst, dass du momentan eher verschlossen und skeptisch bist, gesteh dir das zu und gib dir Zeit.

Gerade in Sachen Dating (Nein, das ist immer noch nicht dran!) wirst du dieser neuen Skepsis wieder begegnen. Und das ist gut so! Denn das, was sich jetzt vielleicht noch wie ein »Vertrauensproblem« anfühlt, ist schon bald deine neue Superkraft[356]: Urteilsvermögen. Der Weg dahin kann allerdings holprig sein.

## Trigger-Warnung! Wenn der Kompass spinnt

Unser Kompass ist kaputt. Wen wundert's! Er wurde mutwillig über das Magnetfeld namens Gaslighting gehalten. Jetzt ist es an der Zeit, ihn wieder neu auszurichten.

Im Zuge dieses Wachstumsprozesses und der fundamentalen Verunsicherung weisen wir (möglicherweise auch ohne eine voll ausgeprägte Komplexe Posttraumatische Belastungsstörung zu entwickeln) einige Symptome dieser Erkrankung auf: zum Beispiel durch sogenannte *Trauma-Trigger* ausgelöste heftige Reaktionen – auf an sich harmlose Stimuli wie Orte, Personen, Gerüche, Gefühle, Körperempfindungen oder Ähnliches.

Es ist also gut möglich, dass du dich in manchen Situationen plötzlich und heftig an deine Ex-Beziehung erinnert fühlst. Vielleicht bekommst du Angst, wenn du deine Bedürfnisse äußerst, weil du fürchtest, dein Gegenüber könnte das als Kritik auffassen und in die Luft gehen. Hast du ja oft genug erlebt … Vielleicht bist du sensibel, verletzlich oder reizbar, wenn ein Freund dir eine Rückmeldung gibt, weil du plötzlich Angst hast, dass alles wahr ist, was dir eingeredet wurde: Vielleicht bist du wirklich eine Zumutung und nicht in der Lage zu gesunden Beziehungen? Und schon gaslightest du dich wieder selber …

Die Erinnerungen an die Misshandlung und die entwertende Stimme, die in deinem Kopf weiterlebt, können (ausgelöst durch eine ähnliche Situation) wieder hochkommen. Auch wenn du normalerweise ein sehr reflektierter Mensch bist, kann es manchmal schwer sein klarzukriegen, ob deine Reaktion der Gegenwart oder der Vergangenheit gilt: *Ich telefonierte mit meiner besten Freundin. Wir wollten uns verabreden und suchten nach einem guten Kompromiss für das Wo. Ich merkte, dass es ihr nicht gut ging, und fragte nach – aber sie wollte nicht darüber reden. Plötzlich schnauzte sie mich an und legte auf. Das kannte ich nicht von ihr. Normalerweise können wir über alles reden, es klären und drüber lachen. Das macht unsere Freundschaft ja so wertvoll. Aber als ich mit dem tutenden Telefon in der Hand dastand, hatte ich plötzlich Zweifel: Waren Kontakte generell etwas, das wehtut? War diese Freundschaft eventuell auch toxisch? Oder war ich nicht in der Lage, jemandem eine gute Freundin zu sein? Ich rief sie an, um mich mit ihr auszusprechen. Sie ging nicht ran. Ich wählte erneut ihre Nummer. Und wieder. Und wieder. – Nichts! Ich schrieb Nachrichten, erkundigte mich nach ihr, entschuldigte mich, erklärte, wie es mir ging, dass mich die Situation triggerte. – Keine Antwort.*

*In mir stieg ein unerträglicher Gefühlscocktail hoch. Ich hatte Angst und schämte mich. Ich fühlte mich genau so hilflos wie in den Momenten, wenn ich versucht hatte, mit meinem Expartner Streits zu schlichten: Er hatte nicht geantwortet.*

*Ich merkte, dass es in mir eine Stimme gab, die bereit war, jetzt und sofort zuzuschlagen und diese Freundschaft zu beenden. Ich war entsetzt: Den einzigen Menschen, dem ich uneingeschränkt vertraue, wollte ich einfach so aus meinem Leben verbannen?! Ich rief meine Therapeutin an. Alles durfte meinetwegen auseinanderbrechen! Aber nicht* das!

*Dysregulation* nennt man das, wenn wir durch Trigger aus der Bahn geworfen werden, weil wir aktuelle Erlebnisse im Lichte früherer traumatischer Ereignisse fehlinterpretieren. Wenn wir z. B. eine Interaktion fälschlicherweise als Ablehnung auffassen, kommen wir in einen schwer steuerbaren inneren Zustand: Es kann schwierig werden, uns zu konzentrieren, zu denken oder uns auszudrücken. Wir tendieren zu Ausbrüchen oder anderen unüberlegten Reaktionen oder frieren handlungsunfähig ein. Gefühle wie zum Beispiel Scham können uns überschwemmen. Überreaktionen können dazu führen, dass wir wohlgesonnene Menschen unabsichtlich wegstoßen und letztlich verlieren.[357] Das ist ein Kernproblem einer Komplexen Posttraumatischen Belastungsstörung: Das Bedürfnis nach Kontakt wird durch die Erinnerungen an Kontakte, die eine Gefährdung dargestellt haben, verhindert. Weil Menschen, die unter posttraumatischer Belastung leiden, dazu tendieren, falsch zu beurteilen, ob sie sich öffnen oder schützen sollten.

Gut, wenn wir für den Fall der Fälle ein paar Strategien an der Hand haben, um uns runterzuregeln. Anna Runkle, die unter dem Namen »Crappy Childhood Fairy« einen YouTube-Kanal über (C)PTSD betreibt, gibt folgende praktische Tipps:

**Erste Hilfe bei Trauma-Triggern (nach Anna Runkle)**

Zunächst ist es hilfreich zu bemerken, dass wir getriggert sind.[358] Denn das bedeutet, dass wir in die Beobachtungsrolle wechseln und somit Distanz zwischen uns und die Erregung bringen, die uns zu überrollen droht. Hier entsteht ein kleiner Korridor für Handlungsspielraum.

Dann sag dir selbst: »Ich bin getriggert!«[359] Das verstärkt den Effekt, den überwältigten Teil in dir von dem Teil zu separieren, der klar sehen kann.

Sorg dafür, dass du in Sicherheit bist. Fahr dein Auto an den Straßenrand, verlass den Raum oder unterbrich die Unterhaltung. Lass dir Zeit! Mach eine Pause! Atme! Geh aus der Situation raus! Zähle bis zehn! Oder mach sonst irgendetwas, das dir Aufschub verschafft, sodass du nicht unüberlegt aus dem Getriggertsein heraus reagierst. Je nach Gegenüber kannst du das auch kommunizieren: »Ich möchte diese Unterhaltung gern wieder aufnehmen, würde an dieser Stelle allerdings gern kurz unterbrechen, um runterzukommen.« Wenn du das nicht offenbaren möchtest, kannst du auch ins Bad gehen oder einen Anruf vorschützen. – So oder so: Lass dich nicht in eine Diskussion über deinen Zustand verstricken.

Sobald du Raum für dich hast, mach Übungen, die dich wieder ins Hier und Jetzt bringen. Zum Beispiel mit den Beinen auf den Boden stampfen, deinen Namen und das Datum laut aussprechen (»Ich bin Turid Müller und heute ist Dienstag, der …«), atme tief durch oder setz dich hin und fühle, wie dein Gewicht vom Boden getragen wird. Alles, was uns in die Gegenwart zurückbringt, hilft. Dabei unterstützt uns am besten die Körperwahrnehmung. Achtsamkeits-, Atem- und Körper-Übungen können daher zielführend sein.

**Weitere Tricks, um Dysregulation zu beenden, sind …**

- Händewaschen
- etwas essen oder trinken
- eine kalte Dusche nehmen

- sich selbst fest umarmen[360]
- singen, summen, gurgeln
- eine Wärmflasche oder andere Wärmequellen
- Yoga

Alles, was uns in die Körperwahrnehmung und damit in die Gegenwart bringt, hilft. Auch eine sanfte Stimulation des *Vagusnervs* (*Selbstheilungsnerv*) kann uns aus dem Kampf-oder-Flucht-Reflex rausholen.

**Bei Scham- oder Angst-Attacken durch innere Kritiker helfen zum Beispiel folgende Techniken:**

- *Gedanken-Stoppen (Thought Stopping): Bei* Scham oder Angst durch Attacken des inneren Kritikers nicht drauf einsteigen: »Nein, das vertiefe ich jetzt nicht!«
- *Gedanken-Ersetzen* (*Thought Substitution):* Negative Urteile des Kritikers durch einen positiven Glaubenssatz entkräften:[361] »Ich bin keine Beziehungszerstörerin! – Ich wurde missbraucht und bin gegangen, um mich zu retten.«
- Scham auflösen: Bei Scham sichere Menschen kontaktieren, die das kennen und dir ein »Ich auch!« schenken:[362] »Darf ich dir kurz erzählen, was passiert ist? Ich schäme mich so …« – »Das kenn ich …«

Selbst beim gesündesten Miteinander kann es zu Missverständnissen und Unstimmigkeiten kommen. Doch sie können günstigenfalls zu heilsamen Korrekturerfahrungen werden, wenn wir das Glück haben, sie mit Menschen zu durchleben, mit denen wir uns darüber austauschen können. Das Beispiel von oben hatte ein Happy End: *Ich habe meiner Freundin erzählt, was das Auflegen und Nichtrangehen bei mir ausgelöst hat. Und sie hat mir erzählt, was bei ihr los war. Wir haben ei-*

*nander verstanden und sind uns dadurch eigentlich nur noch nähergekommen. Es tut mir gut zu erleben, dass es Menschen gibt, mit denen ich knifflige zwischenmenschliche Situationen klären kann.*

Ich hoffe, diese Überlegungen geben dir eine gute Grundlage, langsam neu auszutarieren, was in welcher Situation adäquat ist: Dass du dich schützen kannst, wenn du in Gefahr bist, und dich öffnest, wenn du von liebevollen Menschen umgeben bist.

Auch hier ist nicht entscheidend, ob ein Mensch narzisstisch ist. Zeigt jemand entsprechende Muster und keine Bereitschaft, diese zu ändern, tut dir das nicht gut. Mehr musst du nicht wissen.

Wenn du dich entschließt, einige der kritischen Kontakte aufrechtzuerhalten, pass gut auf dich auf. Strategien wie die DEEP-Technik, Grey Rock oder Firewalling können dabei behilflich sein. Und vielleicht auch die Anregungen aus dem nächsten Kapitel.

## Impulse

1. Standby: Lass dir alle Zeit der Welt bei der Frage, welche Kontakte du ggf. aufgeben möchtest. Mach es in deiner Therapie zum Thema, wenn du Unterstützung brauchst. Vielleicht ist eine Kontakt-Pause auch erst mal der geeignete Weg, dich zu schützen, bis du dir klar darüber bist, wie es weitergeht.
2. Schokoladenseiten: Notiere eine Liste deiner positiven Eigenschaften. Trage sie bei dir, sodass du sie im Fall einer Attacke durch deinen inneren Kritiker sofort lesen kannst, um durch dieses Gegengewicht die negative Gedankenspirale zu stoppen, bevor du in einen Flashback verfällst. Denn in solchen inneren Ausnahmezuständen leiden wir unter Umständen an einer Art Amnesie für unsere Stärken und können uns die Wertschätzung nicht geben, die uns in diesem Moment stabilisieren würde.[363]
3. Optimistisches Imaginieren: Wenn dein innerer Kritiker dich mit Ängsten und Katastrophendenken quält, setz ihnen bewusst positive Erwartungen entgegen. Stell dir vor, es könnte gut gehen: Was wäre dann? Erinnere dich an deine Erfolge und an Krisen, die du bereits bewältigt hast. Ruf dir außerdem dich liebende Menschen und deine Kraftorte vor Augen. Da wir nur 100 Prozent Aufmerksamkeit haben, wird auf diesem Weg deine Kapazität für Horror-Szenarien automatisch reduziert. Und die Gedankenschleifen werden ausgebremst, bevor sie sich mit zunehmender Wiederholung immer wahrer und wahrer anfühlen.[364]
4. Nobody is perfekt: Wenn dir mein Englisch-Fehler eben auffällt, hast du ihn vielleicht auch: einen hyperaktiven inneren Kritiker. Nutz die Gelegenheit für eine Reflexion: In welchen Lebensbereichen neigst du zu Perfektionismus? Inwiefern war oder ist dieses Verhalten ein Schutz- oder Überlebensmechanismus? Dient es dir noch?
5. Ablenkungsmanöver: Da du dich beim Besuch deiner narzisstischen Tante Käthe ja nicht alle fünf Minuten ins Bad entschuldigen kannst, leg dir Ablenkungs-Strategien zurecht. Zum Glück sind narzisstische

Menschen in einigen Punkten berechenbar. Zum Beispiel reden sie gern über sich, wenn es dabei um Inhalte geht, mit denen sie sich aufplustern können. Leg dir vor deinem Besuch ein paar Fragen zurecht, damit sie dir auch dann noch einfallen, wenn du getriggert bist, weil du dir mal wieder einen Kommentar über dein Essverhalten anhören musstest. Gesucht werden Impulse wie: »Du wolltest mir doch noch deine neue Skulptur zeigen …« oder »Wie war eigentlich euer Urlaub?« oder auch »Du siehst atemberaubend aus – wo hast du das Kleid her?«

6. Know your narcissists: Du kennst die Narzissten in deinem Umfeld am besten. Soul Distancing hat uns gelehrt, keine sensiblen Informationen preiszugeben, die zur Steilvorlage für Angriffe werden könnten. Sammle Informationen, was mit einer bestimmten Person geht und was nicht. Frag dich: Wie sicher muss ich mir mit Lebensentscheidungen sein, bevor ich von ihnen berichte? Gibt es Themen, die ich besser nicht anspreche? Sammle No-Gos! Und halte dich dran.
7. Aufatmen: Was sagen Körper, Geist und Seele? Verabschieden sie sich von dem Schmodder, der sie krank gemacht hat? Welche Symptome bessern sich seit der Trennung? Welche ungesunden Coping-Strategien werden milder oder seltener?
8. Gut möglich, dass du plötzlich nicht mehr heiser bist. Dass chronische Entzündungen sich bessern. Dass du fitter bist. Seltener krank. Langsam wieder unterwegs gen Normalgewicht. Besser gelaunt. Nicht mehr angewiesen auf flüchtige Affären. Oder weniger am Kühlschrank, um ein Bier zu holen. Auch wenn es bislang nur graduelle Veränderungen sind. Mikroschritte sind auch Schritte! Würdige sie!
9. Ausatmen: Stress entsteht zwischen Körper und Seele. Wenn der Körper unter Strom steht, denkt die Seele, dass das Gründe hat. Sie reagiert mit Stress, was wiederum auf den Körper wirkt. Ein Teufelskreis! Wenn du getriggert bist, atme ein wenig länger aus als ein. Das reguliert deine Emotionen und bringt dich runter. Gut zu wissen: Atemübungen können Gefühle freisetzen; wenn du unsicher bist, such Anleitung.[365]

# 15.

# Bis hierher und nicht weiter! Grenzen setzen, Kontakt ermöglichen

Verflixt!

Ich hatte quasi eine außerkörperliche Erfahrung:

Es war wie in einem Horrorfilm: Du siehst in den ersten Minuten die Jugendlichen die Kellertreppe runtergehen, und du möchtest ihnen zurufen: Neeeeiiin!!! Nicht!!! Das ist der sicherste Weg, um nach reichlicher Verwendung von Kunstblut im Abspann bei der Komparserie zu stehen!

Und trotzdem bin ich drauf reingefallen. Schon wieder!

Jedes verdammte Mal denke ich, sie muss doch zu Metakommunikation in der Lage sein! Ich werde einfach nicht klug! Diese verdammte Hoffnung!

»Ist ja ganz verständlich, dass du dir bei einer so engen Freundschaft Nähe wünschst!«, beruhigte mich meine Freundin, der ich natürlich sofort eine Notfall-SMS geschickt hatte.

Ja, verdammt! Ich bin einfach nicht dafür gemacht, Menschen auf Abstand zu halten! Und dann plaudern wir so nett. Und schwupps: Ich sage was Unbedachtes über meinen Ex – und schon höre ich mir wieder den Vortrag an, was für ein netter Mann er doch war!

Und was hab ich gemacht!?! Statt abzulenken oder aufs Klo zu gehen, habe ich gesagt, dass ich nicht noch einmal erklären möchte, warum mich das gaslightet.

Unnötig zu sagen, wie es weiterging …

Notiz an mich selbst: Wenn Gruselmusik läuft, vermeide Kellertreppen!

Narzisstische Menschen verwenden unsere Schwächen gegen uns. Aber auch unsere Stärken. Nicht nur, dass sie nachtreten, sobald sie unsere wunden Punkte kennen. Sie instrumentalisieren auch das, was uns ausmacht: Wir sind resiliente Stehauf-Menschen? Prima, dann halten wir den Missbrauch lange durch! Wir sind empathisch und sehen das Gute in anderen? Wunderbar! Während des Liebesbombardements wird uns suggeriert, sie seien genauso – und schon schließen wir von uns auf andere![366]

Es ist nicht leicht, uns die Reaktionen abzugewöhnen, die wir von jeher zeigen, wenn wir an schwierige Zeitgenossen geraten. Und es wird vermutlich ein paar Runden brauchen, bis wir tief durchatmen und die nächste Ausfahrt wählen. Sei verständnisvoll mit dir selbst, wenn du dich auf dem ausgelatschten Weg wiederfindest. Einen neuen Trampelpfad durch das Dickicht zu bahnen, braucht Zeit. Und die ersten Male laufen wir vermutlich dran vorbei!

**Inhalte, die wir im Gespräch mit narzisstischen Menschen vermeiden sollten[367]**

- Erfolge & Errungenschaften
- Niederlagen & Schwächen
- Lebensträume
- Gefühle und Gedanken
- Dinge, mit denen wir ringen
- alles, womit wir selbst noch nicht im Reinen, klar und sicher sind
- Intimes
- ihr Narzissmus
- Kritik an ihnen (mit Ausnahme von konsequenter Abgrenzung unsererseits)
- Metakommunikation der gemeinsamen Interaktionen

- unsere Exbeziehung (denn narzisstische Menschen fungieren oft als Enabler für ihresgleichen)

## STOPP! – Zäune um Narzissten bauen

Vielleicht gibt es auch in deinem Leben Menschen, die narzisstisch oder toxisch sind und zu denen du dennoch in Beziehung bleiben musst oder möchtest. Wenn wir mit narzisstischen Menschen auskommen wollen, ohne uns selbst zu verlieren, ist es zentral, uns bewusst zu machen, in welche Rolle bzw. in welche komplementären Verhaltensweisen wir rutschen, und dem entgegenzuwirken. Das heißt: Spüre, was sie in dir sehen (*Übertragung* von oftmals alten bzw. verdrängten Gefühlen, Erwartungen, Wünschen, Befürchtungen …) und was das bei dir auslöst (*Gegenübertragung*)[368]: *Er gab mir das Gefühl, begehrenswert zu sein. Ich konnte einfach nicht Nein sagen …!*

Auch wenn wir provoziert werden, ist es wichtig, Grenzen zu setzen. Zum Beispiel, indem wir ankündigen, das Gespräch zu beenden. Wenn also beispielsweise deine Schwester deine Erfolge kleinredet, sag ihr einmal, dass du bei der nächsten Bemerkung dieser Art nach Hause gehst. Wichtig: Das solltest du dann auch tun.[369]

Aber: Nicht nur bei den toxischen Menschen in unserem Leben sind Grenzen erforderlich …

**So kann Abgrenzung klingen**

- »Wenn du es schaffst, nicht zu fragen, wann wir endlich Kinder bekommen, nehme ich die Einladung zur Familienfeier gern an. Bei der ersten Frage dieser Art bin ich allerdings weg!«

- »Ich habe dich gebeten, keine Witze über meine Figur zu machen. Beim nächsten beende ich das Telefonat.«
- »Papa, trinkst du noch? – Okay, dann werde ich Silvester woanders verbringen.«[370]
- »Es tut mir leid, dass du so zu kämpfen hast, Mama. Aber ich finde das nicht stimmig, wenn du mir von euren Eheproblemen erzählst. Hast du erwogen, dir therapeutische Begleitung zu suchen?«
- »Ich möchte, dass du weißt, wie viel mir unsere Freundschaft bedeutet. Dass ich dir nicht beim Umzug helfe, hat nichts mit dir zu tun. Ich bin überlastet und brauche Ruhe.«

## Grenzen: Wer für alles offen ist, der kann nicht ganz dicht sein!

Grenzen setzen gehört zu den absoluten Basics, um zukünftig uninteressant für Menschen mit Drama-Potenzial zu werden. Narzisstische Menschen hassen Grenzen. Und natürlich gehört Abgrenzung mal wieder nicht zu den Kernkompetenzen von Menschen mit viel Empathie oder verwandtschaftlichem Narzissmus-Hintergrund: Wer in einem narzisstischen Familiensystem aufgewachsen ist, hat womöglich die eigenen Grenzen nie richtig spüren gelernt. Und wer fremde Gefühle stark mitempfindet, fühlt sich selbst schlecht, wenn es anderen nicht gut geht. Aber auch, wenn du dich zu keiner der beiden Gruppen zugehörig fühlst, stehen die Chancen gut, dass Grenzen-Setzen nicht Teil deiner Komfortzone ist. Denn Hand aufs Herz: Sonst hättest du deine Exflamme wahrscheinlich nach dem ersten Date (oder spätestens nach Ende der Idealisierungs-Phase) in die Wüste geschickt …

> »Toleranz ist gut, aber nicht gegenüber den Intoleranten.«
> WILHELM BUSCH

Grenzen setzen besteht aus mehreren Schritten, die alle für sich genommen für uns Überlebende Herausforderungen mit sich bringen können. Manchmal ist es nötig, ganz vorn anzufangen. Nämlich bei der Frage, ob Grenzen überhaupt etwas Gutes sind. Wer ein Verlassenheits-Trauma mit sich herumschleppt, dem macht eine Grenze vielleicht eher Angst: Sagt jemand Nein zu einer Bitte, kann sich das anfühlen, als wäre es ein Nein an unsere Person, eine Ablehnung. Stelle ich mir vor, Nein zur Bitte eines Mitmenschen zu sagen, bekommt der *People Pleaser* in mir vielleicht Angst, dass ich verlassen werde, wenn ich die Bedürfnisse meiner Umgebung nicht erfülle. So oder so – eine Grenzziehung scheint eine Trennung des Kontakts zu sein, den wir uns so ersehnen.

Mir hilft hier ein inneres Bild: Ich stelle mir Grenzen als Zäune zwischen zwei Grundstücken vor. In jedem Zaun ist eine Gartenpforte. Die ermöglicht es mir, meiner Nachbarschaft Besuche abzustatten. Ein Zaun mit einer Pforte macht den Kontakt erst möglich. Denn ohne Zaun keine Pforte! Wenn es schlecht liefe, hätten wir territoriale Streitigkeiten oder wüssten (umgekehrt) nicht, wo wir einander finden, wenn wir uns begegnen wollen. Fazit: Grenzen ermöglichen Kontakt. Das als Beruhigung vorweg.

Wenn im Grundsatz klar ist, dass wir uns (und anderen) Grenzen zugestehen können, kann's losgehen: Zunächst ist es wichtig, überhaupt zu erkennen, dass eine Grenze erreicht oder überschritten wurde. Dabei unterstützen uns unser Bauchgefühl und das Wissen um ungesunde und gesunde Beziehungen, das wir in den folgenden Kapiteln schulen werden.

Wichtig ist aber auch eine Innenschau. Denn wir Überlebende sind ein ganz besonderer Menschenschlag mit ein paar (liebenswerten) Eigenschaften, die leider sehr leicht ausgenutzt werden können.

## »No more second Chances!« Nur eine zweite Chance!

In der Selbsthilfe-Community kursiert ein böser Witz – frei nach dem Motto: »Ich habe kein Problem mit zweiten Chancen. Ich tendiere dazu, sieben oder acht zu geben, bevor ich merke, dass ich ein Idiot bin.«[371]

Das trifft es ziemlich genau. Denn wenn wir immer wieder verzeihen, ohne dass sich das Verhalten des Gegenübers ändert, ist das eine Einladung, uns mies zu behandeln. Deshalb lege ich dir die Regel ans Herz, den Namen der zweiten Chancen ernst zu nehmen: Man gibt sie (wenn überhaupt) ein Mal, nachdem eine Grenze überschritten wurde.

Ich habe es ausprobiert und bin erstaunt, wie viele Probleme plötzlich keine mehr sind: Ich gebe mittlerweile eine zweite Chance (na gut, vielleicht in Ausnahmefällen auch mal zwei oder drei) – und dann ist Schluss! Es spart wirklich Zeit und Nerven! In meinem Leben vor dieser Erkenntnis hätte ich diese zwischenmenschlichen Querelen über Jahre ausgefochten. Jetzt ist Ruhe: Entweder wird die Beziehung beendet oder aber sie wird geschützt. Weil das strittige Thema nicht dauernd wieder auf den Tisch kommt!

## Im Zweifel für den Angeklagten? Kein Vertrauensvorschuss!

Verwandt ist das Prinzip »Im Zweifel für den Angeklagten«, nach dem wir oft agieren: Da schleicht sich nämlich die Tendenz wieder ein, das Verhalten anderer zu rechtfertigen: »Das hat er bestimmt nicht so gemeint!« oder »Sie hatte sicher nur einen schlechten Tag!«.

Wenn jemand eine Grenze überschreitet, ist sie überschritten – egal warum!

Auch Narzissmus kann man ja rechtfertigen mit der Einstellung: Das ist eine Krankheit, das ist unbewusst, sie hatten eine schlechte

Kindheit, sie können nichts dafür. Mag stimmen. Aber, wie Dr. Ramani so schön sagt: Wenn dir jemand einen Ellenbogen ins Auge haut, hast du ein Veilchen – egal, ob es Absicht war oder nicht.

Im Zweifel gilt also ab jetzt immer: Die Grenze muss geschützt werden: Im Zweifel für *uns*!

Unser Maß an Selbstliebe ist nach außen spürbar. Wenn wir uns selbst nicht respektieren, respektieren andere (zumindest die weniger netten Exemplare der menschlichen Spezies) uns auch nicht.

## People Pleaser: Lieb war gestern!

Zum Beuteschema narzisstischer Menschen gehören *People Pleaser*. Denn die Chancen stehen gut, dass diese harmoniebedürftigen Wesen alles tun, um es den Narzissten recht zu machen. Zu den schlechten Angewohnheiten von People Pleasern gehört zudem der Hang, sich zu oft zu entschuldigen. Wenn du diese Eigenschaften an dir feststellst – versuch, sie dir abzugewöhnen.

Typisch ist auch das Auf-sich-Nehmen der Verantwortung durch ständiges Über-Reflektieren nach jeder Interaktion: War das okay von mir? War ich zu bestimmt? Falls du dich dabei beobachtest: Überspring das! Und wenn du es nicht beiseiteschieben kannst, besprich es mit einer zuverlässigen dritten Person: Lass dir versichern, dass du vertretbar gehandelt hast, dass es okay ist, für sich einzustehen, und dass du nicht immer lieb und von allen gemocht sein musst. Das kann wie Stützräder wirken – bis du ohne permanentes Selbst-Hinterfragen aus Interaktionen rausgehen kannst.

Wenn du aus dem inneren Anteil lebst, der von allen gemocht sein will, lohnt sich auch ein Blick nach innen: Woher kommt die Unfähigkeit, Disharmonie auszuhalten? Woher der Drang, von allen gemocht werden zu müssen? Oder die Schuld auf sich zu nehmen? Solche Grundüberzeugungen lassen sich in der Therapie auflösen.

Zusätzlich kann Handwerkszeug helfen. Zum Beispiel fürs Neinsagen, einer weiteren Disziplin, die People Pleasern nicht liegt.

**Das ist nicht nett, sondern People-Pleasing**

- Verantwortung auf sich nehmen, um den Frieden zu wahren
- sich übermäßig entschuldigen
- zermürbende Kontakte trotz ausbleibender Verhaltensänderung beibehalten
- sich überfordern
- sich permanent selbst hinterfragen
- die Bedürfnisse anderer über die eigenen stellen
- Dinge für andere tun, die sie selbst tun könnten
- passiv sein, statt aktiv zu gestalten
- Konflikte vermeiden
- aus Angst vor Zurückweisung Grenzen nicht klar ziehen
- mit den eigenen Anliegen und Gefühlen hinterm Berg halten
- Ja sagen, wenn man Nein meint
- Dinge tun, um Schuldgefühle zu vermeiden
- von allen gemocht werden wollen – und dafür alles geben
- Entscheidungen von anderen abhängig machen

## Klare Kante: mehr Ja zum Nein!

In dem ohnehin sehr empfehlenswerten (Hör-)Buch »The Narcissistic Family« von Stephanie Donaldson-Pressman und Robert M. Pressman habe ich neulich eine Geschichte gehört, die mir hängen geblieben ist. Und zwar aus der therapeutischen Arbeit mit Menschen, die in ihrem narzisstischen Elternhaus nicht gelernt haben, Grenzen zu setzen: Mit einer Klientin trainierten und formulierten sie unzählige mögliche Arten, Nein zu sagen. Der Goldstandard war: »Ich denke nicht, aber danke fürs Fragen!«

Eines Tages ging diese Klientin durch eine U-Bahn-Unterführung. Ein stark alkoholisierter Mann musterte sie von oben bis unten und sagte: »Willst du ficken?« Und sie antwortete prompt, würdevoll und in formvollendeter Höflichkeit: »Ich denke nicht. Aber danke fürs Fragen.« – Damit war alles gesagt.[372] Ein guter Satz für die gedankliche Hosentasche!

Ein inspirierendes Wort, über das ich in diesem Zusammenhang in englischsprachigen Ratgebern immer wieder stolpere, ist »grace«. Es wird häufig verwendet, um die innere und äußere Haltung zu beschreiben, die es uns erleichtert, uns von herausfordernden Menschen abzugrenzen. Keine der möglichen Übersetzungen wäre im Deutschen geläufig, um diese Art des kommunikativen Selbstschutzes zu beschreiben Am ehesten treffen es wohl »Anmut«, »Würde« oder »Grazie«.

Um diese neue Qualität zur Entfaltung zu bringen, braucht es zuweilen die Überwindung innerer Hubbel, die einer sauberen Abgrenzung bislang entgegenstanden:

- Die eigenen Grenzen nicht zu fühlen, weil diese so lange zurückgestellt wurden, dass wir den Kontakt zu diesen Empfindungen verloren haben.
- Die co-abhängige Überzeugung, eigene Bedürfnisse zugunsten der Befriedigung anderer zurückstellen zu müssen.
- Beides gegebenenfalls befeuert von der Erfahrung, als bedürftig, kompliziert, egoistisch oder Ähnliches betitelt zu werden, wenn wir für uns selbst einstehen.

Wenn du diese Widerstände bei dir bemerkst, sammle korrigierende Erfahrungen mit Menschen, denen dein Wohlbefinden am Herzen liegt. Und frag dich, ob du wirklich Beziehungen weiter pflegen willst, die nur funktionieren, wenn du über deine Grenzen gehst. Du weißt ja: Ein Nein zu anderen ist zuweilen ein Ja zu dir selbst.

## Handbuch zum Verständnis meiner Person: einmal und nie wieder!

Wenn du eine narzisstische Discard-Phase erlebt hast, weißt du vermutlich, wie es ist, sich immer wieder rechtfertigen zu müssen. Weil dir Motive und Eigenschaften unterstellt wurden. Weil dir jemand erklärt hat, wie du bist (ein schlechter Mensch, versteht sich), und behauptete, dich besser zu kennen als du selbst: *Wenn ich ihr gesagt habe, wie sehr ich sie liebe, hat sie gesagt, ich will ja bloß ficken.*

Vermutlich hast du getan, was naheliegt: Du hast dich erklärt. Wieder. Und immer wieder. Zunehmend verzweifelt, aber ergebnislos.

Ich habe es mir nach der Trennung zur Prämisse gemacht, mich anderen gegenüber genau ein Mal zu erklären. Das ist manchmal nötig. Kommunikation ist immer interpretationsoffen. Missverständnisse sind menschlich. Doch wenn einmaliges Richtigstellen nicht reicht, pfeife ich nun darauf, was die Leute von mir denken. Wer mich noch immer nicht besser kennt oder mir nicht glaubt, ist weitere Erklärungsversuche nicht wert. Ende.

Das habe ich mir in jedem Lebensbereich zum Prinzip gemacht. Und es bedeutet, dass ich bei einer solchen Erklärung meiner Innenwelt tief durchatme und mich innerlich darauf gefasst mache, dass ich diesen Kontakt eventuell verliere, wenn die Person meine Richtigstellung nicht akzeptiert. Ich lasse innerlich schon mal auf Probe los. Damit ich gar nicht erst wieder in die Versuchung komme, eine solche Grenzüberschreitung einreißen zu lassen.

Diese Haltung entschlackt womöglich den Bekanntenkreis – aber meist um die richtigen Leute. Und sie hat das Potenzial, uns von Fremdbestimmung zu befreien. Ich habe aufgehört, mich zu verbiegen, damit Menschen nichts Falsches von mir denken. Wer das will, tut es eh!

Nicht mehr abhängig zu sein von dem, was andere über uns denken, ist eine gute Prävention dagegen, anderen jemals wieder Macht über uns zu geben.

## Meta… *was?* Wenn sich gemeinsam nichts klären lässt

Metakommunikation nennt man die Kommunikation über Kommunikation.

Sätze wie »Unser Miteinander läuft nicht rund. Lass uns schauen, woran das liegt und wie wir das ändern können« können wir einem narzisstischen Gegenüber natürlich sagen. Aber der Preis dafür ist vermutlich in Stonewalling zu zahlen. Und die Antwort steht längst fest: »Du bist schuld!«

Metakommunikation funktioniert nicht mit narzisstischen Menschen. Aus vielen Gründen: Sie können sich nicht reflektieren, sie sehen bei sich kein Verbesserungspotenzial und übernehmen keine Verantwortung. Echtes Interesse an uns und einer tiefen Beziehung ist nicht vorhanden. Die Idee, sie könnten einen Anteil an einer Problemlage haben, triggert die verdrängte Scham, was zu Abwehrmechanismen wie Wutausbrüchen oder Schweigefolter führt. Die Regel ist: Metakommunikation verschlimmert die Situation für das Opfer. Und den ungelösten Konflikten wird ein weiterer hinzugefügt. Das ist auch nach der Trennung nicht unbedingt anders. Falls etwas einen fortlaufenden Kontakt nötig macht, schlagen wir uns weiterhin mit dieser Schwierigkeit rum.

Ähnlich ist es bei den anderen Narzissten in unserem Leben. Da wir jetzt klarer sehen und unsere Grenzen besser spüren, ist die Versuchung groß, ein klärendes Gespräch zu suchen. Doch mit welchem Effekt?

Zum Glück hat die Kommunikationspsychologie ein Tool für solche Fälle: *Metakommunikation zweiter Ordnung*[373]: Das funktioniert übrigens nicht nur bei narzisstischen, sondern grundsätzlich bei allen Menschen, mit denen man keine Metakommunikation machen kann oder will:

Eine meiner Coaching-Klientinnen hatte einmal eine Vorgesetzte, die unklare Arbeitsaufträge verteilte. Klar war allerdings, wer schuld war, wenn etwas nicht erledigt wurde …

Ihr Eindruck: Die Führungskraft würde alles andere als positiv auf Feedback reagieren.

Also besprachen wir, dass sie es mit Metakommunikation zweiter Ordnung versuchen würde: Jede neue Anweisung fasste sie im Anschluss ans Briefing freundlich via Mail zusammen. So räumte sie etwaige Missverständnisse schnell aus. Und wenn nicht, konnte sie sich immer darauf berufen, dass kein Einspruch gekommen war. Auch wenn ihre Chefin sich nie ändern würde – meine Klientin bekam nie wieder die Schuld für deren Versäumnisse.

**Energetische Abgrenzungs-Techniken für hochempathische Menschen**

- Abschneiden: Wenn dir eine Interaktion nachgeht, schneide symbolisch mit einer Handgeste den Faden ab. Wiederhole das, wann immer die Gedanken zurückkommen. Kombinierbar mit Sätzen wie: »Feierabend! Ruhe jetzt!«[374]
- Visualisieren: Stell dir vor, dass du in einer sicheren Licht-Hülle bist und die andere Person auch.
- Durchlässig bleiben: Abschottung muss nicht sein! Stell dir vor, die Schwingungen fließen gleich wieder aus dir heraus.
- Kein Minus sammeln: Wenn dich eine Kommunikation angestrengt hat, bring dein Energielevel sofort wieder in Balance.

- Pufferzone: Geh in herausfordernde Situationen mit einem Energie-Puffer. Lade dich auf, z. B. durch Alleinsein.
- Zentrieren: Selbst fünf Minuten Meditation am Morgen oder zwischendurch bringen dich in deine Mitte zurück.

Wie andere reagieren, wenn du dich veränderst und Grenzen setzt, kann ganz unterschiedlich sein. Manche Menschen begehren womöglich auf, wenn du nicht mehr verfügbar bist. Das kann sehr traurig und anstrengend sein – aber auch eine klare Sicht ermöglichen: Wer nicht mag, wenn du dich entwickelst, ist vielleicht kein Kontakt für die Ewigkeit.

Die Frage nach der besseren Abgrenzung führt uns langsam, aber sicher weg von der Beschäftigung mit dem Teil der Beziehung, den wir nicht ändern können: der anderen Person. Und hin zu dem Menschen, den wir ändern können: uns selbst.

## Impulse

1. Thematische Sperrgebiete: Im Kasten »Inhalte, die wir im Gespräch mit narzisstischen Menschen vermeiden sollten« findest du Beispiele für Gesprächsinhalte, die du mit narzisstischen Menschen besser vermeidest. Welche würdest du ergänzen?
2. Aus Fehlern lernen: Beschwichtigen, Verteidigen, Rückzug, Rechtfertigen, Erklären, Argumentieren, Kämpfen, Verständnis suchen, Kritisieren, Beschweren, Drohen, Verleugnen und Selbstbezichtigung[375] sind ineffektive Strategien, wenn es darum geht, gegen Missbrauch vorzugehen. Welche hast du angewendet? Registriere, wenn du wieder in diese Schiene verfällst, und wende zielführendere Techniken an.
3. Nein wagen: Leg dir individuelle Sätze zurecht, mit denen du etwas ablehnen kannst. Denk an Situationen in deinem Leben, wo es dir schwerfällt, eine Linie zu ziehen. Und formuliere genau für diese Person, für diese Situation, für diese Frage. Denk dir auch ein paar Standardsätze aus. Halte die Notiz griffbereit.
4. Pausentaste: Wenn dich jemand um etwas bittet oder fragt, antworte nicht sofort. Falls du schnell aus deinem inneren People Pleaser heraus reagierst, greift sonst ggf. der alte Reflex. Atme dreimal durch, bevor du etwas erwiderst. Vielleicht hilft dir auch ein Ritual: Zum Beispiel kannst du einen Ring als Anker verwenden und ihn dreimal drehen, bevor du antwortest.[376] Überleg dir dabei, was die Konsequenz wäre, wenn du zusagst. Willst du das wirklich? Falls nicht, lehne freundlich, aber bestimmt ab oder handle einen Kompromiss aus.
5. Keine Zeit für Vampire: Zeit ist unsere kostbarste Ressource. Sie ist im wahrsten Sinne des Wortes unser Leben. Prüfe, ob es Menschen (oder Tätigkeiten) gibt, mit denen du mehr Zeit verbringst, als dir lieb ist. Das kann das Daddeln am Handy sein, die fordernde Vorgesetzte oder King Drama, der seine Probleme behalten, sich aber nachts um drei darüber bei dir ausheulen möchte. – Eine gute Ge-

legenheit, die Sätze auszuprobieren, die du dir (unter Punkt 3) zurechtgelegt hast.

6. Den inneren People Pleaser kennenlernen … der natürlich auch eine Pleaserin sein kann. Da sind unsere Innenwelten unterschiedlich. Wichtig ist, diesem Anteil in uns auf die Spur zu kommen. Welche Motivation oder Angst treibt dieses Wesen an? Die Furcht zu versagen? Nicht geliebt zu werden? Verlassen zu werden? Sorg für diese Stimme in dir, damit sie dir erlaubt, in Zukunft besser auf dich aufzupassen.
7. Lebenszeit: Reflektiere ggf. mit Hilfe eines Tagebuchs: Was ist dir im Leben am wichtigsten? Spiegelt sich das in der Art, wie du mit deiner Zeit umgehst? Wenn nicht: Warum nicht? Und: Wie könntest du das ändern?
8. Grundsteinlegung: Gibt es in deiner Ursprungsfamilie noch alte offene Grenzen, die dringend zu ziehen sind? Es kann sehr kraftvoll sein, dort mit der Abgrenzung zu beginnen, wo sie uns nicht beigebracht wurde. Gerade diese Linie zu ziehen kann allerdings besonders herausfordernd und ein Fall für Therapie oder Coaching sein.
9. Falsche Frage: Welche Frage stellst du dir bei Begegnungen? Ob du gemocht wirst? Ändere die Frage! Frag dich: Mag ich diesen Menschen?[377]
10. Dickes Fell: Gibt es Flying Monkeys, die dir das Leben schwer machen? Zum Beispiel, weil sie dir zu verstehen geben, dass du die Schuld am Ende der Beziehung trägst? Sieh es als eine Übung für mehr »Scheiß drauf!«: Sollen sie doch die Lügen glauben, mit denen sie narzisstisch gehirngewaschen wurden. Du kennst *deine* Wahrheit!

# 16.

# Drachenblut: Was uns verwundbar macht – und wie wir das verhindern können

Es fühlt sich an wie ein Fluch. Ein Fluch, der immer schon auf mir lag – ohne dass ich es wusste. Irgendeine dreizehnte Fee ohne Einladung hat dafür gesorgt, dass ich mit schlafwandlerischer Sicherheit in jedem Schloss die eine vergiftete Spindel finden werde – auch wenn besorgte Hände alles, was pikst, vor mir verstecken.

Aber jetzt kenne ich den Zauberspruch. Darum verliert er seine Macht über mich. Ich kann ihn bannen. Mir ist, als wäre ich schon mein ganzes Leben lang auf der Suche nach dieser Antwort gewesen.

Vielleicht gibt es ja doch noch ein Happy End?

Erinnerst du dich an die Sage von Siegfried? Ein Bad in Drachenblut hat ihn unverwundbar gemacht. Dummerweise war ihm dabei ein Lindenblatt auf den Rücken gefallen, sodass eine Stelle nicht gegen Angriffe gefeit war.

In diesem Kapitel geht es um alles, was uns für toxische Beziehungen verwundbar machen kann – nicht nur, aber ganz besonders auch für Partnerschaften. Vieles liegt vielleicht, wie bei Siegfried, außerhalb unseres Blickfeldes.

Dabei ist mir besonders wichtig zu betonen: Es geht hier auf gar keinen Fall um Victim Blaming! Es geht einzig und allein darum, die eine Gemeinsamkeit aller verkorksten Beziehungen unseres Lebens genauer zu beleuchten: uns selbst. Das ist die *eine* Stellschraube, an der wir drehen können. Und wenn uns das dabei helfen kann, gesündere und erfüllendere Beziehungen zu führen, ist es den Blick in den Abgrund wert, finde ich.

Aber zunächst ein paar Worte vorweg.

## Du bist nicht schuld! Es kann alle treffen

Ich halte mich für eine durchsetzungsfähige, feministische Frau. Nie hätte ich gedacht, dass ich mich jemals in einer Missbrauchs-Beziehung wiederfinden würde. Aber meine Geschichte lehrt mich, dass ich seelische Gewalt nicht als solche erkannt habe und mich daher nicht adäquat zur Wehr setzen konnte.

Es ist ein weit verbreitetes Vorurteil, dass Menschen, die Missbrauch erleben, vorwiegend Frauen sind, eher Typ Mäuschen, mit geringer Bildung, niedrigem sozioökonomischem Status und ausgeprägter Opfer-Mentalität. Das ist schlicht falsch – ganz besonders bei verdecktem narzisstischen Missbrauch.

Beziehungsgewalt findet in der Mitte der Gesellschaft statt. Menschen aller Geschlechter können zur Zielscheibe werden – unabhängig von ihrer sexuellen Orientierung. Gerade auch starke Persönlichkeiten werden zum Opfer gemacht: Zunächst sind taffe Menschen gut zu idealisieren, und wenn sie zu mächtig werden, werden sie kleingemacht.

Es kann also alle treffen. Toxische Menschen manipulieren. Und alle Menschen sind manipulierbar – die einen mehr, die anderen weniger. Geschicktes Lovebombing würde vermutlich die meisten um den Finger wickeln. Wer möchte nicht geliebt und gewollt werden? Möglich also, dass du einfach Pech gehabt hast und zur falschen Zeit am falschen Ort warst.

Vielleicht warst du zufällig gerade in einer Phase, in der du besonders offen für Idealisierung warst. Vielleicht warst du in einer Krise – weil eine Beziehung gerade zu Ende gegangen war, weil es Schwierigkeiten in deiner Familie gab oder wegen sonstiger problematischer

Lebensereignisse. Wenn wir psychisch nicht ganz auf dem Damm sind, sind wir besonders empfänglich dafür, von narzisstischen Menschen umgarnt zu werden. Es tut gut. Wir können die Streicheleinheiten gerade besonders gebrauchen. Und mangels Puffer sind wir weniger aufmerksam für die ersten Anzeichen ungesunder Tendenzen.

Vielleicht bist du aber auch schlicht mit einer glücklichen Kindheit gesegnet und rechnest nicht damit, dass unter dem Schafspelz ein Wolf stecken kann.

Möglich auch, dass du einfach perfekt in das Beuteschema verdeckter narzisstischer Menschen passt. Das scheint es nämlich durchaus zu geben. Und es umfasst sehr positive Eigenschaften. Kein Wunder! Denn wo es nichts zu holen gibt, wird nicht eingebrochen![378] Außerdem ist es keine Herausforderung, jemanden niederzumachen, der schon am Boden liegt. So kann eine scheinbar widersprüchliche Dynamik entstehen: In der Öffentlichkeit schmücken narzisstische Menschen sich mit deinen Lorbeeren, und im stillen Kämmerlein wirst du runtergeputzt.

**Opfer von Menschen mit (verdecktem) Narzissmus haben häufig mehrere der folgenden Merkmale[379]**

Sie sind

- … klug.
- … begabt (oder auf andere Art zum Angeben oder Ausnutzen geeignet, z. B. schön, reich usw.).
- … empathisch, gefühlvoll, sensibel.
- … loyal, treu, verantwortungsvoll.
- … anpassungsfähig, harmoniebedürftig, umgänglich.
- … resilient, (willens)stark.
- … aufs Positive konzentriert, optimistisch, wertschätzend, idealistisch.

- … voller Vertrauen, weil man auch ihnen vertrauen kann.
- … echt, ehrlich.
- … lösungsorientiert, kompromissbereit und an Win-win-Situationen interessiert.
- … selbstreflektiert und dadurch tendenziell bereit, mehr Verantwortung zu übernehmen, als stimmig ist.
- … nicht selten psychologisch vorgebildet.

Vielleicht ist die Erkenntnis, dass du einmal oder mehrfach toxische Beziehungen mit narzisstischen Menschen erlebt hast, aber auch eine Chance, tiefer zu schürfen und diesem Magnetismus auf die Schliche zu kommen. Es könnte eine Gelegenheit sein, die in der Kindheit beziehungsweise in deinem Charakter verborgenen Gründe für dieses Muster zu erkennen. Da kann es verschiedene geben.

## Kollusion: wie Schlüssel und Schloss

*Kollusion* nennt die Psychologie ein unbewusstes Zusammenspiel in der Partnerschaft: Beide Beteiligten kämpfen mit ähnlichen Grundkonflikten und agieren diese sozusagen mit verteilten Rollen aneinander aus. So suchen Menschen (uneingestanden auch vor sich selbst) den gefühlt richtigen Deckel für ihren psychologischen Topf – und das ist eben leider oft der falsche.[380] Denn sie erleben ihren zentralen Konflikt immer wieder neu. Aber falls die Hoffnung war, den Grundkonflikt diesmal zu lösen, dann wird diese meist enttäuscht:

Auch bei Ehefrau drei können wir die kritische Mutter unserer Kindheit nicht zufriedenstellen. Und vor Ehefrau vier machen wir hoffentlich eine Therapie und wechseln das Beuteschema …

Ohne Hilfe kann sich ein Paar meist nicht mehr aus diesem Skript der starren Rollen befreien: Es ist eine Art Symbiose, die nur wieder verlassen werden kann, wenn beide bereit sind, sich zu entwickeln – oder eben durch Trennung.

Typisch ist dabei, dass es sich um einen Teufelskreis handelt. Beide würden behaupten, ihr Verhalten liege im Verhalten des Gegenübers begründet: »Ich bin nur so, weil er/sie ...« Henne oder Ei? Die Frage ist nicht zu klären. Hier gibt es (auch wenn es zuweilen den Anschein hat) weder einen über- noch einen unterlegenen Part, weder Täterperson noch Opfer. Naheliegend ist, dass beide eine Disposition mitgebracht haben, sich für diese Besetzung »casten« zu lassen. Besonders gut klappt das, wenn beide komplementäre Eigenschaften mitbringen, sodass die gegensätzlichen Rollen im Spiel besetzt werden können: die *regressive* (die in kindliche Verhaltensmuster zurückfällt) und die *progressive* (die eigene Schwächen durch eine Fassade des Erwachsenseins übertüncht).

Oft liegt die Krux darin, dass sich beide brauchen: Sie wollen sich selbst oder die andere Person verändern oder alte Kindheitswunden schließen. Eine Störung wird das erst dann, wenn die freie Wahl fehlt. Wenn nur noch stumpf die immer gleichen Szenen abgespult werden. Wenn ich unbewusst verhindern möchte, dass mein Gegenüber (oder ich selbst) reifen, weil das bedeuten könnte, dass wir einander nicht mehr brauchen. Das ist der Punkt, an dem die gegenseitige Entwicklung nicht mehr gefördert wird, sondern behindert. Weil Entwicklung bedrohlich erscheint.

Die starke Polarisierung bedeutet nicht etwa, dass die Abgrenzung zwischen beiden stabil ist – im Gegenteil: Es ist eine Abhängigkeitsbeziehung entstanden, in der sich beide gegenseitig definieren. Diese verwaschenen Grenzen im zwischenmenschlichen Bereich nennt man *Enmeshment*.

Die Verstrickung hat Vorteile. Sie schlägt zwei Fliegen mit einer Klappe: die Erfüllung der tiefsten Sehnsucht bei gleichzeitiger Kontrolle der größten Angst[381]: Die narzisstische Kollusion beispielsweise (es gibt viele weitere) verspricht Nähe – wenn auch eine ungesunde und wenig genussvolle. Denn gleichzeitig verhindert diese Art von

Rollenaufteilung, bei der eine Person auf Kosten der anderen Oberwasser hat, wirkliche Verbundenheit. Die Beziehungsgestaltung ist also quasi das Ergebnis eines ungelösten inneren Konfliktes: Verschmelzung ohne die gefürchtete Selbstaufgabe.

Die gemeinsamen Fragen drehen sich um das Thema Autonomie: Muss ich mich für meine Partnerschaft aufgeben, oder kann ich ich selbst bleiben?[382]

In Kollusions-Beziehungen sind Krisen Chancen, weil es die Möglichkeit gibt, dass die gemeinsame Dynamik erkannt und verändert wird. Dazu müssen allerdings beide bereit sein. Das ist nicht immer der Fall.[383] Gerade wenn bei einer Person wirklich eine narzisstische Störung vorliegt.

Zu einer Kollusion gehören, so die (mit Vorsicht zu genießende) Theorie, also wirklich zwei. Anders als bei einer Missbrauchsbeziehung.

## Unheilvolle Passung: Co-Narzissmus & Komplementär-Narzissmus

In einer narzisstischen Kollusion ist, so ihr »Erfinder« Jürg Willi, die eine Seite narzisstisch und die andere Seite komplementär-narzisstisch.

Der Begriff *Komplementär-Narzissmus* beziehungsweise *Co-Narzissmus* wurde analog zur »Co-Abhängigkeit« entwickelt: Wie bei der Co-Abhängigkeit eine Person süchtig und die andere Person in der helfenden Rolle ist, so ist in diesem Fall eine Seite von sich überzeugt und die andere applaudiert. Idealisierung und Entwertung sind aufgeteilt: Beide sind narzisstisch – aber eben »spiegelverkehrt«.[384] Eine Person verzichtet zugunsten der anderen auf das eigene Selbst. Der gemeinsame Wunsch: absolute Harmonie herstellen. Das muss natürlich scheitern und zu Enttäuschungen führen.[385]

Das Aufwachsen bei mindestens einem narzisstischen Elternteil könnte zu co-narzisstischem Verhalten prädestinieren. Solche Menschen haben als Kinder gelernt, Liebe zu suchen, indem sie die Bedürfnisse anderer erfüllen.[386] Komplementär-narzisstische Menschen haben Schwierigkeiten, ihre Gefühle und Bedürfnisse zu benennen. Daher neigen sie unter Umständen zu Suchterkrankungen und Essstörungen.

Charakteristische Eigenschaften sind Altruismus, Minderwertigkeitsgefühle und selbstzerstörerische Tendenzen. Sie scheinen bescheiden, anspruchslos und anpassungsfähig, haben aber uneingestandene Größenfantasien.[387]

Das Konzept weist Überschneidungen mit dem vulnerablen Narzissmus auf oder wird sogar synonym verwendet. Hier scheint es mir allerdings noch eine Unschärfe in der Abgrenzung zu geben.

Bärbel Wardetzki schreibt in diesem Zusammenhang über eine Häufung von Frauen mit weiblichem (eher vulnerablem) Narzissmus und Männern mit (eher grandiosem) Narzissmus, die miteinander in der Partnerschaft ihr gemeinsames Grundmotiv verhandeln.[388]

Stefanie Stahl, bekannt durch den Bestseller »Das Kind in dir muss Heimat finden«, beschreibt die ungute Beziehungsdynamik zwischen Menschen, die ihr inneres Kind durch übermäßig angepasstes Verhalten schützen, und Menschen mit narzisstischen Schutzstrategien, die kompromisslos ihr Ding durchziehen: Angepasste Menschen finden die Autonomie der markanten (und bindungsängstlichen) Egos oft anziehend. Sie verbiegen sich zugunsten der Bindung, weil ihr verletztes inneres Kind (*Schattenkind*) unbedingt geliebt und anerkannt werden möchte. Daher suchen sie in ihrer Partnerschaft die Botschaft, die ihnen als Kind fehlte: »Du bist genug!« Daraus ergibt sich aber oft eine Nähe-Distanz-Thematik: Die Narzissten laufen weg, die Liebeshungrigen hinterher.[389]

Die Paardynamik beginnt meist damit, dass eine Person die andere bewundert. Eine Seite gibt ihr Selbst für die andere auf.

Es kommt zu einer Zuspitzung, wenn der narzisstische Part das als Einengung zu empfinden beginnt: Idealisiert zu werden verpflichtet, könnte man salopp sagen. Durch Abwertung und Härte versucht sich der narzisstische Part aus diesem selbst geschaffenen Gefängnis zu befreien, was aber nicht funktioniert. Denn das Gegenüber rechtfertigt das ausfallende Verhalten und hält am Idealbild fest. Das endet im Teufelskreis:

»Ich nehme dich in die Pflicht, weil du dich so danebenbenimmst!« – »Ich benehme mich daneben, weil du mich so festnagelst!«

Das kann in einem (vordergründig) kalten Krieg enden: Das Paar lebt nebeneinander her – ein Arrangement, das Nähe verhindern soll. Oder aber der narzisstische Part sucht sich eine neue Liebe. Gut ausgehen kann es für das Paar, wenn es lernt, dass echte Nähe erst durch Abgrenzung möglich wird.[390]

Aber: Opfer von verdecktem Narzissmus gehören nicht unbedingt zu der Sorte Mensch, die sich für eine Partnerschaft aufgeben und ihren Kopf nicht durchsetzen können! Im Gegenteil: Sie können durchaus willensstark und emotional bei sich sein. Verdeckter Narzissmus ist so subtil, dass auch Menschen, die sich, ihre Bedürfnisse und Gefühle gut kennen, ihm auf den Leim gehen können.

Welche eigenen Aktien könnten also noch dahinterstecken?

## Co-Abhängigkeit: die Sucht, gebraucht zu werden

Co-Abhängigkeit, die Sucht zu helfen, könnte ein weiterer Grund sein, dass die eigenen Muster genau mit den narzisstischen zusammenpassen. Man spricht in diesem Zusammenhang in der Populärliteratur vom *Human Magnet Syndrome* – das *Menschliche-Magneten-Syndrom*: Co-Abhängige und narzisstische Menschen ziehen einander an.

Debbie Mirza warnt vor einem vorschnellen Gebrauch des Stempels »Co-Abhängigkeit«: Alle, die in intimen Beziehungen mit narzisstischen Menschen leben, verhalten sich naturgemäß co-abhängig bzw. geraten in eine co-abhänge Dynamik hinein. Wegen der traumatischen Bindung kreisen sie um die andere Person und warten auf die nächste

Portion Liebe. Im Unterschied zu wirklich co-abhängigen Menschen verlassen jedoch die meisten die Partnerschaft, sobald sie Wissen über narzisstische Beziehungen haben.[391] (Doch bitte nicht vergessen: Wer bleibt, hat womöglich gute Gründe – von Todesangst über Kindeswohl bis Traumabindung.)

Voreilig von einer behandlungsbedürftigen Co-Abhängigkeit auszugehen kann demnach in die Irre (und damit wieder zu Victim Blaming) führen – gerade im Fall von verdecktem Narzissmus. Denn diesen als Problem zu erkennen dauert eben seine Zeit.

Fazit: Es gilt die Faustregel: Wer sofort geht, sobald klar wird, dass es um Narzissmus und Missbrauch geht, ist mit hoher Wahrscheinlichkeit nicht co-abhängig. Vielleicht stand dieser Mensch schlicht auf der narzisstischen »Speisekarte«.

## Gegensätze ziehen sich an: Empathie und Hochsensibilität

In letzter Zeit beschäftigen die Ratgeber-Welt neue Konstrukte wie das der *Hochsensibilität* (*Highly Sensitive Person – HSP*) oder das *hochempathischer Menschen* (*Highly Empathetic People – HEP*). Die durchaus nicht unumstrittenen Konzepte weisen große Schnittmengen auf und werden (so mein Eindruck) teilweise synonym verwendet. Beide sind bislang nicht trennscharf. Aber als Arbeitsmodelle helfen beide Begriffe Betroffenen, ein größeres Verständnis für die eigenen Eigenheiten zu entwickeln und das Leben entsprechend ihren speziellen Bedürfnissen zu gestalten. Ich versuche mal, das etwas auseinanderzudröseln:

Empathische Menschen zeigen alle Eigenschaften von Hochsensiblen.[392] Es ist möglich, beiden Gruppen anzugehören.

**Hochsensible und hochempathische Menschen**[393]

- ... kennzeichnet ein starkes Bedürfnis nach Rückzug ins Alleinsein.
- ... haben eine niedrige Reizschwelle für Sinneseindrücke wie Gerüche, Geräusche etc.
- ... empfinden tief.
- ... meiden tendenziell Menschenansammlungen.
- ... brauchen lange, um nach einem intensiven Tag zu entspannen.
- ... lieben die Natur und beruhigende Orte.
- ... möchten anderen helfen.
- ... verfügen über eine reiche innere Welt.
- ... haben wegen ihrer Andersartigkeit zuweilen das Gefühl, nicht reinzupassen.

Doch es gibt auch Unterschiede: Beide sind typischerweise introvertiert. Doch hochempathische Menschen können durchaus auch extrovertiert sein. Hochempathische Menschen sind laut Judith Orloff, die sich umfassend zu der Thematik geäußert hat, noch empathischer als Hochsensible. Mehr als Hochsensible zeichnet hochempathische Menschen auch ein feines Gespür für Energie aus.[394]

Beide stehen also durch ihre große Empathie in starkem Kontrast zu narzisstischen Menschen, die durch besonders eingeschränkte Empathie charakterisiert werden. Und das macht sie zu interessanten Zielen. Narzisstische Menschen finden hier Qualitäten, die sie in ihrem Leben vermissen. Und vor allem finden sie in ihnen Opfer, die potenziell lange bleiben. Denn empathische Menschen sind so gestrickt, dass sie viel Verständnis haben – auch wenn's mal schwierig wird. Sie sehen die Ursachen der Verhaltensweisen in der problematischen Vergangenheit und geben eine Extraportion Empathie, um diese Wunden zu heilen. Sie sehen das Potenzial von Menschen und übersehen dabei leicht, dass dieses einfach nicht entfaltet wird. Sie absorbieren negative Energien und lassen sich energetisch leicht auslutschen. Wegen ihrer Fähigkeit zur Selbstreflexion schauen sie auf der Suche nach Problem-Ursachen zunächst nach innen. Es kann also lange klappen, ihnen die Schuld für alles zu geben. Denn sie nehmen sich von der Verantwortung tendenziell eine Überdosis.

Kurz: Eigenschaften, die eigentlich Stärken sind, werden in narzisstischen Beziehungen zu Sicherheitslücken. Das führt dazu, dass empathische Menschen ausgenutzt werden und länger bleiben, als gut ist.

Zurzeit wird diskutiert, ob Hochsensibilität durch Traumata ausgelöst oder mit Traumafolgestörungen verwechselt werden kann. So ist unter Umständen die permanente Habachtstellung eine Hinterlassenschaft verstörender Beziehungserfahrungen in einem narzisstischen Elternhaus.

## Wie zu Hause: narzisstische Eltern, narzisstisches Familiensystem

Die Annahme, dass ein Aufwachsen in narzisstischen bzw. missbräuchlichen Strukturen uns vulnerabel dafür macht, erneut solche Menschen für Lebenspartnerschaften zu suchen, gibt es auch ohne die Schublade »Co-Narzissmus« zu eröffnen, die schnell ein Geschmäckle von Victim Blaming kriegt. Man spricht in dem Fall einfach von »erwachsenen Kindern narzisstischer Eltern«.

Oft schildern erwachsene Kinder narzisstischer Eltern, dass alles wunderbar war – bis sie in die Pubertät gekommen sind. Die familiären Schwierigkeiten fallen erst dann auf, wenn die Kinder ihren eigenen Kopf bekommen und sich abgrenzen, was ihren Eltern Aufmerksamkeit entzieht.

Der elterliche Narzissmus kann sich auf unterschiedliche Arten ausdrücken. Allen gemein ist: Die Kinder werden nicht als sie selbst gesehen und geliebt, sondern nur als Konkurrenz, Projektionsfläche oder Supply. Das erhöht die Gefahr, dass auch die Kinder ihr wahres Selbst verstecken bzw. ein falsches Selbst entwickeln. Vor allem aber bedeutet es, dass sich da, wo eine große Portion Elternliebe hätte sein sollen, ein schwarzes Loch befindet.

Das Klischee, das wir im Kopf haben, ist wie so oft extrem: Mütter, die ihre Kinder zu Misswahlen anmelden und zu kleinen Barbies herausputzen, und Väter, die ihre Söhne nur lieben, wenn sie Rugby spielen, statt Ballett zu tanzen. Typische verdeckt narzisstische Elternrollen sind zum Beispiel die überengagierten Super-Eltern oder das zur Schau gestellte Martyrium. – Dass hier was schiefläuft, ist schon schwerer zu erkennen. Denn: Was ist schon dagegen zu sagen, wenn Eltern ihre Kinder fördern? Solche Familien wirken oft so heil, dass das Umfeld die Kinder gaslightet: »Solche Eltern hätte ich auch gerne!«

**Typische Verhaltensweisen narzisstischer Eltern (Beispiele)**

| Verhalten | Beispiel |
|---|---|
| Verquickt mit den Kindern | »Ich habe uns Unterwäsche im Partnerlook gekauft!« |
| Triangulieren der Geschwister | »Wenn du doch mehr wie deine Schwester wärst!« |
| Zeigen & Erwarten von Eifersucht | »Papa ist aber *mein* Mann!« |
| Abwertung der Kinder | »Die Appetitzügler hab ich dir gekauft, damit du vor der Hochzeit etwas abnimmst.« |
| Angeben mit Kindern | »Mein Sohn war im Fernsehen!« |
| Schuldgefühle | »Geh ruhig! Ich komm schon klar!« |
| Gaslighten | »Bist du sicher, dass du das schaffst?« |
| Erpressen & Drohen | »Wenn du das machst, tu ich mir was an!« |

Die Dynamiken können sehr verdeckt sein: Das Kind kann einfach das Gefühl bekommen, dass es besser bei Querflöte bleiben sollte, statt zum Schlagzeug zu wechseln; vielleicht weiß es nicht so genau, was es will. Der Sohn hat den Eindruck, dass der Vater ihm sein Medizinstudium nicht gönnt, weil er damals nur eine Lehre machen konnte – das würde der Muster-Papa aber natürlich weit von sich weisen. Mutter und Tochter wetteifern bei einer Diät miteinander. Die auf das Kind projizierte Scham wird weitergegeben, ohne dass sich genau dingfest machen ließe, wie. Der Sohn soll im Bett der Mutter schlafen, weil sie den Papa vermisst. Wenn die Tochter etwas geschenkt bekommt, sagt ihr Vater immer, so verwöhnt worden wie sie sei er in seiner Kindheit nicht – und dann kommt wieder die alte Kriegsgeschichte. Die heranwachsende Tochter wird aus Vorsicht nicht mit ins Jugendcamp gelassen, und es beschleicht sie im Nachhinein der Eindruck, sie sollte nicht erwachsen werden, um ihre Eltern nicht allein zu lassen. Die Familie versorgt und organisiert ihre Kinder auf der materiellen Ebene mehr als optimal, strahlt aber keine Wärme aus. Mama liest das Tagebuch der Tochter – das weiß aber keiner. Der Sohn hat das Gefühl, seine Mutter beschützen zu müssen, weil sie so zerbrechlich ist. Das alte Sprichwort »Nicht getadelt ist genug gelobt!« ist sicher nur ein Relikt aus früheren Generationen und hat nichts zu bedeuten, oder? Wenn die Mutter enttäuscht ist, würde sie die Kinder nie bestrafen – sie geht einfach schweigend in ihr Zimmer.[395]

Der andere Elternteil, so vorhanden, ist entweder auch narzisstisch, selbst Opfer und/oder Enabler. So oder so werden die Kinder nicht oder nicht ausreichend vor dem Einfluss des narzisstischen Elternteils geschützt. Im besten Fall können die Kinder mit dem gesünderen Elternteil aber auch Elemente einer gelungenen Bindung erleben, was die toxischen Auswirkungen etwas abpuffert.

Viele verschiedene, sich aus den Kindheitserlebnissen ergebende Effekte können bewirken, dass erwachsene Kinder narzisstischer Eltern sich wiederholt in narzisstischen Partnerschaften wiederfinden: Narzisstische Menschen (beziehungsweise die Dynamik mit ihnen) fühlen sich heimisch und vertraut an. Das wird als »die Chemie stimmt« oder »Vertrautheit« missdeutet.[396]

Unbewusst kann es den Wunsch geben, diesmal die narzisstischen Eltern für sich zu gewinnen oder zu heilen. Das führt dazu, das Erlebte zu reinszenieren. Vielleicht versucht die Seele auch, auf diesem Weg darauf aufmerksam zu machen, die Wunden aus der Kindheit zu versorgen und den elterlichen Narzissmus und seine Folgen aufzudecken.

Darüber hinaus haben Menschen, die so aufgewachsen sind, nicht gelernt, wie sich gesunde Grenzen und echte Liebe anfühlen. Emotionalen Missbrauch und Grenzübertritte werden sie also unter Umständen gar nicht erkennen. Die ihnen in einer narzisstischen Partnerschaft zugewiesene Rolle ist so bekannt, dass sie schnell eingenommen und kaum hinterfragt wird: Die Verantwortung für alles bekommen und versuchen, das Gegenüber zufriedenzustellen, um Liebe zu gewinnen, haben sie buchstäblich mit der Muttermilch aufgesogen. *Meine Mutter hat letztes Jahr das erste Mal gesagt: Ich bin stolz auf dich. Und mein Ex hat tatsächlich auch Züge meiner Mutter gehabt. Also dieses Niedermachen und so. Ich hab da viel Kindheitstraumata abgearbeitet.*

Um eine solche Prägung zu haben, braucht allerdings kein Elternteil eine narzisstische Störung oder Persönlichkeitsakzentuierung zu haben. Auch andere Familiensysteme können solche Effekte haben. Dazu gehören zum Beispiel:

- Eltern, die ihre (z. B. emotionalen) Bedürfnisse durch ihre Kinder erfüllen lassen.
- *Inzestuöse Familienstrukturen*, in denen es nicht zu körperlichen Übergriffen kommt, aber Kinder als Ersatz-Ehepartner oder -Ehepartnerin missbraucht werden.
- Eltern, die durch ihre Sucht emotional unreif sind und ihre Kinder misshandeln, emotional vernachlässigen oder zur Übernahme der Elternrolle (*Parentifizierung*) drängen.

Häufig kommen mehrere Faktoren zusammen – so sind narzisstische Menschen beispielsweise oft alkoholkrank.

In der Kindheit werden Betroffene oft auf starre Rollen fixiert. Diese ähneln denen, die man aus Sucht-Familien kennt. Dort ist die Rollenübernahme allerdings eher eine aktive Bewältigungsstrategie. Das kann hier zwar auch mit reinspielen – die Rollenvergabe erfolgt allerdings ganz stark über die Projektionen des narzisstischen Elternteils: Ist ein Kind eine Enttäuschung und liefert nicht genug narzisstische Zufuhr, wird es zum Sündenbock und erlebt Abwertung, Schikane, Vernachlässigung oder Misshandlung.

**Rollen von Kindern in narzisstischen Familien**

| **Rolle** | **Funktion** | **Mögliche Auswirkungen** |
|---|---|---|
| Das Goldene Kind (Golden Child) | Wird idealisiert. Erweiterung des narzisstischen Elternteils. Liefert narzisstische Zufuhr durch Identifikation. Wird gegen Geschwister ausgespielt. | In Gefahr, narzisstisch zu werden. Schlechtes Gewissen gegenüber den Geschwistern. Entwickelt ein falsches Selbst, da es nur als Supply verwöhnt und gelobt wird |
| Das gehirngewaschene Kind (brainwashed child) | Will nicht wahrhaben, was geschieht. Glaubt, dass alles aus Liebe passiert. | In Gefahr,[397] narzisstisch zu werden. Ist ein Super-Enabler. Bleibt auch im Erwachsenenalter mit der Familie verstrickt. Wenn sie aufwachen, kann das ein sehr schmerzhafter Trauerprozess sein. |

| | | |
|---|---|---|
| Der Sündenbock/ das schwarze Schaf (Scapegoat / Black Sheep) | Projektionsfläche für alles Negative.<br>Hat immer Schuld.<br>Wird beschämt. | Schwaches Selbstwertgefühl. |
| Das Helferlein (Helper) | Unterstützt und macht sich nützlich. | In Gefahr, co-abhängig zu werden und Liebe immer durch Nützlichsein verdienen zu wollen. |
| Truth Teller | Durchschaut die Dynamik und spricht sie an.<br>Oft reflektierte, kluge, weise, empathische Menschen.<br>Bedrohung für den narzisstischen Elternteil.<br>In Gefahr, von Eltern oder Geschwistern zum Sündenbock gemacht zu werden.<br>Entwickeln zum Teil intuitiv Verhaltensweisen ähnlich Grey Rock.<br>Können ihre Geschwister durch die Schwierigkeiten lotsen[398]. | Sind als Kind einsam und zurückgezogen.<br>Geben sich tendenziell weniger die Schuld.<br>Kommen seelisch am unbeschadetsten davon.<br>Leiden an Selbstzweifeln, weil sie als Einzige sehen, was sie sehen.<br>Das kann dazu führen, dass sie sich isolieren, weil Menschen zu anstrengend sind.<br>»Anti-Enabler«. |
| Das unsichtbare Kind (Invisible Child) | Wird übersehen.<br>Wird weder idealisiert noch abgewertet. | Leidet unter der Vernachlässigung.<br>Hat Schwierigkeiten, in Kontakt zu gehen.<br>Kann am ehesten sein wahres Selbst leben.<br>Ist nicht ins System eingebunden; kann im Erwachsenenalter gehen. |

Die Zuweisung der Rollen kann wechseln. Wenn beispielsweise das Goldene Kind sich nicht gegen das schwarze Schaf ausspielen lassen will, ist es vielleicht bald selbst das schwarze Schaf. Es schwebt also immer das Damoklesschwert einer Degradierung über einem. Die Rollen sowie die starke Bindung bleiben oft bis ins Erwachsenenleben hinein bestehen. Einzelkinder haben oft (abwechselnd oder gleichzeitig) mehrere Rollen.

Wie in Suchtfamilien ist auch in anderen narzisstischen Familien Scham die beherrschende Emotion. Dies kann sehr gut versteckt sein – auch vor sich selbst. Scham verstärkt durch Geheimhaltung und Wahrung der Fassade den Prozess des Nicht-Fühlens, Nicht-Merkens und Nicht-Teilens.

**Häufige Schwierigkeiten von (erwachsenen) Kindern narzisstischer Eltern – Auswahl**[399]

- Essstörungen und andere Suchterkrankungen
- schwaches Selbstwertgefühl, Scham, Schuldgefühle
- Ängste, Unsicherheiten
- Schwierigkeiten mit dem Körperbild
- Identitätskonflikte
- Misstrauen
- Leere, Einsamkeit
- verdrängte Aggressionen oder Wutausbrüche
- Schwierigkeiten mit dem Grenzen-Setzen
- Gefahr, narzisstisch zu werden
- Gefahr, co-abhängig zu werden
- Gefahr, in narzisstische Beziehungen zu geraten

Zusätzlich ist auch hier verdeckter Narzissmus wieder ein Faktor, der es erschwert, sich darüber klarzuwerden, was passiert ist. Viele Kinder von verdeckt narzisstischen Eltern finden erst in ihren Dreißigern heraus, was genau zu Hause los war – auch wenn ihnen immer klar war, dass etwas merkwürdig war:[400] *Noch bevor mir klar war, dass meine*

*Frau eine verdeckte Narzisstin ist, sagte mein Kollege, alles, was ich von meinem Vater erzählt hätte, würde nach Narzissmus klingen. Ich war überrascht: Das hatte ich nie in Erwägung gezogen! Aber es passte: die Konkurrenz, die unterschwellige Missgunst, die Eifersucht, das unerwachsene Verhalten seinerseits ... Und plötzlich ergab alles Sinn: Meine (angesichts meiner guten Kinderstube unerklärlichen) psychischen Probleme in der Jugend, meine Selbstwertprobleme, mein Hang zu den falschen Frauen.*

*Was dann begann, war ein langsamer Trauerprozess: Es war, als hätte ich neben meiner Frau auch meinen Vater verloren. Aber letztendlich half mir die Erkenntnis dann, die richtige Distanz zu finden, um ein Verhältnis zu ermöglichen, das so gut war, wie es eben werden konnte angesichts seines, nun ja, Gestricktseins.*

Kinder narzisstischer Eltern haben häufig einige narzisstische Eigenschaften (*Traits*), die sie zum Beispiel durch Lernen am Modell übernommen haben. Zum Beispiel haben sie im Elternhaus gelernt, mit ihren Leistungen anzugeben, um geliebt zu werden. Unter Umständen setzen sie dieses Verhalten auch lange nach dem Auszug aus dem Elternhaus fort. Dadurch wirken sie auf andere unter Umständen narzisstisch – auch wenn sie es nicht sind. Diese Gewohnheiten lassen sich aber zum Glück wieder verlernen.

**Beispiele für übernommene narzisstische Traits**

- Fixierung auf Äußerlichkeiten
- Definition über Schönheit
- Leistungsmotivation, Ehrgeiz, Perfektionismus
- Protzen mit eigenen Erfolgen
- emotionales Erpressen (z. B. Selbstmorddrohungen bei Verlustangst)
- das Gefühl, zu kurz zu kommen

- verletzender Humor
- Konkurrenzverhalten
- Eifersüchtigmachen
- Lästern

Kinder narzisstischer Eltern leiden oft unter Scham, einem geringen Selbstwertgefühl und den Folgen des erhöhten Stresslevels, dem sie ausgesetzt sind. Aufgrund der Verstrickung und der Indienstnahme durch den narzisstischen Elternteil fällt es ihnen zuweilen schwer, eine eigene Persönlichkeit zu entwickeln. Von der Familie unabhängig zu werde,n kann sehr herausfordernd sein, wenn Autonomiebestrebungen torpediert werden.

Vor allem aber ist ihnen vom narzisstischen Elternteil etwas vererbt worden, das als »das Loch« beschrieben wird: Das schwarze Loch ist die narzisstische Wunde: der Schmerz, nicht für das wahre Selbst geliebt zu werden und sich verbiegen zu müssen, um stattdessen eine Zuwendung zu erhalten, die nur ein schlechter Ersatz dafür ist. Bleibt diese Lücke in der Seele ungestopft, suchen erwachsene Kinder narzisstischer Eltern nach der geeigneten Füllung: Arbeit, Bewunderung, Betäubung, Liebe – oder das, was sie dafür halten. Damit sind sie nicht nur in Gefahr, selbst narzisstische Muster zu entwickeln und nach Anerkennung für ihr falsches Selbst zu heischen, sondern sie sind auch so hungrig danach, endlich für ihr So-Sein angenommen zu werden, dass sie stark auf Lovebombing ansprechen. Über rote Flaggen wird nur zu gern hinweggesehen – weil die Sehnsucht überwältigend ist.

**Warum erwachsene Kinder narzisstischer Eltern beim Dating oft an narzisstische Menschen geraten**[401]

- Sie suchen etwas, das sich vertraut anfühlt (z. B. intermittierende Verstärkung).
- Sie sind empfänglich für Lovebombing.
- Sie sind es gewohnt, instrumentalisiert zu werden, und lassen sich leicht manipulieren.
- Sie verwechseln Drama mit Leidenschaft.
- Sie erkennen emotionale Misshandlung nicht, weil sie diese gewohnt sind.
- Sie suchen die Verantwortung bei sich.
- Sie haben gelernt, ihrer Wahrnehmung zu misstrauen.
- Sie werden unbewusst vom Liebesloch in ihrer Seele gesteuert.
- Sie haben kein Vorbild für gesunde Beziehungen.
- Sie wissen nicht, wie sich wirkliche Liebe anfühlt.
- Sie haben Angst vorm Alleinsein oder Verlassenwerden.
- Sie halten sich nicht für wertvoll und bleiben unter ihren Möglichkeiten.

Kinder narzisstischer Eltern haben oft ein Leben lang mit dem Einfluss ihres Aufwachsens zu tun und werden als Erwachsene häufig erneut narzisstisch missbraucht oder aber selbst narzisstisch.[402]

## KPTBS: Trauma führt zu mehr Trauma

Menschen, die bei narzisstischen Eltern oder in narzisstischen Familiensystemen aufgewachsen sind, leiden nicht selten unter einer Komplexen Posttraumatischen Belastungsstörung. Aber auch andere traumatische Erlebnisse in der Kindheit können zur Ausprägung einer KPTBS führen. Möglich, dass den Betroffenen nicht bewusst ist, dass hier eine Traumatisierung vorliegt, weil es keine körperlichen Übergriffe oder Drogenexzesse der Erziehungspersonen gegeben hat. Ein weit verbreiteter Irrglaube über KPTBS ist, dass nur körperliche Misshandlung oder sexueller Missbrauch solch gravierende Folgen haben können. Das ist nicht der Fall: Auch verbaler Missbrauch, emotionale Vernachlässigung, ein suchtkranker Elternteil oder ein Elternteil mit unbehandelten psychischen Erkrankungen können beispielsweise Auslöser für eine KPTBS sein.[403]

Leider wurde diese erst kürzlich entwickelte Diagnose trotz großer Fürsprache aus Empirie und Forschung bislang nicht in die gängigen Diagnoseschlüssel aufgenommen. Daher kommt es leider des Öfteren zu Fehldiagnosen und damit zu falschen Behandlungen.

**Häufige Fehldiagnosen bei KPTBS bzw. Verwechslung mit Komorbiditäten[404]**

- Borderline- und andere Persönlichkeitsstörungen
- Bipolare Störung
- ADHS
- Störung der Verarbeitung von Sinneseindrücken (Sensory Processing Disorder)
- Lernstörungen
- Angststörungen
- Depression (Major Depression oder Dysphorie)
- Somatisierungsstörungen
- Substanzmissbrauch, Substanzabhängigkeit

Eine Komplexe Posttraumatische Belastungsstörung kann in Liebesdingen irreführen. Und zwar durch eine Vielzahl von Eigenheiten, die sich auf Wahl und Gestaltung von Beziehungen auswirken: Zum Beispiel geraten Betroffene immer wieder an Menschen, von denen sie nicht gut behandelt werden. Es fühlt sich wie zu Hause an![405] Das kann durch ihr schwaches Selbstwertgefühl noch unterstützt werden.[406] Sie glauben, nehmen zu müssen, wen sie kriegen können.

Oder sie haben gelernt, dass Nähe gefährlich ist. Die Folge kann eine unbewusste Vermeidungsstrategie sein, beziehungsfähige Menschen abzuschrecken, und Menschen, die auf Distanz bleiben, anzuziehen. Das kann durch diverse Mechanismen geschehen. Einer ist das Aufrechterhalten von Kontakten, die über Freundschaft hinausgehen, um nicht allein zu sein. Dies bewirkt dann aber, von Menschen mit ernsthaften Absichten als »vergeben« wahrgenommen zu werden.

Anna Runkle hat den Begriff *Crapfit* geprägt, der leider auf Deutsch weniger griffig ist: »Müll-Passung« könnte man vielleicht sagen. Also: Uns selbst für Müll passend machen. Will heißen: Anpassung an inakzeptable Menschen oder Situationen.

Es handelt sich dabei um eine ausgediente Coping-Strategie: In der Kindheit war es *die* Rettung, untolerierbare Umstände tolerieren zu können. Im Erwachsenenleben macht diese (zum Automatismus gewordene) Fähigkeit allerdings blind für Bedingungen, die ein No Go sein sollten.[407] Hier gibt es Überschneidungen mit Co-Abhängigkeit.

Hinzu kommt, dass uns KPTBS zudem blind für Warnsignale macht[408] und dass Betroffene süchtig nach starker Emotionalität werden können (*Dramasucht*).[409]

### Lang anhaltende Symptome von Traumatisierung[410]

Als langfristige Auswirkung traumatischer Erlebnisse pendeln Betroffene häufig zwischen zwei Extremen:

| Bei Übererregung des sympathischen Nervensystems | Bei Übererregung des parasympathischen Nervensystems |
|---|---|
| ständig beschäftigt, Arbeitssucht | Depression |
| Nervosität, Angespanntheit, Schlaflosigkeit | Sinnlosigkeits-Gefühle |
| Konzentrationsprobleme, Schwierigkeiten, sich zu fokussieren | Gefühl, »anders« zu sein |
| Wutausbrüche, Dinge auf sich beziehen | Sich-Abschalten (TV, PC, Lesen …) |
| Sensation Seeking oder beruhigende Selbstmedikation | Antriebslosigkeit |
| Vertrauensprobleme | Einsamkeit, Abgeschnittenheit, sich wie hinter einer Glaswand fühlen |

Vielleicht siehst du nach dem Lesen dieses Kapitels Gemeinsamkeiten zwischen den Verletzungen, die narzisstische Menschen und ihre Opfer in sich tragen: eine ähnliche Wunde – verschiedene Wege des Umgangs.

Findest du dich in einem oder in mehreren dieser überlappenden Konzepte wieder? Dann ist ein wesentlicher Schritt deiner Heilung das Aufarbeiten dieser Thematik, die andernfalls immer wieder ein Risikofaktor dafür sein kann, in ähnliche Beziehungskonstellationen zu geraten.

> »Eine Wunde ist ein Ort, über den das Licht in dich eindringt.«
> RUMI

Ein paar Anregungen findest du in den Impulsen. Gerade für potenziell traumatische Erlebnisse in der Kindheit empfehle ich allerdings dringend therapeutische Begleitung, die sich mit Trauma-Arbeit auskennt.

## Impulse

1. Aufladen: Wenn du als besonders empathisches Wesen zuweilen energetisch ausgelaugt bist, probier verschiedene Techniken aus, um dich davor zu schützen. Eine könnte sein, dir ausreichend Zeit mit dir selbst zu gönnen. Wann sind die neuralgischen Momente im Tag, an denen du dich durch Alleinsein (wieder)aufladen möchtest? Und wie machst du das am besten?
2. Tankanzeige: Ob du dich für hochempathisch hältst oder nicht – die folgende Übung kann dir auf jeden Fall eine Anregung sein, wenn du dein Gespür dafür schulen möchtest, ob dir Menschen guttun oder nicht: Vergleiche bei den nächsten Menschen, die du triffst, deinen energetischen Zustand vor der Zusammenkunft, im Kontakt und hinterher. Was fällt dir auf? Gibt es eine Veränderung? Was heißt das für die Qualität eures Kontakts? Welche Konsequenzen ziehst du daraus? Möchtest du diesen Menschen mehr sehen, weniger, kürzer, gar nicht mehr oder in einem anderen Setting?
3. Crapfit: Ist dir das Crapfit-Prinzip vertraut? Wie war das in deiner Ex-Beziehung? Hast du dich mit unstimmigen Situationen arrangiert? Gibt es momentan etwas in deinem Leben, das eigentlich indiskutabel ist? Wie geht es dir mit dem Gedanken, das loszulassen?
4. Resonanz als Wegweiser: Welche der Themen dieses Kapitels schwingen nach dem Lesen in dir nach? Welche Bilder kommen hoch? Wie möchtest du behutsam weiter vorgehen, um dich diesen Anliegen in deiner Seele zuzuwenden?
5. Safety first: Wenn dir klar wird, dass ein Elternteil oder andere Mitglieder deiner Herkunftsfamilie narzisstisch sind, was bedeutet das (konkret) für dich? Wie kannst du gut für dich sorgen?
6. Umlernen: Hast du seit Kindertagen einige der oben erwähnten narzisstischen Eigenschaften oder Verhaltensweisen? Welche? Würdest du der Liste noch weitere hinzufügen? Wo kommen sie her? Wie würdest du dich stattdessen gern verhalten? Was könnte dich dabei unterstützen, diese neuen Gewohnheiten zu entwickeln?

# 17.
# Anti-Gehirnwäsche: den Zweifel besiegen

Heute hatte ich ein Erlebnis der dritten Art: Mir waren derart schlimme Geschichten über ihn zu Ohren gekommen, dass ich nun doch noch beschloss, ihn in den sozialen Netzwerken als Freund zu entfernen.

Ich klickte mich also durch das entsprechende Menü. Mein Herz hämmerte wie blöd, als ich merkte, dass mir dabei sein Profilbild angezeigt werden würde: War das der Moment, wo ich ihn glücklich vereint mit seinem neuen Supply zu sehen kriegen würde?

Nein! Ich hatte Glück! Es war sein altes Bild, noch aus unserer Zeit. Aber allein der Blick darauf fühlt sich an wie ein Mikro-Kontakt: Hormonwellen rasen durch meinen Körper. Angst und Schmerz. Und ein undefinierbares Gemisch heftiger seelischer und körperlicher Reaktionen. Schlagartig umhüllt mich die vertraute Wolke der kognitiven Dissonanz: »Er war der Mann deines Lebens! Wie konntest du ihn gehen lassen! Hättest du dich nur nicht so angestellt! Es lag an dir! Wenn du einfach zufrieden gewesen wärst mit dem, was du hattest …!« – Blablabla!

Ich wusste: Ich muss die Stimme in meinem Kopf sofort abstellen, bevor sie mich wieder in ihren Bann saugt. Zum Glück waren meine Buddys aus der Selbsthilfegruppe noch wach: Allgemeines Verständnis. Man kennt das. Danke, Leute! Inzwischen habe ich das Vexierbild wieder Richtung Klarheit verlassen.

Aber wie schnell das geht! Ein Foto reicht!

Neulich war ich an der Nordsee und erlebte zum ersten Mal am eigenen Leib, was ich bisher nur aus Anekdoten kannte: Ausgehungert von einem Tag am Strand, erwarb ich ein Fischbrötchen. Kaum hatte ich mich vom Kiosk abgewandt, packte ich es aus seiner verheißungsvoll knisternden Papiertüte. Der erste Bissen war eine Köstlichkeit. Doch als ich ein zweites Mal meine Zähne in den Räucherlachs versenken wollte, traf mich von hinten ein Schlag an der Schulter. Noch bevor ich verstanden hatte, was geschehen war, flog eine riesige Raubmöwe mit meinem Abendessen davon.

Am nächsten Tag schlenderte ich wieder durch die – von fliegenden Wegelagerern gesäumte – Fußgängerzone. Diesmal mit einem Waffeleis in der Hand. Jetzt war ich gewarnt. Und noch bevor das große Vieh von seinem Wachposten auf dem Giebel zum Sturzflug auf mich ansetzte, wusste ich, was mir blühte. Doch ich merkte, dass ich wehrlos war: Eis kann man nicht in die Jackentasche stecken. Und es woanders hinhalten bringt nicht viel, wenn die Gegenpartei fliegen kann …

Also erinnerte ich mich an das Lieblingsspiel kleiner Kinder am Meer: Lautstark trampelte ich auf die geflügelte Angreiferin zu. Ich war bestimmt kein Ausbund von Eleganz. Aber nachdem ich das Manöver einige Male (zunehmend überzeugend) wiederholt hatte, ließ die Räuberin von mir ab, und ich schlurfte ungestört mein Schokoeis schleckend gen Sonnenuntergang.

Kognitive Dissonanz ist ungefähr wie eine Möwe: Sie schleicht sich von hinten an und erwischt uns kalt. Sie ist eine Räuberin unserer Ruhe. Und wenn wir die Gedanken, die mit ihrem spitzen Schnabel auf uns einhämmern, einfach gewähren lassen, sind wir geliefert. Angriff ist die beste Verteidigung! In diesem Kapitel habe ich ein paar Strategien zusammengestellt, wie man kognitive Dissonanz in die Flucht schlägt.

## Märchenstunde: Fake News aus dem Unterbewusstsein

Was uns in solchen Beziehungen hält, ist nicht nur die irrige Annahme, dass die Person unseres Herzens sich doch noch irgendwann für uns ändern wird. (Und ich empfehle an dieser Stelle nochmals ausdrücklich, das Warten auf Wunder einzustellen – wenn sie möglich wären, hätten sie sich längst ereignet!)

Was uns in solchen Beziehungen hält und sogar »post mortem« unsere kognitive Dissonanz unerträglich werden lässt oder uns zu Rückfällen verleitet, sind oft Ängste und irrige Annahmen über uns selbst und die Welt.

Wir leiden unter Einflüsterungen der Vergangenheit. Stimmen in unserem Kopf raten uns, den Ball flachzuhalten. Sie sind überzeugt, dass wir zu alt sind, um noch mal neu anzufangen. Und die narzisstischen Botschaften der letzten Jahre haben ihr Übriges getan, um uns davon zu überzeugen, dass wir nicht liebenswert sind, niemand Neues finden werden, es nicht verdienen, es nicht draufhaben …

**Typische Gaslighting-Lügen, die uns (auch im Nachhinein noch) an die Beziehung binden:**

- Ich bin zu alt, um noch mit jemand anderem eine Familie zu gründen.
- So einen tollen Menschen finde ich nicht wieder!
- Ich hätte lieber den Spatz in der Hand nehmen sollen!
- Ich finde keine andere Partnerschaft mehr.
- Ich bin langsam zu unattraktiv fürs Dating.
- Ich bin ein seelisches Wrack – wer würde so jemanden wollen?

Oft bleiben wir in toxischen Partnerschaften stecken, weil wir in einer Lebensphase sind, in der die Torschlusspanik anklopft: Jedes Wochenende findet im Bekanntenkreis eine Hochzeit statt, die biologische Uhr tickt, die Eltern warten auf Enkel, wir wollen endlich in ein Einfamilienhaus aufs Land ziehen oder die Kommune gründen. Ein starrer Rahmen, an den wir glauben, gibt uns das Reise-nach-Jerusalem-Gefühl: Wer nicht unter der Haube ist, wenn die Musik ausgeht, ist raus! Das bekannte Elend unserer Beziehung scheint plötzlich das kleinere Übel zu sein. Das ist eine Falle, in die wir nicht tappen sollten: Der erste Schritt dabei ist, überhaupt zu bemerken, dass in unserem Kopf eine Gaslighting-Party stattfindet. Der nächste Schritt ist, die Einladung auszuschlagen.

Zu erkennen, welche Fehlannahmen uns leiten und wer sie in unseren Kopf gepflanzt hat, kann dabei sehr hilfreich sein. Auch ein spielerischer Umgang kann uns davor schützen, uns mit diesen Impulsen zu identifizieren. Zum Beispiel kannst du deinem inneren Märchenonkel, der dir diese Lügen auftischt, einen Namen geben. Oder den Figuren aus deinen diesbezüglichen Träumen und Schwarzmalereien. Das gibt dir Gelegenheit, wenn nötig, mal ein ernstes Wörtchen mit ihnen zu sprechen: So, liebe Freunde der Dunkelheit ...!

»Wenn ihr eure Ketten nicht zerreißt – von selber brechen sie nicht.«
ERICH MÜHSAM

## Selbst-Gaslighting: Wer ist da in meinem Kopf?

Die Wahrscheinlichkeit ist hoch, dass wir Selbst-Gaslighting nicht erst in der narzisstischen Partnerschaft gelernt haben. Sonst wären wir wohl schnell wieder weg gewesen. Gut möglich, dass dieses »Talent« bereits im Elternhaus gefördert wurde. Dass uns aberzogen wurde, auf uns selbst zu hören.

Die Verhaltensweisen, die in unserer Familie funktioniert haben, wenden wir meist unbewusst auf alle anderen Menschen in unserem

Leben an, vor allem aber in Partnerschaften. Durch das Gaslighting in der Beziehung hat diese Stimme in uns dann vermutlich noch mal richtig zugelegt. Und jetzt haben wir sie an der Backe! Sie hat das Potenzial, uns geradewegs zurück zu den toxischen Exen zu führen – sei es durch einen Rückfall unsererseits oder durch gekonntes Hoovering. Alternativ stürzt sie uns gern mal in Schuldgefühle und Depression. Oder in die nächste toxische Beziehung.

Ich bin eine große Freundin von Teile-Arbeit. In diesem Zusammenhang habe ich mich gefragt: Wer ist das da in meiner Seele, der mich so anlügt und in die Irre führt? Je nachdem, wie die Umstände sind und aus welcher theoretischen Perspektive wir drauf schauen, kann diese Frage unterschiedlich beantwortet werden: Die innere Stimme, die uns gaslightet, kann ein

*… innerer Kritiker*

sein, der uns die Schuld dafür gibt, alles verbockt zu haben. Diese Stimme ist vermutlich fast so alt wie wir selbst. Sie hat es gut gemeint mit uns und wollte, dass wir die Regeln in der Familie einhalten, damit wir geliebt werden und überleben. Gut möglich, dass sie von unseren ersten Bezugspersonen inspiriert ist. In dem Fall handelt es sich vielleicht auch um ein …

*… kritisches Eltern-Ich.*

So nennt man in der *Transaktionsanalyse* (der Persönlichkeits- und Kommunikations-Theorie nach Eric Berne) einen der Ich-Zustände, in denen wir uns befinden können. Dieser speist sich aus Erfahrungen, die wir mit strengen und strafenden Elternfiguren gesammelt haben.

In beiden Fällen können wir wertschätzen, dass wir offenbar ganz schön zu kämpfen hatten in unserer Kindheit, dass wir so einen starken Überlebens-Mechanismus entwickeln mussten, um durchzukommen. Die Anpassungsstrategien haben offenbar einen guten Job gemacht. Doch *heute* können uns diese beiden Zeitgenossen das Leben ordentlich schwer machen. Denn mittlerweile ist ihre Strategie meist kontraproduktiv – auch wenn sie uns ursprünglich helfen sollte.

Wenn die Stimme in uns aber zu brutal ist, handelt es sich vielleicht eher um ein ...

*... Täter-Introjekt:*
Durch Identifikation mit den missbräuchlichen Personen in unserer Kindheit (und/oder später in unserer Partnerschaft) haben wir unter Umständen einen Anteil in der Seele bekommen, der dieselben Ansichten besitzt wie die Täter-Person.[411] Dieser Anteil hat während des Missbrauchs dafür gesorgt, Scham und Ohnmacht abzuwehren und die Bindung zur missbrauchenden Partei aufrechtzuerhalten, indem wir uns selbst die Schuld gaben. Dieses Echo hallt in uns nach:

Die Stimmen sind weiter in uns lebendig und drangsalieren uns – selbst wenn wir zu den Personen, die dafür »Modell gestanden« haben, keinen Kontakt mehr pflegen. So sorgen diese Wesen oft für selbst- und fremdschädigendes Verhalten, Selbstsabotage und Wiederholungszwang.

Doch auch Täter-Introjekte sind letztlich nur ein Verteidigungsmechanismus. Auch wenn es sich nicht anfühlt, als wären sie auf unserer Seite. Denn heute macht es (in der Regel) keinen Sinn mehr, die Täterperson zu schützen, indem wir ihr die Schuld abnehmen.[412] Heute würde es Sinn machen, der Wahrheit ins Auge zu sehen: Es war nicht unsere Schuld!

Es sieht bei jedem und jeder von uns innen ein bisschen anders aus. Hilfreich ist, den Quellen dieser inneren Wortmeldungen einen Namen zu geben, der für uns stimmt. Denn:

1. Es unterstützt uns beim Verinnerlichen der Tatsache: Das ist ein Teil von mir – aber eben nur ein *Teil*. Akzeptanz und Distanz – eine gesunde Mischung.[413]

2. Und es erleichtert zu merken, wenn diese Stimmen getriggert werden: Wenn wir kognitive Dissonanz erleben und uns selbst gaslighten, ist es vermutlich gerade mal wieder so weit.

## Klettverschluss des Grauens: Trigger für Selbst-Gaslighting

Ich fürchte fast, es gibt nichts, was uns nicht dazu bringen kann, uns selbst zu gaslighten. Eine Überlebende erzählte mir neulich, sie habe eine Frau gesehen, die mit einem Hund Gassi ging. Das war Auslöser genug: »*Die* hat wenigstens einen Hund! *Du* bist ganz allein! Warum hast du dich getrennt? Das war der größte Fehler deines Lebens!« Usw.

Man kann nicht alle Trigger vermeiden – aber immerhin einige. Auf jeden Fall ist das Kennen von Triggern eine gute Basis, um schnell zu bemerken, dass wir uns selbst gaslighten. Je schneller wir merken, dass wir wieder in die kognitive Dissonanz rutschen, desto eher können wir gegensteuern.

Als Trigger wirken fast immer …

- … Kontakt zur Expartnerin oder zum Expartner.
- … Andenken, Geschenke & Fotos u. ä., die an die Ex-Beziehung erinnern.
- … Flying Monkeys & Enabler, die uns gaslighten.

Als Trigger wirken können aber z. B. auch …

- … unsere eigenen Gedanken, Träume etc.
- … Orte, an denen wir zusammen waren. Dinge, die wir zusammen gemacht haben. Das kann auch etwas schwer Vermeidbares wie die eigene Wohnung oder Heimatstadt sein. Oder etwas sehr Allgemeines – z. B. Aktivitäten wie Filme gucken oder spazieren gehen.

- … Fakten, Sprüche (z. B. religiöse) und Ähnliches, die ins Gaslighting eingebaut werden.
- … der Anblick glücklicher Paare.
- …alles andere.

Besonders trickreich finde ich, dass sogar Gegengift zum Trigger werden kann: Dinge, die du liest, um dich aufzubauen, wie Sinnsprüche oder Literatur. Vielleicht dieses Buch?

Möglich, dass du etwas über vulnerablen Narzissmus liest, um die kognitive Dissonanz zu verringern. Und schon geht es los: »Wenn hier jemand narzisstisch ist, dann *du*! Du bist ja schließlich auch *gegangen*! Du bist ja krank!«

Ich finde es hilfreich, vermeidbare Trigger zu vermeiden. Es bleibt ein unkontrollierbarer Rest. Selbst-Gaslighting ist wie ein Klettverschluss. Es hakt sich überall ein, wo es möglich ist. Aber auch dem können und sollten wir begegnen, wenn wir nicht für immer vor Triggern davonlaufen wollen. Das würde uns auch nicht gelingen – denn unseren Kopf haben wir ja immer dabei …

## S.O.S. – Erste Hilfe gegen Selbst-Gaslighting & kognitive Dissonanz

Was du tun kannst, wenn du dich selbst gaslightest:

1. Sprich mit einer Person deines Vertrauens, die sich mit narzisstischen bzw. toxischen Beziehungen auskennt und die dir helfen kann, wieder auf deine Wahrheit zu hören.
2. Notiere den Ablauf des Selbst-Gaslightings: Was war der Trigger? Was sagst du dir selbst? – Indem du in die beobachtende Rolle gehst, bekommst du Abstand und lernst verstehen, was da in dir in Gang gesetzt wird.

3. Sag laut »Nein!« zu der Stimme, die dich gaslightet, und verfolge den Gedanken nicht weiter. Sei diszipliniert!
4. Lenk dich ab. Tu dir was Gutes. Mach Yoga oder etwas anderes, das dich wieder mit deiner Wahrnehmung verbinden kann.
5. Wertschätze den Überlebensmechanismus in dir. Er muss dich vor einer wirklich schlimmen Situation bewahrt haben, wenn er derart stark ist. Du kannst mit ihm sprechen und ihm danken. Und ihm dann verdeutlichen, dass du seine Hilfe jetzt nicht mehr brauchst, weil du nun auf deine Gefühle hören kannst, ohne Angst zu haben.
6. Finde Abstand durch Humor. Übertreibe den Gedanken, den dir die Stimme im Kopf nahelegt: »Ja, genau! Ich bin eine beziehungszerstörende Narzisstin!«, und setze ihm dabei etwas entgegen: »Deshalb wollte ich auch Paartherapie!« So entlarvst du die Unlogik dahinter.
7. Verbinde dich wieder mit deiner eigenen Sicht der Dinge, indem du Argumente sammelst, die die Behauptungen des inneren Gaslightings widerlegen: »Es ist nicht wahr, dass ich die Beziehung kaputtgemacht habe. Erstens bin ich nicht fremdgegangen, und zweitens habe ich an mir gearbeitet, und drittens …«
8. Male ein Bild von der Stimme, die dich gaslightet. – Zeichenkünste nicht erforderlich!
9. Coache Mitstreitende aus ihrer kognitiven Dissonanz raus. Das trainiert die Klarsicht für deine eigene Wanderung durch den Nebel. Wenn in deinem Umfeld niemand solche Hilfe braucht, schließ dich einer Selbsthilfegruppe an.
10. Stärke deinen inneren Kompass: Schreib deine Wahrheit auf. Gib dem Zipfelchen deiner Wahrheit, das du gerade zu fassen kriegst, den Stift in die Hand und lass sie schreiben. Indem du ihr Raum gibst, wird die verfügbare Aufmerksamkeit für den Teil, der dich gaslightet, kleiner. Wir haben schließlich nur 100 Prozent Aufmerksamkeit!
11. Wenn es für dich stimmig ist, sprich das hawaiianische Versöhnungs-Gebet Ho'oponopono: »Es tut mir leid, bitte vergib mir,

danke, ich liebe dich.« Und füll die Worte innerlich mit der für dich richtigen Bedeutung.[414]

12. Schreib auf, was die kritischen Stimmen in deinem Inneren sagen! Schwarz auf weiß wird die Unlogik deutlich. Ebenso wie die schnellen Sprünge – zum Beispiel von einem einmaligen Misserfolg zum generellen Fazit: »Gib dich mit dem zufrieden, was du hast, strebe nicht nach Höherem! Das erreichst du eh nicht!« Und – zack! – ist der vertraute Gedanke wieder da: »Ich hätte mich nicht trennen sollen!«
13. Wenn das Täter-Introjekt zu dir spricht, mach dir klar, dass diese Worte jeder Grundlage entbehren – auch wenn für die bessere Wirkung Körnchen der Wahrheit eingestreut wurden. Die Worte entstammen einem kranken Geist, der verzweifelt versuchte, seinen Schmerz zu vermeiden, indem er ihn dir aufgebürdet hat. Mach dir bewusst, was die Schmähungen bewirken sollten.[415]
14. Und (ich kann es nicht oft genug sagen): *Lies die »Igitt-Liste«!*

Es ist wichtig, gegen das Gaslighting vorzugehen. Denn es schadet uns: Es verschärft die kognitive Dissonanz. Es macht uns anfällig dafür, den Kontakt zu unseren Verflossenen wieder aufzunehmen oder auf ihr Hoovering einzugehen. Es schwächt uns im Hinblick auf die nächste Partnerschaft und kann bewirken, dass wir uns erneut traumatisierenden Beziehungen aussetzen.

## Schuld und Depression: Selbst-Gaslighting mit Verstärkung

Aus Gesprächen mit anderen Betroffenen weiß ich, dass der Kampf gegen kognitive Dissonanz und Selbst-Gaslighting umso schwerer ist, je etablierter die Stimme des Selbst-Gaslighting bei uns ist.

Besonders schwierig kann es daher beispielsweise bei einem bestehenden depressiven Grundmuster sein. Oder bei einer durch den

Missbrauch aufgetretenen situativen Depression – eine der häufigsten Folgen von Misshandlungsbeziehungen.[416]

Typischerweise hat Depression etwas mit Schuld zu tun. Selbst-Gaslighting auch. Denn die Stimme im Kopf gibt uns zum Beispiel die Schuld am Scheitern der Beziehung oder meint, es sei völlig falsch, dass wir uns getrennt haben.

Die beiden Schuld-Regelkreise Selbst-Gaslighting und Depression können sich gegenseitig verstärken. Es ist dann äußerst schwierig, aus der kognitiven Dissonanz herauszufinden. Aber es kann auch eine Chance sein, dieser kritischen Stimme in uns ein für alle Mal die Stirn zu bieten und fortan Schuld, die uns nicht gehört, dankend abzulehnen und fest in unserer Wahrnehmung verankert zu bleiben.

Wenn du diese oder eine andere ähnliche Koppelung innerer Schuld-Stimmen in dir bemerkst, hab Geduld und pflücke beide Regelkreise auseinander. Je genauer du verstehst, was in dir passiert und wie der eine Schaltkreis den anderen triggert, desto eher kannst du das bremsen. Vielleicht ist das ein harter Brocken, der nach kundiger therapeutischer Begleitung verlangt.

Lohnenswert kann hier die Suche nach der eigenen verschütteten, ja verbotenen Wut sein. Es ist sehr wahrscheinlich, dass die kognitive Dissonanz bewirkt hat, dass wir die Wut unterdrückt und in Form von Schuldgefühlen gegen uns selbst gerichtet haben.[417]

**Symptome, die auf eine Depression hindeuten können[418]**

- verändertes Essverhalten: zu viel, zu wenig
- Ein-, Aus- & Durchschlaf-Probleme oder mehr Schlaf bei gleichzeitiger Erschöpfung
- veränderte Gefühlslage: Hoffnungslosigkeit, Trauer, Schuld
- pessimistische Einschätzung der Zukunft
- selbstverletzendes Verhalten, Suizidgedanken und -versuche.

## Rückfälle: Es war eben doch eine Sucht!

Ihr einmaliges Gespür trügt narzisstische Menschen selten – auch noch lange nach einer Trennung: Wenn wir anfangen loszulassen, können wir (sofern wir sie nicht geblockt haben) mit einer Nachricht von ihnen rechnen: *Er hat ein Talent dafür: Immer, wenn ich mich gerade gesammelt habe, wenn ich gerade das Gefühl habe, stark zu sein – dann kommt wieder was! Und – bum! – haut's mich wieder aus den Latschen!*

Bitte fall nicht auf den Gedanken rein, der sich dann vielleicht einschleicht: »Mir geht es ja besser – also bin ich drüber weg. Darum kann ich unbesorgt wieder in Kontakt gehen!« Das Gegenteil ist der Fall: Es geht dir besser, weil du keinen Kontakt hast. Sobald du ihn wieder aufnimmst, drohen Traumabindung, kognitive Dissonanz und Euphoric Recall erneut zuzuschlagen. Bleib stark![419]

Wenn du dennoch einen Rückfall hast – ganz gleich, wie er aussieht –, ist das Wichtigste: Mach dich nicht fertig! Hab zuallererst mal Mitgefühl mit dir selbst. Es gibt sicher Gründe, warum es passiert ist. Es ist leider eher die Regel als die Ausnahme, viele Male zurück in die Misshandlungsbeziehung zu gehen, bevor es zum endgültigen Bruch kommt.

Wichtig ist aber auch, so schnell wie möglich wieder den Kontakt abzubrechen. Wenn du das nicht allein schaffst, such dir Hilfe. Bis dahin beobachte, was passiert: Wie geht es dir emotional und körperlich? Nimmt die kognitive Dissonanz zu?

All diese Beobachtungen sind Pfeile im Köcher deiner inneren Argumentation: Wenn du feststellst, dass du sofort wieder krank wirst oder deine Klarheit verlierst, sobald ihr Kontakt habt, hilft dir das, zu deiner inneren Wahrheit zurückzukehren. Denn dein Zustand belegt: Diese Beziehung tut dir nicht gut – du musst da raus!

## Schmachter – kommen vor …

Es gibt Tage, da bekommen wir einen Schmachter: Wir vermissen das, was uns der euphorische Rückruf gerade in Pastellfarben in einer privaten inneren Kinovorführung präsentiert. Vielleicht war der Tag eh mies und wir wollen einfach zurück in die (momentan golden scheinende) gute alte Zeit: *Ich würde alles dafür geben, einfach noch mal morgens neben ihr wach zu werden.*

*Stopp*! Wenn dieser Film losgeht: *Halt den Film an*! Mach dir bewusst, dass du einen schweren Fall von kognitiver Dissonanz erlebst. Wirf einen Blick auf die Liste oben und setz mindestens einen der Vorschläge um!

Denn: Dein momentanes Gefühl mag stark und überzeugend sein. Aber genau wie Gedanken sind auch Gefühle nicht immer wahr. Oft sind sie die Folge falscher Gedanken, z. B. von Selbst-Gaslighting. Es gibt uns Eigenmacht zurück, uns regulieren zu lernen. Das beginnt mit solchen Gedankenstopp-Techniken. Am Anfang steht die Entscheidung, sich nicht in diesen Gefühlsstrudel hineinfallen zu lassen, sondern dem etwas entgegenzusetzen.[420] Zum Beispiel auch das bewusste Wertschätzen des bereits Erreichten.

Auch wenn du Lovebombing erlebst oder mit Entschuldigungen und Versprechungen gehoovert wirst, betrachte das als Indizien dafür, dass eventuell noch nicht alle deine Signale auf Rot stehen. Zieh eine klare Grenze!

Wenn du mit dem Gedanken spielst, *die* Telefonnummer zu wählen – *tu es nicht*! Ruf lieber den Menschen an, der dich am besten durch diese Zeit begleitet. Lass dich von der Person aus der kognitiven Dissonanz rauscoachen und schaut zusammen an, was zu deinem Fast-Rückfall geführt hat. Das kann nämlich sehr spannend sein: Was du jetzt spürst, ist unangenehm. Aber unbedingt wert, gespürt zu werden. Denn jetzt bist du vermutlich der Antwort auf die Frage sehr nahe, warum du damals die Augen vor den Warnsignalen verschlossen hast und so lange geblieben bist. Was immer du jetzt innerlich erlebst, ist dein persönliches Rezept, um dich für alle Zeiten immun dagegen zu machen, so etwas noch mal zu erleben. – Sieh genau hin! Auch wenn es wahnsinnig quälen und Angst machen kann. Das, was du jetzt spürst, ist vermutlich genau das, wovor du so lange weggelaufen bist: dein Ur-Schmerz.

## Impulse

1. Kein Weg zurück: Lösch, wenn möglich, alle Daten aller Exen! Telefonnummern, Mailadressen, Profile etc. Gib dir im Moment der Versuchung keine Gelegenheit, ihr zu erliegen. – Blockieren oder nicht blockieren?, das ist hier die Frage: Welche Entscheidung verhindert Dramen am ehesten?
2. Vereinbare mit einer Vertrauensperson, dass du anrufen kannst, wenn du kurz vor einem Rückfall bist. Ihr Job: Dich davon abhalten, *die* Nummer zu wählen.
3. Zensurloses Schreiben: Erlaub dir, einen Brief zu schreiben, den du niemals abschickst. Schreib alles rein, was dich wütend macht. Du brauchst dabei nicht auf die Gefühle anderer Rücksicht zu nehmen – niemand außer dir wird das jemals lesen. Sieh es als Experiment: Was bringst du aufs Blatt, wenn du mal kein Blatt vor den Mund nimmst? Wenn du merkst, dass du blockiert bist, schreibe frei zu der Frage: Wenn meine Wut rauskäme, was würde dann passieren? Wie ginge es mir damit?
4. Innere Brieffreundin: Du kriegst deine Wut nicht zu fassen und machst dir stattdessen Selbstvorwürfe? Schreib deiner Wut einen Brief! Was möchtest du ihr sagen, was soll sie wissen? Welche Gefühle hast du ihr gegenüber? Fehlt sie dir oder macht sie dir Angst? Schuldgefühle? Spür mal rein, ob sie dir zurückschreiben möchte. Vielleicht zeigt sie sich aber auch auf anderem Wege und ist dir plötzlich doch zugänglich. Beobachte, was es verändert, wenn du mit deiner Wut in Kontakt bist.
5. Zirkuläres Schreiben: Es gelingt dir einfach nicht, wütend zu sein – und stattdessen trauerst du dem Leben nach, das du verloren hast? Schreib einen gepfefferten Brief an deine oder deinen Ex. Und zwar so, wie ihn ein Mensch formulieren würde, der dich sehr liebhat und der nicht an einer Wut-Blockade leidet. Wer könnte das sein? Bediene dich dieser Stimme, die dich in Schutz nimmt gegen den Menschen, der dir so zugesetzt hat. Was hätte z. B. dein bes-

ter Freund, dein Therapeut oder deine Mentorin zu sagen? Schreib es auf! Vielleicht spürst du dabei in dir eine zarte Resonanz. Das ist deine eigene Wut. Richte sie nach außen statt nach innen! Dorthin, wo sie hingehört. Sie verteidigt dich und ist das beste Gegenmittel bei Selbst-Gaslighting.

6. Wut-Ritual: Erfinde ein eigenes Ritual, um mit deiner Wut in Kontakt zu kommen: Höre Heavy Metal, miete ein Studio und schrei die Wände an, stampfe barfuß durch Wälder, wirf rote Farbe auf Leinwände – oder was immer dir dabei hilft, mit dieser Lebensenergie in Kontakt zu kommen, die vielleicht unter einer Lawine Selbstbezichtigung verschüttet ist. Schaff dir dafür eine geschützte Umgebung und stell sicher, dass besorgte Mitmenschen nicht die Polizei rufen.
7. Drüber schlafen: Wenn du dem Druck von Sehnsucht oder Schuld nicht länger widerstehen kannst und kurz davor bist, *die* Nummer zu wählen, verschieb es. Geh schlafen. Vielleicht sieht die Welt morgen schon wieder ganz anders aus.
8. Symptome sind Statements: Du kannst den Kontakt (noch) nicht komplett abbrechen? Und nach jeder Interaktion plagen dich Symptome? Vielleicht sogar genau die, die dich jahrelang krank gemacht haben? Dann gib ihnen eine Stimme: Was würden die Symptome sagen, wenn sie sprechen könnten? Vielleicht haben sie einen guten Rat für dich? Oder du übernimmst ab jetzt das Reden und verleihst ihrer Botschaft einen weniger krank machenden Ausdruck?
9. Entzauberung: Nimm dir die Top 10 der magischen Momente vor, die dir dein Kopfkino immer wieder in Zartrosa vorspielt. Schalte Scheinwerfer, Special-Effects und Konfetti-Kanone aus und betrachte sie bei Arbeitslicht. Finde den bitteren Beigeschmack in allen!
10. Das »Was wäre wenn«-Spiel: Male dir zusammen mit einem Menschen deines Vertrauens aus, was passieren würde, wenn du den Beteuerungen, dass sich ab sofort alles ändern wird, Glauben schenkst.

Lass dir erzählen, wie die harte Wirklichkeit aussehen würde, wenn du es noch mal versuchst.[421]

11. Gefährliche Gedanken: Es gibt Gedanken, die ein Doppelpunkt für einen Rückfall sein können: Sehnsucht. Wissen wollen, wie es ihm oder ihr geht. Die Idee, inzwischen für eine erneute Kontaktaufnahme stabil genug zu sein, weil die Trennung lang genug her ist. – Was würdest du dieser Liste noch hinzufügen wollen? Wenn du merkst, dass sich ein solcher Gedanke anschleicht, bremse ihn aus und mach etwas anderes! Leg dir vorher was zurecht![422]
12. Soforthilfe bei Sehnsucht: »Ach, wenn ich doch jetzt nicht allein hier wäre, sondern mit xy!« Klingt das vertraut? Falls ja, kannst du in solchen Momenten den Gedanken mal bis zu Ende denken: Was wäre denn dann? Nein, und ich meine jetzt nicht, wenn die Person aus der Idealisierungs-Phase bei dir wäre! Ich meine das echte Modell! – Realistisch betrachtet würdest du vermutlich angeschwiegen werden, könntest den Tag nicht nach deinem Geschmack gestalten, müsstest dir Seitenhiebe gefallen lassen … Male es dir so lange aus, bis es eine Erleichterung ist, allein zu sein![423]

# 18.

# Prävention: das eigene Loch stopfen

Ich kotze. Im Strahl.

Da flirtet endlich ein Typ mit mir nach Monaten der Dürre – und dann so was: Er ist genauso ein Hirni wie seine Vorgänger! Ködert mich mit einem Ölgemälde (ziemlich fragwürdiges Teil übrigens). Tut so, als wäre das nur für mich. Und dann ist er völlig merkwürdig im Kontakt und irgendwie manipulativ.

Noch gar nicht lange her, da wäre ich auf ihn reingefallen! Klingt ja auch ziemlich romantisch: »Hallo. Du kennst mich nicht. Aber du hast mich umgehauen. Da hab ich dir 'n Bild gemalt. Schau mal! – Und komm zur Vernissage!«

Und neulich am Strand? Der einzige Spacken im Spülsaum? Bingo! Direkt bei mir – inklusive Heiratsantrag!

Es ist zum Verrücktwerden! Werde ich es je loswerden? Was ist das in mir?

Wenn du auch zu den Menschen gehörst, die immer wieder an toxische Individuen und Systeme geraten, dann ist es wichtig zu begreifen, womit sie uns drankriegen können. Dann gilt es, beim nächsten vorbeischwimmenden Köder so satt zu sein, dass wir nicht in Versuchung kommen anzubeißen. – Werfen wir also einen Blick auf den »Hunger«:

## Die Kernverletzung: eine Wunde, die atmen muss

Sobald wir solo sind, laufen wir Gefahr, in emotional sehr anstrengendes Fahrwasser zu geraten. Es mag Tage geben, an denen wir uns stabil und optimistisch fühlen. Aber dann kommt das Wochenende: ohne ablenkende Arbeit und allein unter händchenhaltenden Pärchen im Park! Und schon brechen wir ein!

Wenn es dir so geht, kann ich dir nur gratulieren: Was du gerade erlebst, ist vielleicht der Schlüssel dazu zu begreifen, warum du dich überhaupt auf so eine Beziehung eingelassen hast, warum du nicht eher gegangen bist und warum du fürchten musst, erneut einen ähnlichen Fehlgriff zu tun: deine Kernverletzung.

Im Englischen gibt es diese treffende Formulierung »to own«. Die eigenen Kernverletzungen besitzen. Das heißt, sich klar zu sein, dass sie zu mir gehören, und Verantwortung für sie zu übernehmen. Genau das steht jetzt an.

Narzisstischen Menschen sagt man nach, sie trügen ein Loch in sich, das nicht zu füllen ist. Darum sind sie ein Fass ohne Boden. Und was wir auch an Liebe investieren – es ist nie genug. Doch wir Überlebenden haben unter Umständen auch ein Loch in der Seele …

## Verloren im Gegenüber? Spiel dein eigenes Spiel!

Frank Petermann prägte den Begriff *Expanded Self* – also: ausgedehntes Selbst.

Er meint damit die Inbesitznahme des Gegenübers, die narzisstischen Menschen eigen ist: Die Umwelt steht im Dienst der narzisstischen Selbstwertregulation. Durch diese Selbsterweiterung wird dem Gegenüber sogar die fremde Sicht auf sich selbst aufgenötigt. Ich werde zu der Person, als die man mich sieht. Man nennt das *projektive Identifikation*.

Das geht noch weiter als Projektion: Auch hier lagert der narzisstische Part die ungewollten oder idealisierten Anteile aus – aber bei der projektiven Identifikation kommt hinzu: Das Gegenüber nimmt das an und identifiziert sich damit. Wird es zum Beispiel für dumm erklärt, fühlt es sich auch geistig minderbemittelt und verhält sich entsprechend. Das ist ein tiefer und nachhaltiger Eingriff in die Seele des Opfers.

Die Narzissmus-Expertin Bärbel Wardetzki geht allerdings davon aus, dass diese Übertragung nur gelingt, wenn die andere Person komplementär-narzisstisch ist.

Befreien können wir uns aus der Inbesitznahme durch den anderen durch Rückbesinnung auf uns selbst: indem wir wieder Zugang zu unseren ureigenen Impulsen, Gefühlen und Bedürfnissen herstellen. Innerhalb einer festgefahrenen Beziehung kann das sehr schwer sein. Es ist auf jeden Fall ein Teil der Heilungsarbeit, die wir nach der Trennung vor uns haben.[424]

## Hässliches Entlein? Oder: Die Kunst zu akzeptieren, dass du ein Schwan bist

Menschen mit KPTBS und erwachsene Kinder narzisstischer Eltern haben oft mit einem harschen inneren Kritiker und toxischer Scham zu kämpfen. Denn sie haben die Botschaften verinnerlicht, die ihnen von jeher gegeben wurden. Und sie haben die Schuld für alles, was passiert ist, auf sich genommen, um ihre Bezugspersonen weiter lieben und idealisieren zu können, was für Kinder unerlässlich ist, um seelisch zu überleben.

Giftige Scham und ein übermächtiger innerer Kritiker führen zu Selbstunsicherheit und einem schwachen Selbstwertgefühl. Und das macht anfällig für narzisstische Menschen. Denn sie (gerade die grandiosen) wirken selbstbewusst. Das ist anziehend oder einschüchternd.

Auf jeden Fall macht Selbstunsicherheit anfällig dafür, in die Inbesitznahme eines anderen hineingezogen zu werden. Denn abgewertet zu werden ist entweder sehr vertraut, oder die Idealisierung wird nur zu gern genommen. Die narzisstische Wunde mancher Überlebender führt somit zu einer Selbstsabotage, die den Missbrauch aus der Kindheit immer wieder reinszeniert. »Narzisstenkinder«[425] verlieben sich nicht nur in Narzissten. Sondern sie bleiben auch trotz der unguten Behandlung bei ihnen, da sie durch ihre Kindheitserlebnisse anpassungsfähig und resilient sind.

Oft geht dieser Kreislauf über Generationen. Aber du kannst ihn brechen. Indem du dein seelisches Loch stopfst. Und zwar nicht mit einem Pflaster oder einem billigen Ersatz. Sondern mit dem, was da eigentlich fehlt: Liebe. Und die beginnt bei dir! Fang an, dich wirklich zu lieben! Mit alles!, wie der Dönermann meines Vertrauens sagen würde.

Und wenn du dich dabei beobachtest, dass du Liebe von anderen durch Erfolg, Leistung und Perfektion substituierst, geh der Sache auf den Grund. Bau die Fassade ab und lerne, dich (vertrauenswürdigen Menschen) ganz zu zeigen. Verlass das Hamsterrad der Selbstoptimierung und genieße das Leben in echter Nähe mit anderen. Dazu gehört herauszufinden, was dem momentan entgegensteht:

Es gibt viele verschiedene »Löcher«, zum Beispiel Angst vor dem Verlassenwerden, andere Ängste, Einsamkeit oder Scham. Sie sind die Einfallstore für den narzisstischen Einfluss auf uns.[426] Um herauszufinden, welches Tor deines ist (oder welche deine sind), können die folgenden Fragen hilfreich sein:

- Was hat mich damals tief drinnen angezogen?
- Eine Beziehung ist ein Versprechen – welches Versprechen hat mir die letzte Beziehung gegeben?
- Wenn du bald wieder auf die Suche gehst, was wünschst du dir zu erreichen (abgesehen von »einer gesunden Partnerschaft ohne Narzissmus«)?

- Wenn du inzwischen wieder jemanden kennengelernt hast – welches seelische Bedürfnis erfüllt dieser Mensch?
- Und welches Bedürfnis bleibt unerfüllt?

Die Antworten auf diese Fragen können dir einen Hinweis darauf geben, welche alte Wunde sich nach Heilung sehnt. In einer idealen Welt kann das in einer Partnerschaft gelingen. Doch um keine »Geier« anzulocken, ist es sicherer, die Wunde selbst zu versorgen:

**Beispiele für schamerfüllte Glaubenssätze**

- Mich kann niemand wirklich lieben.
- Ich bin nicht attraktiv/sexy/schön …
- Ich bin dick/dumm/eine Belastung ...
- Ich entspreche nicht der Geschlechterrolle
- Ich bin nicht wertvoll.
- Ich bin es nicht wert, (…) zu sein/zu haben.
- Ich verdiene es nicht, glücklich zu sein.
- Ich bin irgendwie defekt; mit mir stimmt was nicht.

## Scham: die unsichtbare Mauer, die uns voneinander trennt

Scham ist nicht nur die Kernemotion beim Narzissmus, sondern auch etwas, womit sich viele Survivor herumschlagen: Wer eine KPTBS hat oder von narzisstischen Eltern erzogen wurde, kann davon ohnehin ein Lied singen. Doch spätestens die Abwertung durch die toxische Partnerschaft sorgt dafür, dass die narzisstische Scham anderer in unserer Seele verklappt wird.

Auch im Nachgang solcher Trennungen ist Scham eine übliche Begleiterin: »Wieso hast du das denn nicht früher gemerkt?!« ist nur eine der vielen Reaktionen, die uns durch Victim Blaming noch mehr beschämen. Dabei können wir das auch ganz gut allein – uns dafür schelten, dass wir nicht eher gegangen sind. Innere Kritiker bringen es sogar, ohne rot zu werden, fertig, uns gleichzeitig dafür zu verurteilen, dass wir die Beziehung angeblich kaputtgemacht haben, und dafür, dass wir zu lange geblieben sind.

Uns der Scham bewusst zu werden, um uns dann von ihr zu trennen, ist die Aufgabe der Stunde. Dabei hilft es, sie zu benennen, wenn wir sie empfinden. Das ist wie bei Rumpelstilzchen: Wenn wir den Namen kennen, gewinnen wir Eigenmacht zurück und lassen uns von dem kleinen Monster nicht wegnehmen, was uns kostbar ist. Außerdem verändert das den inneren Modus: Ich bin im Moment des Benennens nicht mehr mit der Scham identifiziert, sondern in die Rolle des Beobachtens gewechselt. Nun schaue ich sozusagen von außen auf die Scham und gewinne ein bisschen erwachsene Handlungsfreiheit zurück.

Uns von giftiger Scham zu befreien, ist ein langwieriger Prozess. Vermutlich eine Lebensaufgabe! Aber es lohnt sich, sich ihr zu stellen! Als Reiselektüre für diesen steinigen Weg empfehle ich die Bücher von Brené Brown – eine Scham-Forscherin, wie sie sich selbst augenzwinkernd nennt. Sie hat das Thema, das sogar in der Forschung lange übersehen und totgeschwiegen wurde, bekannt und salonfähig gemacht. Mit ihren Videos und Büchern gibt sie uns empirische Befunde und praktische Tipps mit auf den Weg, aus ganzem Herzen zu leben, Verletzlichkeit zu wagen und unsere Scham ans Licht zu bringen. Denn obwohl es das Letzte ist, was wir intuitiv tun würden, wenn wir uns schämen: Geteilt mit Menschen, die den gleichen Weg gehen, wird sie weniger. Versteckt vor uns und anderen aber wird sie mehr.

**Beispiele für Unsicherheiten, bei denen die Beziehung als Stützrad dienen kann**

- (toxische) Einsamkeit
- Verlassenheitsangst
- fehlende Zugehörigkeit
- mangelndes Selbstwertgefühl
- ein inneres Kind, das beeltert werden möchte
- Schwierigkeiten, die Erwachsenen-Rolle auszufüllen
- Auslagern eigener Schwächen (»Du bist depressiv, ich nicht!«)

## Besuch von Lady Loneliness: allein oder einsam?

Eine ebenfalls weit verbreitete Ur-Wunde ist die Angst vor Einsamkeit. Wenn du dich darin wiedererkennst, wende dich diesem Gefühl zu und ergründe es. Gegebenenfalls auch mit Unterstützung. Angst vorm Alleinsein kann eine zentrale Verletzung aus der Kindheit sein, ist aber auch mit Co-Abhängigkeit oder Depression assoziiert.

Solange du mit dir selbst nicht gut allein sein kannst, hast du immer eine Schwachstelle, die dich für toxische Beziehungen anfällig macht. Die Mission: Finde heraus, wie du es dir mit dir selbst gut gehen lassen kannst.

Für dich ist es besonders wichtig, nicht übereilt in die nächste Partnerschaft zu stolpern. Die Zeit allein kann dich mit dem Alleinsein versöhnen und dir genug Raum geben, dich und deine Träume besser kennenzulernen – bevor schon wieder jemand da ist, der dich mit seinen eigenen Bedürfnissen durcheinanderbringt. Es fühlt sich vermutlich gerade wie ein Fluch an, dass du Single bist. Aber glaub mir: Es ist ein Geschenk. Pack's aus!

## Selbstliebe: akzeptieren statt optimieren

Man hat uns manipuliert zu glauben, dass mit uns etwas nicht stimmt. Wir haben verzweifelt versucht, uns zu verbessern, um vermeintlich liebenswerter zu sein. Darin haben wir die einzige Möglichkeit gesehen, unsere Beziehung doch noch zu retten. Und auch nach der Trennung beschleicht uns vielleicht das Gefühl, einen Makel zu haben. Sonst hätten wir so einen Mist wohl kaum erlebt, oder?

Mit diesem alten Denken kommen wir nicht ins neue Leben! Jetzt ist der Moment, um Frieden mit uns zu schließen: Was wir brauchen, ist keine Selbstverbesserung. Was wir brauchen, ist Selbstliebe. (Und nein, ich meine das nicht im Sinne abgedroschener Ratgeber. Sondern ganz praktisch.) Ähnlich wie narzisstische Menschen stehen wir vor der Herausforderung, unser Selbstwertgefühl nicht länger vom Außen regulieren zu lassen:

Die vorangegangenen Kapitel sollten es verdeutlicht haben: Die Überzeugung, nicht liebenswert zu sein, ist eine Überlebensstrategie – von Menschen, die narzisstisch missbraucht wurden, aber zum Beispiel auch bei KPTBS. Noch mal zum Mitschreiben: Sich nicht zu lieben, basiert nicht auf Fakten. Mangelnde Selbstliebe ist eine Coping-Strategie! Allein diese Erkenntnis legt doch nahe, diesen Gedanken nicht mehr zu glauben. Oder?[427]

Leicht gesagt, ich weiß. Unser Denken ist ziemlich veränderungsresistent. Mehr Zugriff haben wir unter Umständen auf der Handlungsebene: Selbstliebe drückt sich unter anderem dadurch aus, dass du dich und deine Wünsche respektierst und zum Leitfaden in deinem Leben machst. Dazu gehören gesunde Grenzen und die Sicherheit, dass du dich nur auf etwas einlässt, wenn die Rahmenbedingungen für dich stimmen. In Postkarten-Deutsch heißt das: Tu, was du tust, weil du es liebst. Alles andere lass weg. Das ist ein praktischer Weg zu mehr Selbstliebe.

Wenn es dir schwerfällt, in eine Haltung der Selbstfürsorge zu kommen, hilft ganz besonders eine tägliche Yoga-Praxis. Sie fördert Self-

Care automatisch, indem sie das Selbst stärkt. (Warnhinweis: Auch unter Yogis kursiert Narzissmus. Motto: »Ich bin erleuchteter als du!« Also: Augen auf bei der Wahl des Yogastudios …[428])

Klar: Ein Mensch ist keine Insel! Es geht nicht darum, uns hinter falscher Bedürfnislosigkeit zu verschanzen. Nur darum, mit uns selbst glücklich zu werden. Nein, jetzt ist mal nichts und niemand anders wichtiger! Wenn du den Teufelskreis toxischer Beziehungen brechen willst, mach's wie im Flugzeug: Drück zunächst eine Sauerstoff-Maske auf *dein* Gesicht. Und erst wenn du wieder Luft zum Atmen hast, sind die anderen dran. Nur so kannst du ihnen auch sinnvoll helfen. Erst wenn du raus bist aus dem ewigen Überlebensmodus!

Verbring Zeit allein mit dir. Lerne dich kennen. Erfülle deine Träume, statt darauf zu warten, dass es jemand anders für dich oder mit dir tut. Gestalte dein Leben so, wie du es leben willst. Was könnte dich davon abhalten?

Unter uns: Wir hängen (große Teile des Tages) kopfüber auf einer Kugel im Weltall! Keiner weiß, woher wir kommen oder wohin wir gehen. Wir sind Materie mit Bewusstsein! Crazy Shit! Das ist so verrückt! Wer würde da an alberne erwachsene Verpflichtungen glauben? Ich jedenfalls nicht … und *du*?

## Alter Wein in neuen Schläuchen: Bekannte Ansätze führen zu bekannten Ergebnissen

Unser Leben nach unseren Wünschen zu gestalten ist gut – aber nur ein Teil der Arbeit. Und es lohnt sich zu hinterfragen, aus welchen Motiven heraus wir das tun. Schnell landen wir wieder bei der Selbstoptimierung – in neuem Gewand: Besseres Leben, besseres Ich!

Eventuell schlägt hier nur unsere gesellschaftliche Prägung zu, vielleicht ist es aber auch ein Coping-Mechanismus. *Das schützende Selbst*, das uns davor bewahren will, tiefsitzende Schmerzen in uns zu spüren, die durch die letzte oder durch ältere Verwundungen ausgelöst wurden. Die schmerzhaften Narben, die wir davongetragen haben, sind die dysfunktionalen Glaubenssätze. Und das schützende Selbst versucht nun, diese zu widerlegen. Leider meist mit dem gegenteiligen Effekt: Unbewusst reinszenieren wir Situationen, die die alten Überzeugungen zementieren. So werden uns immer wieder die gleichen Narben geschlagen. Das heißt: Wir laufen Gefahr, bei unserer Heilung in die gleichen Fallen zu tappen, die uns in das Schlamassel geführt (oder darin gehalten) haben. Zum Beispiel: Will ich beweisen, dass ich sehr wohl liebenswert bin, indem ich Liebe bei den Falschen suche, ist das Drama vorprogrammiert: Erneut zum Fußabtreter degradiert und verlassen, habe ich doch nur Belege für meinen vermeintlichen Unwert gesammelt.

Statt mit unbewussten Coping-Mechanismen den Beweis für unseren Wert erbringen zu wollen, führt der Weg nach innen, um die Lücke zu schließen, die dort entstanden ist.[429]

**Varianten des schützenden Selbst (Jackson MacKenzie)[430]**

| Das schützende Selbst | Glaubenssätze | Strategien | Coping-Mechanismus | Effekt |
|---|---|---|---|---|
| Perfektionismus | Mit mir stimmt was nicht! (Imposter-Syndrom) Ich bin ein Fehler. | Perfekt sein, um liebenswert zu sein. | Arbeitssucht, Leistungsorientierung, Selbstkritik, Beschäftigt-Sein. | Das Glück kommt immer erst nach der nächsten Aufgabe – also nie. |

| **Das schützende Selbst** | **Glaubenssätze** | **Strategien** | **Coping-Mechanismus** | **Effekt** |
|---|---|---|---|---|
| Cluster-B-Beziehungs-Opfertum | Ich bin nicht gut genug. | Konzentration auf Verrat, um Ablehnung nicht zu spüren. | Grübeln, Groll, Feststecken in Opfer-Haltung, Leben in Opposition zur missbrauchenden Person (»Ich bin nicht so!«), kann sich nicht lösen, folgt den Exen online. | Übernimmt durch die Fixierung auf das Gegenüber keine Eigenverantwortung. |
| Co-Abhängigkeit | Ich bin nicht wertvoll/genug. | Gut sein, um zu genügen. | Gefallsucht, Pleasing-Verhalten, Abhängigkeit von der Reaktion anderer, Helferkomplex | Legt den Fokus auf die anderen, glaubt vergeben und verstehen zu müssen und lässt dadurch Türen offen. |
| KPTBS | Ich werde missbraucht.<br>Ich bin schuld.<br>Ich bin ausgeliefert. | Analyse, um zu beweisen, dass Unrecht geschehen und Eigenmacht möglich ist. | Denkt sich in Gefühle hinein, statt sie zu empfinden. Rechtfertigt sich, argumentiert, lebt im Kopf. | Gefangen in der (inneren oder äußeren) Auseinandersetzung mit der Täterperson. |

| **Das schützende Selbst** | **Glaubenssätze** | **Strategien** | **Coping-Mechanismus** | **Effekt** |
|---|---|---|---|---|
| Vermeidung | Gefühle & Bedürfnisse sind ein Grund, mich zu schämen und abgelehnt zu werden. | Wenn ich nicht störe, werde ich nicht abgelehnt. | Nimmt wenig Raum, ist freundlich, setzt keine Grenzen, bleibt unbewusst, meidet Konflikte. | Spaltet Wut ab, gibt sich auf. |
| Borderline | Ich werde abgelehnt und verlassen.<br>Man kann mich nicht lieben.<br>Ich bin schlecht. | Suche nach Wertschätzung und Empathie. | Misstrauen wirkt als selbsterfüllende Prophezeiung: Auch du verlässt mich! Intensive Durchbrüche bei der Heilung, um Mitgefühl und Empathie in der Therapie zu erhalten. | Eigene Anteile können nicht gesehen und bearbeitet werden, weil die Scham zu groß ist – also bleibt das Angewiesensein auf äußere Validierung. |

Jackson MacKenzie hat manche Bezeichnungen in Anlehnung an medizinische Fachbegriffe gewählt.
Ich bin überzeugt, dass es keine Diagnose braucht, um sich z. B. in der Borderline-Strategie wiederzufinden.

## Keine schnelle Pille: Ernährungsumstellung für die Seele

In unserer Kultur ist es üblich, Symptome als einen Defekt zu betrachten, der durch ein einfaches Gegenmittel rasch behoben werden kann. Mit wenig Aufwand wollen wir wieder funktionieren. Dieses Konzept wird schon den allermeisten körperlichen Erkrankungen nicht gerecht – aber dem, was wir erlebt haben, noch weniger. Ob wir es nun PTBS nennen oder nicht – es ist eine Art Trauma. Und das sitzt tief:

Das Vertrauen in uns und andere ist beschädigt. Damit laufen wir Gefahr, ein Leben in der Vergangenheit zu führen, von der wir (mehr oder weniger bewusst) fürchten, sie könnte sich in der Gegenwart wiederholen. Auf körperlicher Ebene drückt sich das dadurch aus, dass der chronische Stress das Gleichgewicht zwischen Aktivierung und Entspannung (*sympathisches* und *parasympathisches Nervensystem*) ins Wanken gebracht hat. Zudem haben Manipulation und Missbrauch bewirkt, dass wir in unserem inneren Raum den Kontakt zu uns selbst verloren haben: Scham und Schuld geben uns das Gefühl, nicht liebenswert zu sein. So sind wir von uns selbst getrennt. Dieser Schmerz kann so groß sein, dass wir ihn in uns vergraben und stattdessen vor uns hertragen, wie stark wir sind und wie gut es uns geht.

»Das düstere zweischneidige Schwert dieser äußeren Rüstung bedeutet, dass unsere Kernwunde im Zentrum unseren Seins intakt bleibt und nie angemessen Heilung erfährt.« SHANNON THOMAS[431]

Doch wenn die Verbindung zu uns selbst unterbrochen ist, ist auf allen Ebenen der Wurm drin. Darum gehört es zu unserem Heilungsprozess, dass wir diesem Schmerz zuhören lernen. Und nur ein Teil davon ist, unsere Geschichte zu verstehen. Die eigentliche Arbeit beginnt jenseits der Storys[432]: Wenn der Körper spürt, dass er in Sicherheit ist, fühlen Geist und Seele sich ebenfalls sicher.[433]

Ich glaube daher, dass es keines schnellen Selbstheilungs-Programms bedarf, sondern einer Art Lebensumstellung. Das braucht Einsatz. Das kann unbequem sein. Doch letztlich kann jeder Ratschlag hier nur an der Oberfläche kratzen. Nur durch eine tägliche Praxis, durch veränderte Lebensgewohnheiten, schürfen wir tief genug.

Dafür gibt es keine Universalmethode in Einheitsgröße, die allen passt. Die einen begeben sich auf eine spirituelle Suche, die anderen wenden sich wissenschaftlich evaluierten Körperübungen zu, und wieder andere finden durch Achtsamkeit, durch ihr kreatives Schaffen oder in der täglichen Yoga-Routine zu sich selbst zurück.

Ich halte nichts von pseudo-transzendentem Geschwafel. Aber allen atheistischen und agnostischen Gemütern muss ich jetzt leider sagen: Es ist vielfach beschrieben, dass uns bei der Verbindung nach innen auch eine Verbindung nach oben helfen kann: 12-Schritte-Gruppen beispielsweise arbeiten mit einer höheren Macht, die individuell benannt werden kann. Gerade wenn du spirituellen Missbrauch erlebt hast, bist du womöglich von der Verbindung nach oben abgeschnitten und erst mal skeptisch, hier von dieser Himmelsrichtung zu lesen. Verständlich! Achte da auf dich. Es geht um Heilung, nicht um eine erneute Grenzüberschreitung!

Der Autor Jackson MacKenzie, der selbst eine Beziehung mit einem toxischen Partner erlebt hat, spricht in diesem Kontext von der Erfahrung einer bedingungslosen Liebe. Uns diese Liebe (wieder) selbst schenken zu können, kann dadurch unterstützt werden, dass wir sie beim Eingebundensein in ein großes Ganzes erfahren. Dazu muss man nicht spirituell sein.

Mach dich also auf deine ganz persönliche Reise, die Weichen in deinem Leben tagtäglich neu zu stellen – und nimm dabei den Körper mit. Das ist die eigentliche Aufgabe, die kein Ratgeber dieser Welt uns abnehmen kann.

## Impulse

1. Lies dir die schambasierten Glaubenssätze durch. Erkennst du dich in einem oder mehreren wieder? Gibt es noch andere? Überlege, was dir dabei helfen könnte, diese Verletzung zu heilen.
2. Selbstwert-Prothese: Sei ehrlich zu dir selbst: Ist dein neuer Lieblingsmensch (den es vielleicht jetzt schon an deiner Seite gibt, obwohl das ein bisschen früh ist) ein Booster für dein Selbstwertgefühl? Falls ja, ist es höchste Zeit, dein Selbstwertgefühl von innen heraus zu verbessern – und zwar nicht mit Selbstoptimierung, sondern mit Selbst-Annahme! Wenn du deine Minderwertigkeitsgefühle mit deiner hübschen, erfolgreichen oder hippen besseren Hälfte kompensierst, kann das in eine ungute Abhängigkeits-Dynamik führen. Frag dich ehrlich: Mag ich diesen Menschen oder ist er nur ein Ersatz für die Selbstliebe, die mir fehlt? Welche Eigenschaften gilt es in mir zu kultivieren, damit ich sie nicht länger im Außen suche? Welche Eigenschaften gilt es zu akzeptieren, damit sie mich nicht in falsche Hände bringen?
3. Was wäre, wenn …: Wenn du das wärst, von dem du momentan glaubst, es nicht zu sein (schön, liebenswert, klug – was immer es ist), wie würdest du dann leben? Mal dir das in allen Farben aus! Und dann fang an, dein Leben so zu gestalten! So führt dein negativer Glaubenssatz nicht länger dazu, dass du unter deinen Möglichkeiten bleibst. Und du wächst langsam (learning by doing) in ein neues Selbstbild hinein!
4. Wie ich mir, so du mich: Selbstliebe ist das beste Schutzmittel gegen einen erneuten Parasitenbefall. Aufgebaut wird sie am besten praktisch – indem du dich liebevoll behandelst, setzt du den Ton, wie andere dich behandeln. Formuliere deine persönlichen Richtlinien: Wie sieht das konkret aus, wenn du dich liebevoll behandelst? Lass dich bei jeder Entscheidung von diesen Maximen leiten.
5. Ein Vertrag mit dir selbst: Zur Selbstliebe gehört, sich von anderen gut behandeln zu lassen. Und sich dagegen zu verwahren, wenn

das nicht der Fall ist. Verfasse einen Vertrag mit dir selbst, in dem du dich in konkreten Schritten dazu verpflichtest, dich vor Übergriffen durch andere zu schützen.[434]

6. Schleim-Resistenz: Womit wurde dir in deiner Beziehung geschmeichelt? Sind das die Themen, für die du Bestätigung brauchst? Mach eine Liste und kümmere dich selbst um diese seelischen Sorgenkinder! Dann wird dich niemand mehr mit Bauchpinseln für sich gewinnen können.[435]
7. Selbstliebe: Wie liebevoll bist du mit dir? Spür mal rein: Wie rede ich mit mir, wenn ich meinen Ansprüchen nicht gerecht werde? Frag dich bei allen Entscheidungen, die du heute für dich triffst: Würde ich so mit einem Menschen umgehen, der mir etwas bedeutet?
8. Von dir lernen: Gibt es Momente, wo du das Alleinsein genießt? Mach mehr davon! Finde ähnliche Settings, Aktivitäten oder Haltungen, um die kleine Scholle an Wohlgefühl unter deinen Füßen zu vergrößern!

# 19.

# Rote Flaggen: aus der Vergangenheit lernen für die Zukunft

> Je mehr ich über Narzissmus erfahre, desto klarer ist mir: Wenn ich damals gewusst hätte, was ich heute weiß, wären wir nicht zusammengekommen. Oder zumindest nicht so lange zusammengeblieben.
>
> Unsere Anfangszeit liest sich wie ein Lehrstück über Red Flags. Ich weiß noch: Einer unserer ersten Streits … ich wartete darauf, dass er von einem Retreat zurückkam, damit ich endlich alles mit ihm klären könnte. Ich stand völlig neben mir, konnte mich auf nichts konzentrieren. Ich hatte solche Angst, dass es vorbei ist. Ich hab mich noch gewundert, dass ich seelisch so labil bin. Denn ich wusste noch nicht, dass dieses Gefühl mein neues Normal sein würde, lechzend nach einem erlösenden Tropfen von Zuneigung.
>
> So viele Warnsignale! Und an allen vorbeigeschaut!

Gaslighting und alle Muster, die in Kapitel 4 beschrieben wurden, sind rote Flaggen. Auch wenn dir eine der typisch narzisstischen Eigenschaften begegnet, sollte bei dir innerlich ein Warnlicht angehen. Natürlich – die meisten dieser Interaktionsmuster werden auch ab und an von Menschen ohne narzisstische Persönlichkeitsstörung an den Tag gelegt (oder können ein Anzeichen anderer Störungsbilder sein). Aber du erinnerst dich: »Im Zweifel für den Angeklagten« ist einer der Grundsätze, die uns in Schwierigkeiten bringen können. Zeigt dein Date eines dieser Muster, ist es also ratsam, genau hinzusehen. Wenn es dir schwerfällt zu beurteilen, ob deine neu installierte Alarmanlage zu scharf geschaltet oder ob deine Vorsicht berechtigt ist, such dir Unterstützung.

Neben den bereits beschriebenen Mustern gibt es eine Reihe weiterer Warnhinweise, die beim Dating zu beachten sind. Vielleicht lässt du (wenn es nicht zu schmerzhaft ist) beim Lesen Revue passieren, wie es in deiner letzten Partnerschaft begonnen hat.

## Rote Flaggen bei ersten Dates: Definiere deine Dealbreaker!

Schon während der ersten Dates gibt es Verhaltensweisen, auf die wir achten können, um uns davor zu bewahren, uns an narzisstische Menschen zu binden.

Ganz weit oben steht Lästern über den oder die Ex. Natürlich kann es im Rahmen eines tiefen Gesprächs sinnvoll sein, einander von bisherigen Beziehungserfahrungen zu berichten. Aber ungefiltertes, weitschweifiges Teilen, gleich bei einem der ersten Dates, und noch dazu in abfälliger Manier, sollte hellhörig machen: Vielleicht sind wir die Nächsten, über die so gesprochen wird![436]

Eine knallrote Flagge ist es, wenn unsere Begleitung das Personal schlecht behandelt: wenn der eigene Ärger an Servicekräften ausgelassen wird oder sonst ein herabwürdigendes oder überheblich-anspruchsvolles Benehmen gegenüber Dienstleistenden an den Tag gelegt wird.[437]

Das Gegenteil ist genauso besorgniserregend: Wenn unsere bessere Hälfte allzu freundlich zur Bedienung ist oder sogar anfängt, mit ihr zu flirten, sollte auch ein Warnlämpchen anspringen.

Es ist nicht so wahrscheinlich, dass wir schon bei den ersten Treffen einen Blick hinter die Maske erhaschen, aber es ist nicht unmöglich. Wenn du die Person am liebsten schütteln und fragen würdest, ob jemand zu Hause ist, dann ist es gut möglich, dass du der inneren Leere begegnet bist, die bei Narzissmus so typisch ist. Sie kann auch ein Grund für Schweigen sein.

Alles andere als leer fühlt es sich vielleicht an, wenn du gleich zu Anfang eine Liebeserklärung zu hören kriegst. Aber Hand aufs Herz: Was besagen diese Worte wirklich nach einigen wenigen gemeinsamen Tagen? Das geht zu schnell! Und das ist wiederum typisch für Lovebombing. *Wir haben vier Wochen lang telefoniert, uns nächtelang alles erzählt, komplett ehrlich. Und ich war total fasziniert, so reden zu können!*

## Jetzt hab ich dich! Schnelle Beute statt langer Atem

Das Ende der Idealisierungs-Phase wird auch als »Sonnenfinsternis« bezeichnet. Sie kommt im Schnitt nach vier Wochen bis zwei Monaten. Das kann aber individuell sehr verschieden sein.

Narzisstische Menschen scheinen zu ahnen, dass sie ihre schöne Fassade nicht dauerhaft aufrechterhalten können. Jedenfalls tendieren sie dazu, ihr Opfer schnell an sich zu binden. Denn: Irgendwann fällt die Maske. Und dann ist es für das Opfer schwieriger zu gehen, wenn der »Schmetterling bereits unter Glas« ist:[438] Diese Glasglocke kann ein Ehering sein, die gemeinsame Wohnung, die frisch gegründete Firma, in die du dein gesamtes Vermögen investiert hast, das Versprechen zusammenzubleiben oder die hormonelle Umnebelung durch berauschenden Sex: *Als wir uns das erste Mal getroffen haben, hab ich ihn direkt mit nach Hause genommen. Und wir haben die nächsten fünf Nächte miteinander verbracht. Dann wurde es relativ schnell schwierig, weil er anfing, Rückzieher zu machen.*

Zuweilen mag sich erst nach Überschreiten dieser kritischen Marke wirklich zeigen, wen du da an deiner Seite hast. Von daher ist es nicht verwunderlich, wenn du trotz aller Vorbereitungen feststellst, dass es wieder passiert ist. Dass der Mensch an deiner Seite toxisch ist. In einigen Fällen muss es vielleicht so weit kommen, damit man klar sieht. Dann zählt nur eins: Den nüchternen Blick bewahren, bevor die kognitive Dissonanz ihn verstellt; der Hoffnung nicht trauen; deinem Vorsatz treu bleiben und sofort gehen!

Sicherer ist es natürlich, es gar nicht erst so weit kommen zu lassen – zum Beispiel, indem du die Anbahnungs-Phase verlangsamst.

## Lovebombing: ohne Tempolimit auf der Überholspur

Wenn du Lovebombing erlebst: Alarm! Das ist natürlich ein total rotes Tuch! Schwierig kann es allerdings sein, die ganz normale Verliebtheit vom Liebesbombardement zu unterscheiden. Ist man von Amors Pfeil getroffen, fühlt sich ja alles nach emotionalem Ausnahmezustand an. Umso wichtiger, da einen kühlen Kopf zu bewahren – oder ihn zumindest zwischendurch immer mal wieder einzuschalten und zu checken, ob es sich bei den rosa Wolken, auf denen du gerade schwebst, vielleicht in Wirklichkeit um Nebelkerzen handelt.

> »Verführer schenken Träume.«
> BÄRBEL WARDETZKI[439]

Wenn der Liebe der Boden der Normalität fehlt und du mitten in einem Märchen gelandet zu sein scheinst, wenn die Geschenke zu teuer, die Ausflüge überdimensioniert oder die Liebesschwüre überzogen sind – Warnlampe an! Es gibt viele typische Merkmale von Lovebombing, die uns helfen können, diesen speziellen Wahnsinn von der ganz normalen rosa Brille der ersten Tage zu unterscheiden: Gut möglich etwa, dass dein Redeanteil recht klein ist, ohne dass dir das zunächst auffällt. Die Geschichten deines Gegenübers sind einfach so unterhaltsam, dass du gar nicht merkst, dass nicht nach deinen gefragt wird. Eine rote Flagge![440]

Doch auch das Gegenteil kann besorgniserregend sein: Wenn du ausgefragt wirst – auch wenn sich das in dem Moment vielleicht aufregend und nach Interesse anfühlt. Fragen wie: »Was ist deine größte Angst?« oder »Wie war deine letzte Partnerin?« sind möglicherweise der Versuch, ein falsches Gefühl für Nähe herzustellen, damit wir uns verbunden fühlen und Vertrauen fassen. Und ein Mittel, um unsere wunden Punkte kennenzulernen – zur späteren Verwendung …[441]

Sehr typisch ist ein schnelles Tempo: Lovebombing ist ja nur dazu da, uns mit Zuckerwatte einzuwickeln, aus der wir dann nicht mehr rauskommen. Ein Ablenkungsmanöver! Wenn es schnell geht und uns schmeckt, sehen wir die Warnsignale nicht.

Also achte aufs Tempo: Frühe Liebesbekundungen, Verlobungsabsichten, Heiratsanträge, Kinderwünsche oder auch das rasche Vorstellen bei der Familie können Warnzeichen sein. Auch eine hohe Kontaktfrequenz: Stündliche Textnachrichten, tägliche Geschenke, kein Tag ohne ein Treffen und so weiter – das sollte uns stutzig machen. Ein Tempolimit ist hier der beste Schutz vor Unfällen mit Rasern in Liebesdingen. Das gilt ganz besonders für Sex und fürs Zusammenziehen! Beides vernebelt andernfalls schnell unseren klaren Blick. Man spricht hier sehr treffend vom *Fast Forwarding*[442] – also vom *Vorspulen*. Wenn du das bemerkst, ist Zeitlupe angebracht, wenn nicht sogar die Pause- oder Stopp-Taste.

Geschenke, Liebesbriefe, Telefonate und Nachrichten gehören natürlich zur Annäherung dazu. Wenn die Frequenz zu hoch oder der Einsatz nicht mehr verhältnismäßig ist, ist das allerdings auch besorgniserregend: Wenn es nicht eine Rose ist, sondern hunderte. Falls die Pralinenschachteln uns plötzlich auch am Arbeitsplatz auflauern, sollten wir in Erwägung ziehen, ob das langsam keine kleinen Aufmerksamkeiten mehr, sondern Werkzeuge unserer Unterjochung sind: So kann Stalking anfangen.

Gerade Frauen verwechseln leider zuweilen Kontrolle und Liebe.[443] Doch ein »Wo warst du?«, das anfänglich als Anteilnahme rüberkommt, wird schnell flächendeckende Überwachung. Bei malignem Narzissmus kann das dank großzügig verschenkter Handys oder Autos bis zur Ortung gehen.[444]

Vielleicht aber hat sich das bei euch alles ganz anders dargestellt. Möglicherweise, weil der Narzissmus so verdeckt war. Vielleicht hat die

Person Future Faking betrieben und dir deinen persönlichen Traum erzählt. Sie hat behauptet, deine Werte zu teilen, wie du zu sein.

## Wenn sie die Narzissmus-Karte ausspielen, glaub ihnen ruhig!

Zwar reagieren narzisstische Menschen in der Regel äußerst explosiv, wenn sie mit der Eigenschaft oder Diagnose »Narzissmus« konfrontiert werden. Doch zuweilen bezeichnen sie sich selbst so. Nicht selten sogar während des Lovebombings. Das klingt dann stolz, provokativ, extravagant oder scherzhaft. Und ohne unsere Vorgeschichte würden wir womöglich gar nicht drüber stolpern.

Auch hinter einer Aussage, die vorgibt, ein Kompliment zu sein, kann sich eine Warnung verstecken: Ein »Du bist viel zu gut für mich!« sollte uns hellhörig machen. Stimmt vielleicht. Oder man will uns dazu bringen, Liebesbeweise zu erbringen. So sind wir beschäftigt und merken nicht, dass die Dynamik langsam kippt.

Wie auch immer narzisstische Menschen es tun – ob sie behaupten, der beste Fang zu sein, den du kriegen konntest; ob sie dir augenzwinkernd sagen, dass sie sich auch in sich selbst verlieben würden, wenn sie könnten; oder ob sie sich aufs T-Shirt drucken, sie seien nicht narzisstisch, sondern einfach nur besser als alle anderen – du kannst sie ruhig ernst nehmen. Auch wenn wir uns das nicht vorstellen können, weil wir dem Menschen an unserer Seite so was nicht zutrauen. Und auch dann, wenn sie es in ganzer Tiefe weder reflektieren können noch wahrhaben wollen: Es ist vermutlich etwas dran! Werte das als dunkelrote Flagge und behalte es im Auge.

## Stashing: Wenn du ein Geheimnis bist

Die Bindungsproblematik narzisstischer Menschen kann auch dazu führen, dass sie sich beim Single-Leben alle Optionen offenhalten: Gehen sie eine Beziehung ein, wird diese zuweilen vor ihrem gesamten Umfeld versteckt (ggf. auch im virtuellen Raum), sodass sie jederzeit abspringen oder weiterhin mit anderen flirten können. Oder auch, weil wir dem anderen peinlich sind. Möglicherweise sind wir auch nicht der primäre Supply, sondern stehen in zweiter oder dritter Reihe. Diese Art von Versteckspiel nennt man *Stashing.*[445] Wenn es keinen verständlichen Grund (Vorurteile der Familie, Unsicherheiten oder Ähnliches) gibt, ist Stashing definitiv eine tiefrote Flagge. Vor allem, wenn es zusammen mit anderen Anzeichen für Narzissmus auftritt: *Wir haben uns selten als Paar in der Öffentlichkeit gezeigt. Ich hatte manchmal den Eindruck, dass sie sich schämt, mit mir zusammen zu sein.*

Wenn der Mensch, der vorgibt, uns zu lieben, uns versteckt, ist das nicht das klare »Ja!«, das wir verdienen, sondern ein Grund zu gehen.

## Impulse

1. Rückblick: Notiere alle Warnsignale, die am Anfang deiner letzten Beziehung aufgetreten sind. Erinnere dich an diese Momente: Kam dir das Verhalten schon damals merkwürdig vor? Oder fällt es dir erst jetzt, mit Hilfe der neuen Informationen, auf? Falls dich damals schon das Gefühl beschlich, dass etwas nicht stimmt, überlege: Was hat dazu geführt, dass du trotzdem geblieben bist?
2. Persönliche rote Flaggen: Gab es zu Beginn der letzten Partnerschaft weitere rote Flaggen, die hier bisher noch keine Erwähnung gefunden haben? Welche?
3. Dealbreaker: Notiere deine persönlichen Dealbreaker. Welche Verhaltensweisen bedeuten für dich ein Aus für eine sich anbahnende Beziehung?
4. Diskutiere mit einer Vertrauensperson die Dealbreaker, die du notiert hast: Sind sie streng genug oder solltest du nachjustieren?
5. Weisheit abschöpfen: Gab es damals Menschen, die dich gewarnt haben? Gab es etwas, das andere an deiner damaligen Flamme merkwürdig fanden? Wie bist du damit umgegangen? Lassen sich diese »hellseherischen« Menschen eventuell für die nächste Runde zur Beratung gewinnen?
6. Strategie: Überleg dir eine Strategie für das nächste Dating: Wie willst du sicherstellen, dass du keine roten Flaggen übersiehst?
7. Erfahrungsschatz: Überleg, ob dir im Augenblick bei anderen rote Flaggen begegnen. Auch in Freundschaften oder Geschäftsbeziehungen kann es eine anfängliche Idealisierung oder ein manipulatives Gegeneinander geben. Was bedeutet das für dich?
8. Dating-Gewohnheiten: Überleg mal, ob es ein Muster gibt, nach dem deine bisherigen Beziehungen begonnen haben: Hast du den ersten Schritt gemacht? Oder die andere Person? Gibt es Eigenheiten, die sich immer wiederholt haben? Was möchtest du an deinem Dating-Verhalten verändern, um die Wahrscheinlichkeit zu erhöhen, dass du deiner Wahl trauen kannst?

## 20.

# Bauchgefühl: der eigenen Intuition trauen

Es hätte mir von Anfang an klar sein können. Als ich ihn kennenlernte, war ich am Ende einer zunehmend unglücklichen Beziehung. Ich war verletzt und leckte meine Wunden. Mein Verlassenheitsdrama war getriggert wie blöde. Ich fühlte mich einsam und hatte keine Antwort auf viele der großen Lebensfragen. – Ergo: Ich muss ein Leckerbissen für Narzissten gewesen sein!

Mein Bauch wusste es sofort: Finger weg! Ganz dunkle Energie! Geh da nicht hin!

Nach einem Gespräch über berufliche Perspektiven beschlich mich der Eindruck: Der will sich nicht weiterentwickeln! Also schloss ich die Akte. Vernunftentscheidung. Und schließlich war ich ja auch noch in festen Händen …

… Aber er blieb dran. Schrieb mir täglich Mails. Und schließlich hat seine Darbietung vom total bewussten Super-Yogi mich dann überzeugt. Was für ein verlässlicher Kerl! Heiraten wollte er auch gleich. So mit Antrag und allem!

Eh ich wusste, wie mir geschah, waren wir ein Paar.

Bauchgefühl war aus. Da flatterten nur noch Schmetterlinge.

Das Ende ist bekannt …

Tja!

Selbst während unserer Liaison hat es immer wieder Situationen gegeben, in denen meine Intuition versuchte, Kontakt mit mir aufzunehmen, in Träumen zum Beispiel. Aber wer stellt schon wegen eines Traums die Partnerschaft in Frage?

Viele Opfer narzisstischer Beziehungen haben (rückblickend betrachtet) mindestens ein wichtiges Signal empfangen – und überhört. Ihre innere Weisheit hat versucht, sie zu warnen: *Ich hatte schon vor der Schwangerschaft manchmal so ein komisches Gefühl. Ich dachte: An manchen Tagen tut sie mir echt nicht gut! Aber ich wusste nicht, woher das kommt, was das Gefühl da zu suchen hat. Ich hab's nicht sehen wollen.*

Das Bauchgefühl kann uns auf verschiedensten Kanälen erreichen. Manchmal fühlt es sich fast wie eine übersinnliche Wahrnehmung an, weil es grundlos zu sein scheint: *Ich erinnere mich an einen Tag im Urlaub, wo ich mich morgens anzog und dachte: Ich möchte eigentlich sofort hier weg! Ich möchte nicht mehr mit ihr hier in diesem Hotel sein! Und dieses Gefühl konnte ich nicht einordnen, weil es so gar nicht zu dem passte, was ich sonst so empfand: Ich hab sie total geliebt. Trotzdem dachte ich: Ich möchte hier weg! Ging aber nicht, weil ich mir keinen neuen Flug hätte leisten können.*

Es mag wie eine Plattitüde klingen – aber es ist essenziell: Zu den Wundermitteln gegen eine neue Runde auf dem Narzissmus-Beziehungskarussell gehört, dass wir auf unser Bauchgefühl hören lernen. Es trügt uns selten. Es von Vorurteilen, Ängsten und anderen Störfaktoren zu unterscheiden wird umso leichter, je besser wir es kennenlernen.

Inzwischen hat auch die Wissenschaft den Bauch für sich entdeckt und sieht in ihm eine Art zweites Gehirn. Das Unbewusste und die Intuition sind mittlerweile durchaus anerkannte Autoritäten.[446]

Die Wahrnehmung von Körperempfindungen nennt man *Interozeption.* Diese Fähigkeit ist zentral zur Unterstützung von Entscheidungsprozessen: Unsere *somatischen Marker* (*Bodymarker*) geben Aufschluss darüber, wobei wir ein gutes Gefühl haben und wobei nicht. Können diese Informationen nicht ausgewertet werden, fehlen sie als Entscheidungsgrundlage.[447] Traumata können das Zuordnen dieser Empfindungen verhindern.

Die eigenen Einschätzungen der Situation immer mehr in Frage zu stellen, ist zudem eine typische Langzeitfolge von Gaslighting. Mit unseren Selbstzweifeln fragen wir uns sozusagen ein Loch in den Bauch. Wir verlieren den Zugriff auf unseren inneren Kompass – und damit die Basis, gesunde Entscheidungen zu treffen und unsere Grenzen zu spüren.

Gerade Menschen aus narzisstischen Familien sind dafür besonders anfällig. Denn wer bereits in seiner Kindheit Gaslighting erlebt hat, hat den Draht zum eigenen Bauchgefühl womöglich schon sehr früh verloren.

Obwohl sie unter Umständen eine starke Intuition haben, sind zudem gerade hochempathische Charaktere leicht von ihrem Bauchgefühl abzubringen. Denn zu ihren Superkräften gehört auch, sich selbst zu hinterfragen.

Um herauszufinden, ob du in gutem Kontakt mit deinem Bauchgefühl bist, erinnere dich an den Anfang deiner Partnerschaft:

**Reflexion: der erste Eindruck**

Was war mein Gefühl bei der ersten Begegnung? Beim ersten Date?
Als wir das erste Mal bei mir waren?
Oder bei einem anderen für die Beziehung wichtigen Ereignis?
Bei den Entscheidungen, die ich im Rahmen dieser Verbindung getroffen habe?
Wie hat sich das im Körper angefühlt?
Wie bin ich damals damit umgegangen?
Habe ich auf diese Wahrnehmung gehört oder habe ich sie innerlich wegdiskutiert?
Was war das Ergebnis?

Vorsicht! Es ist nicht schwer, bei dieser Analyse in Selbstvorwürfe zu verfallen: Was hätten wir uns nicht alles ersparen können?! Ja, das stimmt vielleicht. Und das darf auch betrauert werden. Trotzdem: (Selbst-)Vorwürfe haben uns jetzt lange genug das Leben schwer gemacht! Und ein solches inneres Streitgespräch wird nicht zu einem besseren Vertrag mit unserer Intuition führen. Doch der Blick zurück zeigt uns, wie sich unser Bauch bemerkbar macht und wie wir ihn zuweilen wegrationalisieren. Das zu wissen kann helfen, ab jetzt genauer hinzuhören und den Verstand (und seine Kumpels) gegebenenfalls zurückzupfeifen, bevor er uns reingrätscht und die unmittelbare innere Resonanz verwässert.

Das kann ganz unterschiedlich aussehen: Ein Freund, dem du von deinen Bedenken erzählst, könnte dich (versehentlich) gaslighten und etwas sagen wie: »Was hast du zu verlieren? Vielleicht ist das einfach der eine Mensch, der zu dir passt!« Oder die Hoffnung steckt mal wieder dahinter, und du möchtest einfach glauben, dass du deinem Herzensmenschen endlich begegnet bist. Oder du willst dich mit den Frühlingsgefühlen von deinem Kummer ablenken. Oder das Ziel ist im Weg, und du überhörst den Bauch, weil du zu sehr willst, dass es diesmal unbedingt klappt.

Was auch immer dazwischenfunkt – wichtig ist, dass wir es bemerken, wenn es geschieht. Wenn jemand oder etwas uns von unserem ursprünglichen Gefühl ablenkt. Das wäre ein guter Moment, um innezuhalten und ganz genau hinzuschauen: Hier wartet eine wichtige Botschaft auf uns! Die ersten Male merken wir das vielleicht nicht im selben Moment, sondern erst später. Aber je mehr es zur Gewohnheit wird, desto mehr geht's in Echtzeit.

## Sit-ups fürs Bauchgefühl: gestählt in die nächste Runde!

Übungsgelegenheiten gibt es wie Sand am Meer. Das Leben bringt täglich Entscheidungen mit sich. Eine Freundin ruft an und braucht Unterstützung. Ein neuer Auftrag flattert ins Haus. Ein Verwandter bittet um einen Besuch. Gerade empathisch veranlagte Seelen spüren unter Umständen so stark, was das Gegenüber braucht und fühlt, dass es schwerfällt, die eigenen Emotionen und Bedürfnisse zu fassen zu kriegen. Ähnlich geht es Kindern narzisstischer Eltern und anderen »Gefallsüchtigen«, deren Coping-Strategie das Kümmern ist.

Anfangs kann es herausfordernd sein, die vielen verschiedenen Stimmen in uns auseinanderzudröseln. Darum ist meine Empfehlung: Wenn irgend möglich, verschaff dir Zeit! Ich verwende da gern Standardsätze wie: »Ich bewege das mal in meinem Herzen und melde mich, wenn ich spruchreif bin. Bis wann brauchst du eine Antwort?«

Wenn es hilft, gebrauche ich auch Argumente, die es dem Gegenüber erleichtern zu verstehen, warum es nicht ad hoc eine Entscheidung von mir bekommt: »Ich bin gerade zwischen Tür und Angel und möchte dein Anliegen mit Muße bedenken, um ihm gerecht zu werden.« Ein solcher Zusatz ist allerdings nicht nötig: Wir haben das Recht, um Bedenkzeit zu bitten. Punkt. Sobald sich so eine Erklärung wie eine Rechtfertigung anfühlt oder wie ein innerer Kampf, den wir nun stellvertretend mit unserem Gegenüber austragen, ist es ratsamer, auf eine Erläuterung zu verzichten. Und dann mal in uns zu gehen.

Wenn ich aufgelegt habe, versuche ich Kontakt mit meiner unmittelbaren Reaktion herzustellen: Will ich das? Oder nicht? Dabei kann es helfen, meinen Körper zu spüren und mir bewusst zu machen, ob ich meine Reaktion auch physisch wahrnehmen kann – zum Beispiel in Form von Anspannung, hängenden Schultern oder einem höherschlagenden Herzen. Was würde mich erleichtern, freuen, glücklich machen – wenn ich Nein sage oder wenn ich Ja sage?

Ich halte diese Spontanreaktion fest, lasse das Ganze dann sacken oder schlafe drüber. Und ich mache das auch gern mal mehr als nur eine Nacht lang, wenn der Anlass es zulässt. Manches hat sich dann übrigens inzwischen von selbst erledigt. Ansonsten teile ich meine Entscheidung mit, wenn sie gereift ist.

Wenn die Antwort Nein lautet und wir uns mit einer Absage noch schwertun, kann es eine Erleichterung sein, nicht im direkten Kontakt zu antworten. Eine schriftliche Rückmeldung ermöglicht sorgfältiges Formulieren sowie emotionalen und zeitlichen Abstand.

Neben Entscheidungen ist auch der berühmte erste Eindruck, den ein Mensch bei uns hinterlässt, eine Spielart des Bauchgefühls. Wenn du das nächste Mal jemanden kennenlernst oder mit neuen Menschen Zeit verbringst, horch mal in dich hinein, wie es dir geht:

**Reflexion: Begegnungen**

Wie fühle ich mich im Kontakt? Und hinterher?
Kann ich mich entspannen und ich selbst sein?
Oder bin ich angestrengt und spüre den Impuls, mich zu verbiegen?
Was nehme ich im Körper wahr?

Probier es aus! Fang mit dem Training bei Beziehungen an, von denen nicht viel abhängt: Was passiert, wenn ich mich mehr auf mein Bauchgefühl verlasse? Wie verändert sich die Art meiner Entscheidungsfindung, wenn ich dem Bauch Mitspracherecht gebe? Wie geht es mir mit diesen Entscheidungen??

## Bauchmuskelkater: Wachstumsschmerzen der Seele

Gerade wenn es noch neu ist, kommt es vor, dass das Bauchgefühl zwar langsam zuverlässig wird, aber es hinterher ruckelt – gerade dann, wenn der Bauch Nein sagt: Eine Entscheidung ist uns überraschend leicht von der Hand gegangen. Wir hatten ein klares Gefühl und sind ihm gefolgt. Alles scheint gelöst. Doch mitten in der Nacht wachen wir auf, und das große Grübeln geht los: War das richtig? Hätte ich nicht besser noch länger überlegt – oder jemanden draufgucken lassen? War ich zu kritisch? Habe ich Chancen verspielt? War ich am Ende einfach nur getriggert? – Und dann kommt die wohlvertraute Reue. Und schon gaslighten wir uns wieder …

Wenn das passiert, sag ich mir immer: Das sind Wachstumsschmerzen!

»Sieh es als Feldversuch!«, sagte meine Freundin, als ich mit schlimmem Bauchgrummeln bei ihr anrief, nachdem ich mich gegen einen großen Auftrag entschieden hatte. »Das alte Denken schlägt noch mal kurz zurück. Aber insgesamt werden deine seelischen Bauchmuskeln stärker!«

So oder so wirst du vermutlich mit der Zeit feststellen, dass dies das Ende der ewigen Unentschlossenheit ist, dass du in deiner Entscheidungsfindung schneller und sicherer wirst und dass dein Leben plötzlich angenehmer wird. Du machst viel weniger Dinge, auf die du keine Lust hast, und du bist von angenehmen Menschen umgeben? Dann hat dein Bauch wohl einen guten Geschmack!

»Überall geht ein früheres Ahnen dem späteren Wissen voraus.«
ALEXANDER VON HUMBOLDT

Meine neue Bauch-Regel lautet: »Wenn du dir nicht sicher bist, ist es ein Nein!« Und ich staune immer wieder, wie viel Zeit und Kraft ich plötzlich übrig habe, weil ich nicht jede Sackgasse noch tausendmal untersuche, bevor ich einen anderen Weg einschlage.

## Impulse

1. Aus der Vergangenheit lernen: Schreib auf, an was für Bauchgefühle, Träume und andere intuitive Botschaften du dich aus der Zeit deiner Partnerschaft erinnerst. Analysiere, was dazu geführt hat, dass du dich davon hast abbringen lassen. Prüfe, ob diese Mechanismen noch immer aktiv sind. Notiere dazu einige ähnliche Situationen aus jüngster Zeit. Überleg, was du bräuchtest, um zukünftig deinem Bauchgefühl treu zu bleiben: Was würde dich dabei unterstützen, nach innen zu lauschen und deinen Impulsen zu vertrauen?
2. Bodyscan: Der Bodyscan ist eine Achtsamkeitsübung, die dabei helfen kann, uns wieder mit dem Wissen unseres Körpers zu verbinden: Dabei sitzt oder liegst du und tastest mental deinen Körper ab. Die innere Haltung ist ein wertfreies Beobachten. Alle Empfindungen werden erst mal nur gespürt und nicht gleich mit Labels (wie zum Beispiel »angenehm« oder »unangenehm«) versehen. Bei der nächsten kleinen Entscheidungsschwierigkeit oder nach der nächsten Begegnung mit einem neuen Menschen in deinem Leben nimm dir ein paar Minuten Zeit für einen Bodyscan. Welche Signale sendet dir dein Körper? Wie deutest du diese? Versuch, diese Informationen bei Entscheidungsfindung bzw. Beziehungsgestaltung mit einzubeziehen, und beobachte im Verlauf, wie es dir mit diesem neuen Kurs geht.
3. Aufstellung: Damit dein Bauch zu deinem inneren Ratgeber wird, kannst du auch eine Aufstellung machen. Ich empfehle sehr, das zunächst bei Kleinigkeiten auszuprobieren. Die großen Fässer unseres Lebens stellen sich am besten mit therapeutischer Begleitung auf. Wenn du zwischen zwei Alternativen hin- und hergerissen bist, weise beiden einen Platz im Raum zu, der sich für dich stimmig anfühlt. Dann stell dich auf eine der beiden Positionen und lausch nach innen. Halte fest, wie dein Körper und deine Seele auf diese Wahl reagieren. Dann wiederhol dies auf dem Platz, der für die andere Wahlmöglichkeit steht. Vergleiche beide Zustände und frag dich: Wofür würden mein Körper und meine Seele sich entscheiden,

wenn der Verstand nicht so viele gute Gründe für das hätte, was *er* für vernünftig hält?

4. Kreativität: Auch wenn wir kreativ sind, zapfen wir unser Unbewusstes an. Wenn du in einer Sache deinen Bauch befragen willst, schreib ein Gedicht oder mal ein Bild. Aber den schöpferischen Impuls als Ventil zu benutzen, schafft nur für kurze Zeit Erleichterung. Der wesentliche Schritt ist der nächste: Versteh, was deine Seele dir damit sagen möchte, nimm das ernst und lass dich davon leiten.
5. Mundgerechte Formeln: Notiere freundliche, gut abgegrenzte Sätze, mit denen du um Bedenkzeit bitten kannst.
6. Vorahnungen & Visionen: Manchmal kommt (auch zu bodenständigen Leuten) eine besonders starke Intuition in Form von Visionen oder anderen Ahnungen. Wenn sich dir so etwas zeigt, versuch zu überprüfen, ob diese Weisheit recht haben könnte – auch wenn es dir schwerfällt, an so etwas zu glauben.
7. Fallen finden: Erinnere dich daran, ob und wenn ja, wie dir in deiner Beziehung (oder in deiner Kindheit und Jugend) deine Intuition systematisch abtrainiert wurde. Welche Mittel wurden dazu eingesetzt?
8. Sich eichen: Zu was in deinem Leben sagst du zu 200 Prozent Ja? So fühlt sich ein Ja an. Das ist ab sofort dein Vergleichswert, wenn du dir einredest, dass ein Jein es auch tut.
9. Kanal-Putzen: Welche Wege nutzt deine Intuition, um mit dir zu sprechen? Wenn du deine wichtigsten Erkenntnisquellen ausgemacht hast, warte sie regelmäßig, damit dort immer Klarheit sprudeln kann. Such sie gezielt auf, wenn du Fragen hast.
10. Interozeption: Dami Charf, Begründerin der Therapiemethode SEI (Somatische Emotionale Integration®), rät, uns wieder für Körperwahrnehmungen zu sensibilisieren. Dabei empfiehlt sie eine einfache Übung: Wenn du dich über etwas freust, wenn du jemanden magst (oder auch nicht), stell dir die Frage: »Woher weiß ich das?« Gerade anfänglich ist das vielleicht schwer zu beantworten. Forsche tiefer, bis du unter den althergebrachten Erfahrungen deine körperlichen Empfindungen als Informationsquelle wiederentdeckst.[448]

# TEIL III
# Liebe finden

»Wenn du wahre Zugehörigkeit erleben willst,
musst du nicht dein Selbst ändern, sondern du selbst sein.«
Brené Brown[449]

# 21.
# Neuland: das Beuteschema wechseln

Ich fürchte, in Hollywood würde dieses erste Date nicht punkten. Aber psychologisch gesehen, bin ich grad schwer beeindruckt von mir: Wir standen eben vor meiner Tür. Es war dieser Moment, wie ich ihn aus tausend Liebesschmonzetten kenne: Wir hatten einen schönen Tag. Wir plauderten noch ein wenig. Wir kamen nicht los voneinander. Es wurde langsam dunkel ... es war ein herrlicher Abend! (Na gut, es hat genieselt ... aber das ist eben Hamburg!)

Etwas in mir war ganz aufgeregt. Denn es war klar: Das isser! Dieser Moment, wo der erste Kuss kommen könnte. Meine Güte, und ich habe so lange keinen Kuss bekommen! Und noch viel länger keinen ersten!

»Mach hinne, Alter! Küss mich!!!«, drängelte eine Hälfte von mir.

Doch die andere war weiser: »Auf. Gar. Keinen. Fall. Nicht küssen! Stark bleiben!«

Diese Stimme in mir weiß: Der Mann, dem ich jetzt schon seit zirka fünfundvierzig Minuten auf den Mund starre, ist zwar höchstwahrscheinlich kein Narzisst. Aber er ist vermutlich auch nicht Mr. Right. Es passt nicht. Ganz in der Tiefe trennen uns ein paar Gräben.

Ich bin auf einem guten Weg: Er hat mich weder idealisiert noch abgewertet. Und auch ich habe ihn nicht auf einen Sockel gestellt. Ich fühle mich wohl mit ihm. Es ist unaufgeregt. Das ist schon mal gut. Aber: Es würde auf Dauer nicht passen.

Seit ich (ungeküsst) in mein Treppenhaus verschwunden bin, bin ich stolz auf mich. Auch wenn meine Körperzellen eine Sammelklage gegen mich erwägen, weil sie nichts gegen ein paar Glückshormone gehabt hätten – ich habe das Richtige getan: Ich bin wählerisch geworden!

Als ich an jenem Abend den Tag Revue passieren ließ, war ich fasziniert: Mein Bauchgefühl hatte von Anfang an gewusst, woran es war. Schon bei der ersten Begegnung. Zwischendurch war die Hoffnung ein bisschen mit mir durchgegangen. Aber letztendlich konnte ich bei unserem ersten Date verifizieren, was meine Intuition von Anfang an gesagt hatte. Und mich daran halten!

Beim ersten Date! Das war eine olympische Bestzeit!

Nicht noch x-mal treffen, drüber nachdenken, sacken lassen, hin und her schwanken, doch in eine Affäre reinschlittern, sich dann verpflichtet fühlen oder gebunden… nein! Auf den Bauch gehört! Zack! Fertig! Nächster!

Wenn alles im Leben ab jetzt so schnell geht, wie viel Zeit und Kraft spart man, bitte!?

Ich war fasziniert. Und das Vertrauen in mein Bauchgefühl war dabei zu heilen.

Genauso wie mein Glaube daran, dass da draußen noch ein paar Wunder auf mich warten. Plötzlich hatte ich das Gefühl von Fülle. Und so sehr ich mich auch danach sehnte, endlich die echte Liebe zu erleben – ich war wild entschlossen, mein Beuteschema zu schärfen und erst dann Ja zu sagen, wenn es wirklich stimmte. Der erste Schritt bestand darin, Narzissmus auf Anhieb erkennen zu lernen.

## Augen auf! Narzissmus erkennen beim ersten Date

Menschen mit grandiosem Narzissmus sind auch beim Dating leichter zu bestimmen: Sie achten auf ihr Äußeres, sind gut darin, die Aufmerksamkeit auf sich zu lenken (zum Beispiel durch lautes Lachen) und souverän dabei, den ersten Schritt zu tun. Sie sind eloquent, humorvoll, selbstsicher – oder bestechen durch andere Begeisterungsfaktoren.[450] *Ich fand es cool, was sie machte! Sie war Tänzerin und lebte total ausgeflippt!*

Sie haben einen siebten Sinn dafür, was wir suchen, und wir fühlen uns in ihrer Gegenwart gesehen und gehört – was das Erkennen erschwert.

Der Rat geht zum stillen Wasser in der Ecke. Hinter der unscheinbaren Fassade könnte sich ein wirklich netter Mensch verbergen, der es nicht nötig hat aufzutrumpfen.[451] Aber Achtung! Das ist leider keine wasserdichte Strategie: Innere Leere lässt sich mit Tiefgang verwechseln. Zu schnell, zu viel und zu offen Verletzlichkeit zu teilen, kann auch ein Hinweis auf vulnerablen Narzissmus sein. Ebenso wie Opfer-Geschichten, die unser Mitgefühl wecken.[452] Auch vernachlässigender Narzissmus ist schwer zu erkennen: Er kann in uns den Wunsch aufkommen lassen, unseren (etwas reservierten) neuen Fang für uns gewinnen zu wollen. In dem Fall starten womöglich *wir selbst* das Liebesbombardement.[453] Also: Bleib auf der Hut!

Eine kleine Prävention ist bereits der Weg des Kennenlernens. Beim Online-Dating tummeln sich die Fans der Selbstdarstellung. Daher ist die dreidimensionale Welt sicherer. Hier können wir auch mehr spüren, was zwischen uns passiert. Und laufen weniger Gefahr, unsere Hoffnungen auf eine digitale Nachricht zu projizieren.

Worauf du achten kannst, ist auch die Schwingungsfähigkeit. Die kann aber ähnlich wie Empathie auch gut gespielt oder antrainiert sein, wenn die Motivation dazu hoch genug ist – und das ist sie natürlich beim Lovebombing.

## Das eigene Muster brechen

Anna Runkle gibt Menschen mit Kindheits-PTSD den Tipp, sich genau zu überlegen, wen beziehungsweise welche Art von Beziehung wir suchen.[454] Das klingt so einfach. Aber wer mit einer Komplexen Traumatischen Belastungsstörung aus der Kindheit kommt, neigt mit hoher Wahrscheinlichkeit dazu, sich in unpassenden Beziehungen wiederzufinden. Daher ist es gut, das eigene Muster zu kennen und ihm bewusst entgegenzuwirken. Dazu gehört auch unser Beuteschema. Von dem bisherigen ganz bewusst abzuweichen, kann der Schlüssel zum Erfolg sein!

Zu wissen, was ich nicht will, ist natürlich nur die halbe Miete. Was ich suche, finde ich umso schneller, je genauer ich weiß, was das ist. Dann kann ich bei jedem Rendezvous Ideal und Wirklichkeit abgleichen: Ist die Person nicht, was ich suche, war das aktuelle Date im Optimalfall auch das letzte. Denn wozu weiter daten, wenn es nicht passt!?!

Ein typisches Dating-Muster bei CPTSD ist, unseren Gefühlen blind hinterherzulaufen und uns dann in einem Schlamassel mit der falschen Person wiederzufinden. Diesen fleischgewordenen Fehlgriff versuchen wir dann so zu verändern, dass er wieder zu unseren Wünschen passt. – Wir wissen alle, welche Erfolgsaussichten das hat.

»Dein Leben ist zu kurz, um zu glauben, dass man dich nicht lieben kann, nur weil jemand anderes nicht wusste, was das Wort Liebe bedeutet.«
LISA BITZL[455]

Ein anderes Muster könnte sein, uns irgendjemanden zu suchen, um nicht allein zu sein. Nur um dann vom sicheren Hafen aus nach Mr. oder Ms. Right zu suchen. Das Vermeiden tiefer Bindungen ist eine unbewusste Strategie von Menschen mit KPTBS. Zum Beispiel, indem die falschen Signale gesendet werden: Wenn mein Umfeld glaubt, ich sei vergeben, trauen sich ernstlich Interessierte nicht an mich ran.[456]

Anna Runkle spricht in diesem Kontext vom Cab Light – von der Lampe also, die Taxis auf dem Dach haben, um anzuzeigen, dass sie frei sind. Wenn wir durch eine provisorische Beziehung gebunden sind, ist unser sprichwörtliches Cab Light aus. Der gesunde Mensch, auf den wir eigentlich warten, merkt, dass wir besetzt sind. Oder andersrum: Wir merken gar nicht, dass da jemand Passendes daherkommt.[457] Einer der zahlreichen Gründe, warum wir uns nicht mit zwischenmenschlichen Provisorien abgeben sollten: Wir verpassen derweil die Richtigen!

Auch die Gesellschaft hat uns vermutlich unrealistische Beziehungsideen mitgegeben: Romantische Vorstellungen von der Liebe ähneln Lovebombing: Auf den ersten Blick, intensive Gefühle, alles geht ganz schnell ... Vielleicht gut, das geradezurücken in unserer inneren Suchmaske.[458]

## Eine potenzielle Gefahr: Verlieb dich nicht in Potenzial!

In der amerikanischen Szene gehen Sätze wie »Don't fall in love with potential!« um. Will heißen: Verlieb dich nicht in etwas, das noch nicht da ist! Sonst sitzt du deinem eigenen Future Faking auf, indem du dir vormachst, dass dein neues Herzblatt die Eigenschaften, die du dir wünschst, schon noch entfalten wird! Das ist gefährliches Lotto!

Es ist eine Gabe, gerade von besonders empathischen Menschen, in anderen zu sehen, was wachsen will. Aber dazu muss die andere Person wachsen *wollen*. Und da die Samen noch ungeöffnet in der Erde liegen, scheint der Wunsch bislang nicht so dringlich gewesen zu sein.

Frag dich also: Will ich mit diesem Menschen, so wie er jetzt ist, für immer mein Leben verbringen? Nein? Was zur Hölle machst du dann noch da?

## Impulse

1. Beuteschema: Beschreib dein bisheriges Beuteschema. Immer, wenn dir jemand auffällt und sympathisch ist, schau, ob die Person ins Schema passt. Fang an, dich nach Menschen umzusehen, die anders sind. Wer könnte dir noch gefallen?
2. Such nicht im Kürbisfeld: »Wenn du Erdbeeren willst, such nicht im Kürbisfeld!«, sage ich immer, weil ich mir den ähnlich lautenden Buchtitel eines bekannten Bestsellerautors nie merken kann.[459] Trotzdem hat er mich sehr inspiriert. Denn er hat mir ein Prinzip verdeutlicht, nach dem ich zuweilen agiere – nicht nur beim Dating: Ich suche mir nicht, was ich will, sondern nehme, was ich kriegen kann. Nicht gerade sexy, ich weiß. Aber gut zu wissen. Wie ist das bei dir?
3. Auf den ersten Blick: Hast du schon wen kennengelernt? Wie war dein intuitiver Eindruck im ersten Moment? Gab es eine Stimme, die dich warnte? Wenn ja: Was hat sie gesagt? Bestätigt sich dieses Bauchgefühl im Laufe der Zeit? Wenn ja: Was hält dich?
4. Sicherung: Such dir einen oder mehrere Vertraute, die dich an die ersten Intuitionen mit deinem neuen Schwarm erinnern. Weihe sie von Anfang an in deine Gefühle und Zweifel ein. Sollten die Schmetterlinge im Bauch mit dir durchgehen, lass dich daran erinnern, was deine innere Stimme dazu zu sagen hatte. Überprüft gemeinsam, ob dieser Eindruck irgendwo unter der Zuckerwatte noch da ist oder ob sich die Bedenken nachhaltig zerstreut haben.
5. Freizeichen: Wie war es in deiner bisherigen Dating-Laufbahn um dein Cab Light bestellt? Welche Signale hast du ausgestrahlt und wodurch? Was hat das bewirkt? Dann richte deine Aufmerksamkeit ins Hier und Heute: Stell dir vor, dein Traum-Mensch wäre schon irgendwo da draußen: Was würde er sehen? Welche Signale würde er von dir empfangen? Würde das einen Menschen, der eine gesunde Beziehung sucht, ermutigen oder abschrecken?
6. Korrektive Erfahrung: Im Laufe unserer Heilung finden wir uns (wenn es gut läuft) vielleicht in Interaktionen wieder, die uns Aha-

Erlebnisse ermöglichen wie z. B. »Huch, so friedlich und zielführend kann Metakommunikation sein!« oder »Oh, so verletzlich kann ich mich zeigen und werde gerade dafür geliebt!«. Es braucht ca. 300 bewusste neue Erfahrungen, um unsere Gedankenmuster zu verändern.[460] Darum schalte die Lampe deines Bewusstseins ein, wenn du etwas erlebst, das hinderliche Überzeugungen über dich selbst, andere, zwischenmenschliche Beziehungen und die Welt geraderückt. Würdige das! Halte es fest! Erinnere dich beim nächsten Mal dran, wenn du am Scheideweg stehst und dich fragst: Handle ich jetzt nach den alten oder den neuen Maximen?

7. Neue Gewohnheiten: Zeigst du Interaktionsmuster, die eine Einladung für toxische Menschen darstellen? Bist du beispielsweise immer die Person, die Schwierigkeiten anspricht oder Frieden stiftet? Dann beginn in all deinen zwischenmenschlichen Beziehungen vorsichtig damit, neue Verhaltensweisen auszutesten, die mehr Balance ermöglichen. Es wird automatisch auch dein Beuteschema verändern.
8. Bucket List: Wenn du merkst, dass du zu doll auf die Liebe lauerst, gönn ihr eine Ruhepause und besinn dich auf dich selbst: Mach eine Liste mit Dingen, die du im Leben gern tun möchtest. Schreib alles auf. Zensiere nicht! Nichts ist zu ambitioniert oder zu unbedeutend! Von der Anschaffung neuer Ohrringe bis zur Weltreise darf alles aufs Papier, was dir aus dem Herzen fließt. Wenn du nichts mit dir anfangen kannst, wenn du dich einsam fühlst oder in Versuchung, mit den Falschen anzubändeln – schlag in deiner Liste nach! Und stürz dich auf den Punkt, der dich grad anspricht.

# 22.

# Nummer sicher: Dating mit Alarmanlage

Jetzt ist es passiert! Ich habe jemanden kennengelernt! In meinem Inneren herrscht Aufruhr. Und ich muss mich mal kurz sortieren:

Die Frau: Aha, guck an! Ich hab nicht verlernt, wie das geht! Ich kann noch flirten. Und es macht Spaß! Oh Gott, und es tut sooo gut, wenn jemand so nett ist!

Selbstschutz: Aufpassen! Nicht die Wunde von jemand anderem stopfen lassen! Damit bist du schon mal auf die Nase gefallen!

Lebenslust: Aber als Experiment geht es schon, oder? Er kann auf sich selbst aufpassen! Er ist gewarnt, was meine Beziehungsgeschichte angeht …

Narzissmus-Expertin: Es war zu früh, ihm deine Geschichte zu erzählen!

Der Intro: Ich bin eben einfach nicht für Smalltalk gemacht!

Alarmanlage: Wo ist denn beim Sich-Öffnen jetzt die neue Grenze, bitte?

Die Frau: Hach, aber er geht wirklich auf mich ein ...

Alarmanlage: Punkt für ihn! Empathie hat er.

Narzissmus-Expertin: ... kann natürlich auch Strategie sein … Lovebombing?

Alarmanlage: Über den neuen Auftrag hat er sich von Herzen mitgefreut – aber sich auch nicht dran hochgezogen! Gutes Zeichen! – Nur ein bisschen wenig von sich erzählen tut er. Ist vielleicht doch eine innere Leere hinter dem äußeren Anschein verborgen?

> Lebenslust: Ich mach einfach, was sich gut anfühlt, und schau, was sich entwickelt. Okay?
>
> Selbstschutz: Aber nicht, dass du dann wieder nicht Nein sagen kannst!

Wie es meine Therapeutin so schön auf den Punkt brachte: Zum Nein-Sagen ist es nie zu spät. Also guckte ich mir die Sache mal genauer an …

Doch: Jedes Wort, jede Geste, jedes Verhalten eines potenziellen Partners lief bei mir erst mal durch das Mustererkennungs-Programm meiner frisch installierten seelischen Alarmanlage …

## Nicht schon wieder! Die Angst vor dem Murmeltier

Gerade wenn wir mehr als eine narzisstisch-missbräuchliche Beziehung erlebt haben, sitzt uns bei den ersten Rendezvous vermutlich die Angst im Nacken, immer noch unter Wiederholungszwang zu leiden. Panisch drehen wir jeden Satz dreimal um und prüfen jede Geste auf mögliche Warnsignale. Es ist am Anfang gar nicht leicht einzuschätzen, ob die neue Alarmanlage hypersensibel ist oder ob tatsächlich ein Warnsignal vorliegt. Auch wenn wir Freundschaften inzwischen wieder einigermaßen beurteilen können – Dating ist das nächste Level! *Ich habe große Angst, dass ich mich nicht mehr öffnen kann für andere. Weil das Gefühl ist: Beziehung ist nur noch möglich mit Airbag und Sicherheitsgurt. So lieben, wie ich geliebt habe, werde ich nie wieder.*

Das Panik-P in den Augen macht das Flirten nicht eben einfacher. Und deshalb möchte ich uns allen vorweg gratulieren: Es ist verdammt mutig, dass wir uns noch mal trauen, unser Herz aufzuklappen und zu vertrauen (auch wenn am Anfang noch ein bisschen gesundes Misstrauen mitlaufen wird). Das ist nicht selbstverständlich nach allem, was wir erlebt haben. Aber es ist gut, dass wir es wagen. Denn es zeigt, dass wir nicht verbittern und verhärten, sondern uns dem Leben wieder öffnen.

Gut möglich, dass wir nach ein paar Augenblicken, Stunden, Tagen, Wochen oder Monaten tatsächlich merken, dass die neue beste Freundin oder der neue Verlobte narzisstische Züge hat. Vielleicht ist der Magnetismus noch nicht ganz gebannt. Aber das ist kein Grund, die Flinte ins Korn zu werfen! Es ist ein Grund zu feiern: Wir haben es früher gemerkt als beim letztes Mal! Und wir werden es immer früher merken, bis es so verinnerlicht ist, dass wir kaum noch in die Falle tappen! Nur noch in einem normalen Maße. Denn: Manipuliert werden wir alle mal!

In Sachen Liebe ist die Wahl der entscheidende Faktor. Wenn wir falsch gewählt haben, können wir hinterher lange am Fehlgriff rumdoktern – es hilft alles nichts. Also ist Ziel Nummer eins, dass wir lernen, die richtige Wahl zu treffen. Für diesen Trainingsprozess müssen wir wieder aufs Pferd steigen. Wir haben nichts zu verlieren! Denn wir haben gelernt zu sehen. Und noch wichtiger: Wir haben gelernt zu gehen!

## Verletzlichkeit? Nur was für Starke!

Dating mit Alarmanlage – der Titel dieses Kapitels soll nicht suggerieren, dass wir gepanzert zum romantischen Abendessen fahren. Rüstungen sind beim Kuscheln eher hinderlich …

Doch oft haben Menschen, die aus einer toxischen Partnerschaft kommen, Schwierigkeiten, wieder Vertrauen zu fassen. Verständlicherweise gerade in Liebesdingen. Es ist konstruktiv, wenn sich das darin äußert, dass wir wählerischer werden, unser Verhalten reflektieren und Warnzeichen erkennen lernen. Gar nicht mehr zu vertrauen hieße dagegen, das Kind mit dem Bade auszuschütten.

Um eine gesunde Beziehung zu führen, brauchen wir Vertrauen. Denn nur dann können wir uns öffnen und im besten Sinne verletzlich machen. Nur so kann eine bereichernde Verbindung zwischen Menschen wachsen. Intimität ist anders nicht möglich.

Damit wir berührbar sein können, ohne uns in Gefahr zu bringen, braucht es die Fähigkeit, Grenzen zu setzen. Je mehr wir diese trainieren, desto mehr Verletzlichkeit ist möglich – so paradox das auch klingen mag.

Wenn du merkst, dass du nicht vertrauen kannst, ist das eine wichtige Information. Sie kann verschiedene Ursachen haben:

1. *Der Mensch an deiner Seite ist nicht vertrauenswürdig:* Wenn du einer Person einfach nicht vertrauen kannst, ist das ein deutliches Signal, auf das du besser hörst.
2. *Der Mensch an deiner Seite ist näher, als sich für dich stimmig anfühlt:* Vielleicht ist der Mensch durchaus vertrauenswürdig – im Rahmen einer Bekanntschaft. Aber alles darüber hinaus wäre zu viel.
3. *Du kannst noch nicht vertrauen, weil ihr euch noch nicht lang genug kennt:* Echtes Vertrauen muss verdient werden. Das braucht Zeit. Wer dich wirklich schätzt, wartet das ab. Das ist ein weiterer Grund, warum Langsamkeit einen soliden Grundstein für eine Partnerschaft begünstigt. Also: Keine Vorschusslorbeeren!
4. *Du hast nach der toxischen Beziehung dein Vertrauen noch nicht wiedergewonnen:* Wenn dein Vertrauensproblem nichts mit deinem Date oder der Kürze eurer Bekanntschaft zu tun hat, ist die Verletzung in deinem Herzen offenbar noch nicht abgeheilt. In diesem Zustand zu flirten ist wie mit einem gebrochenen Bein joggen zu gehen: Keine gute Idee! Es endet ziemlich sicher nicht nur erfolglos, sondern auch mit einem erneuten Bruch. Und der braucht dann umso mehr Schonung, bevor wieder Belastung möglich ist. Auch wenn es schwerfällt, auch wenn andere schneller sind – Heilung braucht die Zeit, die sie braucht. Das lässt sich nicht beschleunigen.

## Grenzüberschreitung: Distanz geht immer – aber immer schwerer

Als ich wieder vorsichtig meine Fühler Richtung Liebe auszustrecken begann, beruhigte mich meine Therapeutin mit den Worten: »Gehen kannst du immer!« Also traute ich mich aufs Parkett. Die Option zu gehen gab mir die nötige Sicherheit. Bei meinen Recherchen wurde mir allerdings klar, dass Gehen zwar immer geht, aber mit der Zeit immer schwieriger wird.[461] Darum: Wenn der Mensch, den du datest, eine Grenze überschreitet: Alarmanlage einschalten! Auch dann, wenn es keine körperliche Grenze (wie grobes Anpacken) ist, sondern eine, die mit Verhalten zu tun hat (wie etwa Kontrollieren) oder mit Worten (wie etwa Abwerten). Grenzüberschreitung ist Grenzüberschreitung!

Doch unser erlernter Reflex dabei könnte sein, das Verhalten des Gegenübers zu rechtfertigen, um die Beziehung aufrechterhalten zu können: »Das war nur wegen dem stressigen Tag!« Sobald wir nach dieser Logik denken, nehmen wir Abstand von unseren eigenen Gedanken und Gefühlen! Und wir erliegen der Illusion, dass die Person sich ändern wird, wenn wir nur besser werden, anders werden, heiraten, Kinder kriegen … Dieser Weg führt in die Traumabindung. Bleib bei dir!

Auch bei kleineren Grenzüberschreitungen solltest du augenblicklich klarstellen, dass hier eine Grenze ist, die nicht übertreten werden soll. Wenn jemand sich zum Beispiel aus unbegründeter Eifersucht in deine Freundschaften einmischt, mach klar, dass das für dich nicht geht. Denn andernfalls droht die Linie, die dich schützt, nach und nach auszudünnen. Wird die Grenze sofort wiederhergestellt, bleibt sie intakt.

Gerade bei verdeckteren Ausdrucksformen von Narzissmus werden es vermutlich eher Mikro-Grenzen sein, mit denen du es zu tun bekommst: Du spürst den Druck, eine Einladung auszusprechen. Du fühlst dich verpflichtet, dich küssen zu lassen, wo er schon so gut für dich gekocht hat. Du hast ein schlechtes Gewissen, einen Termin abzusagen, der dir zu viel wird. Du hast Angst, dass sie geht, wenn du Klartext redest usw. Natürlich sollten wir nicht kompromisslos werden – aber von Anfang an im Blick zu haben, ob Grenzen möglich sind, ist klug.

Eine Möglichkeit der Grenzziehung haben wir immer: uns distanzieren. Wenn körperliche Gewalt auftritt, sollte das sofort das Mittel der Wahl sein. Gibt das Gegenüber uns dafür auch noch die Schuld, haben wir es neben der physischen Attacke zudem mit Victim Blaming (also mit Manipulation) zu tun. Die Gefahr ist groß, dass bei uns erneut die Traumabindung einsetzt: Wie beim Stockholmsyndrom denken wir nicht an unser eigenes Bestes, sondern stellen uns auf die Seite des Menschen, der uns Gewalt antut. Darum ist es wichtig, die Beziehung zu verlassen, sobald klar wird, dass das Gegenüber in irgendeiner Weise missbräuchlich handelt. Noch können wir das erkennen. Wenn wir länger bleiben, nehmen kognitive Dissonanz und Traumabindung uns zunehmend die Klarheit.

Falls du (bei kleineren Grenzübertritten) unsicher bist, kannst du (einmalig!) eine zweite Chance geben – etwa so: »Wenn du das noch mal machst, ist die Beziehung beendet.« Wird das Verhalten erneut an den Tag gelegt – egal, welche Gründe dafür vorgeschoben werden –, geh! Es kann von hier an nur schlimmer werden.

## Ein Jegliches hat seine Zeit – Timing ist alles!

Das Wichtigste beim Daten ist das Timing: Direkt nach einer toxischen Beziehung ist die Wahrscheinlichkeit besonders groß, gleich wieder in die nächste zu geraten. Auch andere große Lebenskrisen machen uns verwundbar für toxische Beziehungen, weil wir eine Stütze suchen. Oder weil wir so durch den Wind sind, dass wir kritische Anzeichen übersehen. Kein guter Zeitpunkt, sich auf neue Partnerschaften einzulassen.

Wie schnell wir heilen und wie umfassend, ist individuell verschieden und hängt auch davon ab, was wir erlebt haben – und wie lange. Ich habe mit Betroffenen gesprochen, die den Eindruck haben, dass zu viel kaputtgegangen ist, um sich jemals wieder vollständig davon zu erholen. Andere sind zwar nicht mehr dieselben, aber konnten an dem Erlebten wachsen und sind nach einem Trauerjahr wiederhergestellt. Es scheint leichter zu sein, sich vollständig davon freizumachen, wenn ein kompletter Kontaktabbruch möglich ist. Logisch! Die Wunde wird nicht mehr aufgekratzt und kann sich schließen.

Ein bis zwei Jahre, heißt es, braucht es mindestens, bis wir entgiftet haben,[462] wieder bei uns selbst angekommen sind und die Beziehung zu uns selbst gepflegt haben.[463] Erst wenn wir wieder mit beiden Beinen auf dem Boden stehen und unseren Weg gehen, ist die Zeit gekommen, den Blick langsam wieder schweifen zu lassen. Ich rate dazu zu warten, bis die kognitive Dissonanz weitgehend überwunden ist. Das hören nicht alle gern. Aber es ist zentral.

Wichtig ist auch, sich nicht von gefühlten Erwartungen hetzen zu lassen: Der gesellschaftliche Druck, zu heiraten und Kinder zu bekommen, bringt viele dazu, sich übereilt in narzisstische Beziehungen zu stürzen oder sich nicht aus ihnen zu lösen: Viele verharren in unhaltbaren Zuständen, weil sie sonst wieder bei null anfangen müssten.

Also: Lass die biologische Uhr ticken! Schieß die Tanten in den Wind, die dich verkuppeln wollen! Und auf die Hochzeiten, zu denen du eingeladen bist, nimm dir Gesellschaft mit, die dich aufheitert! Mach dich unabhängig von inneren und äußeren Ansprüchen. Hör auch nicht auf die Leute, die dir sagen, dass du dich schnell wieder ins Getümmel stürzen oder nicht so wählerisch sein sollst. Sie haben keine Ahnung, dass das genau der falsche Weg ist!

Denn: Zentral beim Kennenlernen ist der Grundsatz »Lass dir Zeit!«. Lovebombing drückt auf die Tube, damit wir nicht sehen, wo wir da hineingeraten. Ich kann es nicht oft genug sagen: Tritt auf die Bremse, bevor du aus der Kurve fliegst! Geh bei einer neuen Beziehung erst nach und nach in die Tiefe.

Das bedeutet auch, dass du vor deinen eigenen Impulsen auf der Hut sein musst. Denn wenn du es mit einer verdeckt-narzisstischen Person zu tun hast, bringt sie dich womöglich dazu, selbst zu früh die Initiative zu ergreifen: Vielleich hält er sich (ganz Gentleman) zurück, und du beschließt, bei ihm zu übernachten. Oder sie beteuert, dich nicht mit Familienbesuchen nerven zu wollen – und du möchtest beweisen, dass das alles andere als eine Verpflichtung für dich ist, und schlägst vor, dich ihren Eltern vorzustellen. Vielleicht geht's deinem Schwarm auch so herzerweichend mies, weil er aus seiner Wohnung geflogen ist, dass du ihn bei dir unterschlüpfen lässt – ist ja nur vorübergehend (denkst *du* …).

**Checkliste: Sicherungs-Strategien beim Dating**

- Geh es langsam an und sorg für ein gemächliches Tempo.
- Warte mit sexuellem Kontakt, bis du dir sicher sein kannst.
- Gib intime Informationen über dich nur langsam und vorsichtig preis.
- Stell deine neue Flamme deinen Vertrauten vor, die sich mit Narzissmus auskennen.
- Zieht nicht sofort zusammen.
- Besprich Hinweise auf Warnsignale mit Eingeweihten.
- »Schwer zu kriegen« ist ein gefährliches Spiel, weil es narzisstische Menschen anspornt.[464]
- Drama und Leidenschaft nicht verwechseln!
- Meide, wenn möglich, Dating-Portale. Sie sind narzisstisches Heimatgewässer. Und mehr Schein als Sein.
- Such Wertschätzung statt Begehren.[465]

## Niemals hungrig einkaufen!

Wer mit knurrendem Magen einkaufen geht, kommt mit hochkalorischen Leckereien zurück, die keine vollwertige Mahlzeit ergeben. So geht's uns auch beim Dating: Ist unser innerer Hunger nicht gestillt, kommen wir vielleicht mit den Falschen heim …

Dieser innere Hunger ist begründet in Bedürfnissen und Wunden aus Kindertagen. Wenn sie unbewusst bleiben, können sie uns anfällig dafür machen, uns an narzisstische Menschen zu hängen. Selbstzweifel zum Beispiel – unser Bedürfnis danach, uns wertvoll zu fühlen.[466] Wenn wir nicht wissen, dass wir es mit uns rumschleppen, gehen wir Charme-Offensiven und Komplimenten nur allzu leicht auf den Leim.

Daher ist es wichtig, sich an dieser Stelle selbst besser kennenzulernen. Um dann die Frage zu stellen: Wie kann ich dieses Bedürfnis eigenständig und konstruktiv erfüllen? Wie diese Wunde heilen lassen? Damit kein anderer mehr diesen Mangel missbrauchen kann, um mich zu locken.

Im Kapitel »Das eigene Loch stopfen« habe ich bereits darüber gesprochen. Jetzt ist ein guter Zeitpunkt, dich zu fragen, wie sich das aufs Dating auswirkt.

Suchst du jemanden, der so schön ist, dass es nicht mehr so viel ausmacht, dass du dich selbst nicht so schön findest? – Lerne dich lieben!

Suchst du jemanden, der dir Türen öffnen kann – mit Geld und dem Glauben an dich? – Gib dir selbst den Vertrauensvorschuss, den du suchst!

»Folg deinem Herzen. Aber vergiss dabei nicht, dein Hirn mitzunehmen.«
ALFRED ADLER

Was immer es bei dir ist – still diesen Hunger anders! Wenn du ausgehungert bist und nach einer schnellen Stärkung gierst, nimmst du dir nicht die Zeit, die kleingedruckten Inhaltsstoffe zu studieren. Hastig verschlingst du, was den Hunger nicht stillen und dich doch krank machen kann.[467]

Wenn du satt bist, hast du gute Karten, ohne Junk zurückzukommen. Sondern mit einem Menschen, der dich wirklich nähren kann.

## Expanded Self: Übergriff auf die Seele

Zu merken, dass dich jemand zu seinem erweiterten Selbst macht, ist ein Warnsignal. Die folgenden Indizien sprechen dafür, dass das der Fall sein könnte[468]:

- Du fühlst dich wertvoller oder weniger wertvoll als sonst.
- Du erlebst dein Gegenüber als überlegen.
- Du bist gehemmt und unspontan und kontrollierst dich.
- Du zensierst deine Äußerungen (Gefühle, Bedürfnisse …).
- Du achtest darauf, womit du beim Gegenüber punkten kannst.
- Du mutierst zum linkischen Kind.
- Du hast Gefühle oder körperliche Reaktionen, die in Anbetracht der Situation nicht stimmig sind.
- Du benutzt Süchte, um die Begegnung trotz allem zu bewältigen.
- Du siehst dich mit den Augen des Gegenübers und versuchst, dich diesem Bild anzupassen.
- Du machst euch beiden was vor, du bist nicht mehr du selbst.
- Was du am Gegenüber nicht sehen willst, übersiehst du.
- Erst wenn du aus dem Kontakt raus bist, spürst du, wie sehr du zusammengefaltet wurdest.
- Du schaffst es nicht, dich gegen die Manipulation zu wehren.
- Die Begegnung kostet dich Kraft.

Sollte dich jemand derart vereinnahmen, stell den Kontakt zu dir selbst wieder her. Während einer Begegnung kann das schwierig sein. Ziehe dich ggf. zurück oder umgib dich mit Menschen, die dich mit deiner Mitte, deinen Gefühlen, Bedürfnissen und Bestrebungen verbinden und dich daran erinnern, wie du tickst. [469]

### Checkliste: Red Flags

- Die Person spricht schon bei den ersten Dates schlecht von dem oder der Ex.
- Etwas fühlt sich merkwürdig oder nicht richtig an.
- Deine Intuition warnt dich.
- Du wirst mit Zuneigung oder Komplimenten überschüttet und erlebst Lovebombing.
- Du idealisierst oder wirst idealisiert.
- Es ist Magie!
- Du erlebst Abwertung – dir oder anderen gegenüber.
- Schuld landet immer bei dir; dein Gegenüber übernimmt keine Verantwortung.
- Reaktionen auf Kritik sind Rage oder Rückzug.
- Dein neuer Schwarm ist besonders (un)freundlich zum Personal.
- Deine Flamme nimmt deutlich mehr Redezeit als du, hört dir nicht gern zu oder stellt keine Fragen.
- Du fühlst dich ausgefragt wie in »Was ist deine größte Angst?«.
- Die Person überstürzt alles: Liebeserklärungen, Sex, Familie kennenlernen Verloben, Heiraten, gemeinsame Konten, Kinderkriegen, Zusammenziehen usw.
- Stashing: Du wirst verheimlicht. In der Öffentlichkeit werden keine Zärtlichkeiten ausgetauscht.
- Die Taktung von Nachrichten und Kontakten ist zu schnell.
- Du wirst unter Druck gesetzt, mehr Zeit mit der Person zu verbringen.
- Geschenke, Ausflüge und andere Aufmerksamkeiten sind ein bisschen »drüber«.
- Du erlebst Kontrolle wie in »Wo warst du? Mit wem?«.
- Du fragst dich, ob und wie du bestimmte Dinge ansprechen kannst. Du legst dir vorher Sätze zurecht.

- Du schreibst Briefe, Mails und Nachrichten, um dich zu erklären.
- Du gehst auf Eierschalen und fürchtest, unabsichtlich eine Explosion auszulösen.
- Dein Date gibt mit deinen Erfolgen an oder kann sich nicht mit dir über sie freuen.
- Du erkennst narzisstische Eigenschaften (z. B. Empathie-Mangel) & Manipulationen (z. B. Gaslighting).
- Die Person nennt sich selbst »narzisstisch« und ist stolz darauf.[470]
- Witze auf deine Kosten sind okay – andersrum ist das ein Tabu.[471]
- Du wirst geghostet: Die Person verschwindet kommentarlos aus deinem Leben.
- Die Person verschwindet manchmal plötzlich von der Bildfläche oder beginnt, sich zurückzuziehen.
- Die Person hat keine nahen, tiefen Kontakte.
- Diskussionen und Metakommunikation werden unweigerlich zu Streitereien.
- Gemeinsame Probleme können nicht gelöst werden und türmen sich auf.
- Die Person hat nicht bloß einen blinden Fleck, sondern eine eingeschränkte Selbstreflexion.
- Die Person sieht keine Fehler an sich und entschuldigt sich nicht.
- Die Person ist eifersüchtig oder macht dich eifersüchtig.
- Du wirst wiederholt angelogen.
- Die Person »vergisst« Dinge, Absprachen, Termine, Gesagtes, Geschehenes …
- Du rechtfertigst vor dir oder anderen das Verhalten der Person.
- Du erklärst zwischenmenschliche Basics (z. B. Ehrlichkeit, Empathie).

- Die Person respektiert deine Grenzen nicht.
- Necken wird zu einer Säule eurer Kommunikation. Was freundschaftlich wirkte, wird entwürdigend.
- Die Person datet »nach oben« (Macht, Ruhm, Schönheit), um sich im Glanz zu sonnen.
- Die Person datet »nach unten« (Armut, Erkrankung, Randgruppe) für Überlegenheit und Kontrolle.
- Es fühlt sich vertraut an. Prüfe, ob es an Geborgenheit oder an alten Mustern liegt.
- Es ist leidenschaftlich, dramatisch und ein ständiges Auf und Ab.

Wenn du diese Zeichen bei deiner neuen Flamme bemerkst, solltest du vorsichtig sein, denn sie könnten auf narzisstische oder andere toxische Beziehungsmuster hinweisen.

## Piks! Wo es am meisten wehtut

Ein Freund von mir ist Akupunkteur. Wenn er mein Ohr nadelt, sucht er für jedes Anliegen den Punkt, wo am meisten los ist. Er hat im Laufe der Jahre ein feines Gespür dafür entwickelt, das an der Beschaffenheit der Oberfläche zu erkennen, durch einen Teststich mit der Nadel zu prüfen und die Reaktionen der Behandelten auf den Piks zu lesen.

In Anfangsphasen von Beziehungen (nicht nur partnerschaftlichen) habe ich mir angewöhnt, das ebenso zu halten: Wenn ich eine potenziell faule Stelle spüre, pikse ich genau da hinein, wo es am meisten wehtut – bei mir (weil ich gelernt habe, ungeschriebenen Regeln zu folgen und genau das nicht zu tun) und beim anderen (weil er an der Stelle vielleicht mehr Schein als Sein ist).

Ähnlich werden bei Vorstellungsgesprächen Lebenslauf und Selbstdarstellung auf ihren Wahrheitsgehalt hin überprüft, indem Belege eingefordert werden. Das können Zeugnisse sein. Aber auch das Verhalten im Assessment Center: Das enthüllt, ob jemand wirklich so flexibel oder kreativ ist, wie die Selbstdarstellung behauptet. Auch in puncto Narzissmus macht es Sinn, immer wieder zu prüfen: Passen Worte und Taten zusammen?

Wer sich beispielsweise als psychologisch reflektiert beschreibt, sollte nicht überfordert sein, wenn du Metakommunikation betreibst und deine Seele öffnest. Zentral ist auch, dass jemand die von anderen eingeforderten Standards auch auf sich selbst anwendet. Auch noch nach der Kennenlernphase.

Zu prüfen, ob Worten Taten folgen, hilft auch dabei, den eigenen Prägungen entgegenzuwirken, die uns empfänglich für narzisstische Menschen machen: Wir haben gelernt, ihren impliziten Botschaften Folge zu leisten. Und wenn wir dem nicht entgegenwirken, laufen wir Gefahr, uns gewohnheitsmäßig weiter zu verbiegen, um sie nur ja nicht zu verärgern oder zu verlieren.

Vielleicht spüren wir implizit das Verbot, zu tief zu schürfen. Oder aber die Erfahrung unserer Ex-Beziehung hat uns schmerzhaft vor Augen geführt, welche Stürme über uns hereinbrechen, wenn wir Fragen stellen und eine echte menschliche Verbindung einfordern. Kein Wunder, dass wir dazu neigen, unsere empathische Veranlagung zu Tiefe zu verleugnen, und stattdessen alles, wo »Vorsicht, tiefschürfend!« draufsteht, reflexartig unter den erstbesten Teppich zu kehren.

Wichtig ist, dass uns das auffällt! Vor allem dann, wenn dieses Muster auch beim Kennenlernen potenzieller neuer Flammen aktiv bleibt. Als Nächstes ist es wichtig herauszufinden, ob das einfach nur eine Altlast aus der letzten Beziehung ist – oder ob wir geradewegs in die Arme eines Menschen mit ähnlichen ungeschriebenen Gesetzen gelaufen sind. Es kann auch eine Kombination aus beidem sein:

*Ich schrieb ihr eine Mail und traute mich, das zu tun, was sich absolut verboten anfühlte: Metakommunikation! Ich sprach eine Irritation an, zu der es im Kontakt gekommen war. In der vorherigen Beziehung hätte das unweigerlich zu einem heftigen Streit geführt. Bei der Frau, die ich jüngst kennengelernt hatte, bekam ich (nach ein paar Tagen angespannten Wartens) einen verständnisvollen und sehr reflektierten Brief zurück. Gemeinsam gelang es uns herauszubekommen, wie wir uns verhakt hatten und wer welchen Anteil daran hatte. Fürs Erste war ich sehr erleichtert und nahm mir vor, das weiter zu beobachten.*

*Von da an merkte ich immer schneller, wenn ich Klärungsbedarf runterschluckte. Und ich lernte zu spüren, ob das die alte Deformation war oder eine Reaktion aufs Gegenüber.*

Hier ein paar Vorschläge für weitere Punkte, in die du testweise reinpiksen kannst:

- Übe vorsichtig und berechtigt Kritik oder gib ein ehrliches Feedback. Beobachte, wie mit den Rückmeldungen umgegangen wird. Ob offen oder passiv-aggressiv – Wutausbrüche, Rückzug oder Bestrafung sind eine rote Flagge.[472]
- Berichte von deinen Erfolgen. Kann sich dein Schwarm mitfreuen? Oder ist die Reaktion unterkühlt oder abwertend? Auch wenn im Gegenzug mit eigenen Ruhmestaten geprahlt wird, ist das ein schlechtes Zeichen. Ebenso wie eine Vereinnahmung deiner Errungenschaften: »Das hast du nur *mir* zu verdanken!« (Vorsicht! Nimm für dieses Experiment lieber kein Thema, bei dem du arg verletzlich bist. Und erzähl im Zweifel etwas, das du schon vorher mit unterstützenden Ohren geteilt hast. Eine negative Reaktion auf das, was wir als Erfolgserlebnis betrachten, kann uns tief treffen, verunsichern oder entmutigen. Und diese Stelle in deiner Seele ist womöglich noch überempfindlich.)
- Beobachte deine Impulse: Vermeidest du bestimmte Themen? Passt du dich an? Hältst du mit eigenen Bedürfnissen hinterm Berg? Gehst du über Unstimmigkeiten hinweg? Steckst du zugunsten anderer zurück? Falls ja: Arbeite bewusst dagegen an! Wenn die Beziehung daran zerbricht, kannst du froh sein, dass es so früh passiert ist.

Bitte mach das alles möglichst niederschwellig, kleinschrittig und organisch, wenn es sich ganz natürlich ergibt. Niemand hat gern das Gefühl, auf die Probe gestellt zu werden. Sich unter Beobachtung zu fühlen, könnte auch ein freundliches Wesen zu merkwürdigem Verhalten veranlassen.

Und schließlich ist das ja nicht nur ein Testballon fürs Gegenüber, sondern auch ein Training für dich selbst: Dir wieder zu eigen zu machen, was lange verboten war, kann nur gelingen, wenn du eine stimmige Dosis findest. Das Ziel ist Selbstbehauptung – nicht Konfrontation.

## Freundschaft mit dir selbst: eine gesunde Haltung kultivieren

Ich habe mir angewöhnt, mit einem Gedanken in Beziehungen zu gehen, der sich mir nach der Trennung aufdrängte: Lieber mein Leben lang Single als noch mal so was! Denn tatsächlich stellte ich fest, dass ich mir selbst gute Gesellschaft bin. Und nach kurzer Zeit erholte sich auch mein Bekanntenkreis von der Brache. Klar: Bestimmte Dinge, die zum Leben gehören, fehlen ohne Partnerschaft. Hey, aber Astrid Lindgren zum Beispiel würde niemand ein erfülltes Leben absprechen – und doch hat sie dem anderen Geschlecht ab einem gewissen Punkt in ihrem Leben abgeschworen.

Die Gewissheit, mit mir selbst ein gutes Leben zu haben, erdet mich. Wenn ich jemanden verliere, ist das der Boden, auf dem ich aufschlage: glücklich mit mir. Das ist nichts, was ich vermeiden oder fürchten muss.

Seitdem ich das weiß, mache ich keine faulen Kompromisse mehr. Ich bin, wie ich bin. Wer mich so nicht will, kann mir gestohlen bleiben. Ja! Ein bisschen mehr gesunder Narzissmus tut vermutlich den meisten von uns gut!

Welche innere Haltung bietet *dir* eine gute Basis?

## Impulse

1. Immunisierung: Narzisstische Menschen sind sozusagen »Verführungskräfte«. Aber wir können uns immun machen gegen ihre Tricks: Was für ein »Loch« hat deine Expartnerschaft für dich gestopft? Überleg dir, wie du diese Einfallstore für Narzissmus schließen kannst.
   Prüfe, ob du noch die gleichen Sehnsüchte hast oder inzwischen andere. Deine letzte Beziehung hat ja vermutlich ein paar neue Löcher hinterlassen ...
2. Abchecken: Vereinbare mit Eingeweihten, dass sie deine neue Flamme kennenlernen, um (unauffällig) ein Gefühl dafür zu entwickeln, was das für ein Mensch ist und wie ihr harmoniert – oder auch nicht. Diese neutralen Beobachtenden können dir ggf. zu deinem klaren Blick zurückverhelfen, wenn er dir unter Hormoneinfluss abhandengekommen sein sollte. Gibt es in dir eine Stimme, die das nicht hören will?
3. Limit: Setz dir bei jeder neuen Beziehungs-Anbahnung ein Limit, was deine No-Gos sind und wie lange du der Beziehung Zeit geben willst, bevor du eine Entscheidung triffst. Und – besonders wichtig: Halte dich daran.
4. Versprechen: Ist die andere Person wie ein Versprechen an dich, eine tiefe Sehnsucht zu erfüllen? Klingt romantisch, schon klar! Könnte allerdings in die falsche Richtung führen. Sorg dafür, dass du dieses Bedürfnis auch selbst erfüllst, sodass du den anderen Menschen nicht als Krücke brauchst und ihn loslassen kannst, falls zu viele Alarmsignale euren Weg säumen.[473]
5. Erster Eindruck: Schreib auf oder diskutiere mit einer Vertrauensperson: Was war der erste Eindruck, den du von deinem neuen Schwarm hattest? Spricht das für oder gegen eine Beziehung? Hast du darauf gehört? Wenn nicht: Warum nicht?
6. Glücksfee: Wie gefällt dir dein Leben momentan? Träumst du dich manchmal weg? Wartest du montagmorgens schon aufs Wochen-

ende? Oder auf eine rettende Gestalt auf weißem Ross? Dann bist du vielleicht leichte Beute. Richte dir dein Leben so ein, als würdest du für immer ledig bleiben. Wie würdest du deine Zeit gestalten, um aus dem Vollen zu schöpfen?

7. Vision Board: Wie sieht eine gute Partnerschaft für dich aus? Mach eine Collage dazu, indem du passende Bilder und Wörter aus Zeitschriften ausschneidest und auf ein großes Papier klebst. Diese Messlatte willst du nicht mehr unterschreiten.
8. Neue Maxime: Handle ab sofort nach dem Prinzip »Vertrauen muss verdient werden!«. Was heißt das konkret für deine Beziehung in Anbahnung?
9. Negativ-Beispiel: Schreib auf, was dir an der letzten Beziehung nicht gutgetan hat. Jetzt weißt du, was du *nicht* willst! Schlussfolgere daraus, was du stattdessen willst. Halte diese Erkenntnis fest, sodass du immer wieder einen Blick darauf werfen kannst, um den Alltag in der nächsten Partnerschaft mit diesem Leitbild abzugleichen.
10. Relationshit: Vielleicht beschleicht dich das Gefühl, echte Liebe noch nie erlebt zu haben. Möglicherweise möchte diese Einsicht betrauert werden. Gib dem Raum und achte alles, was sich daraus ergibt.

# 23.
# Fixstern: echte Liebe

Neben mir dampft ein Tee. Durch das Fenster winken mir Zweige zu.

Ich bin in meinem neuen Leben angekommen. Habe meine beruflichen Ziele und meine Lebensträume angepackt. Habe alte Freundschaften vertieft und neue gewonnen. Ich bin mir selbst und den Menschen auf eine Art nah, die ich vorher nicht kannte: Ich gebe mich ganz hinein und passe doch auf mich auf.

Wenn ich aufwache, freue ich mich auf den Tag. Natürlich gibt es dieses normale Auf und Ab. Aber das gehört eben dazu. Wichtig ist: Das Fundament steht! Ich bin glücklich. Ich bin zufrieden mit meinem Leben.

Wenn mir jetzt irgendwann ein Mensch begegnet, mit dem ich es teilen möchte, dann freut mich das. Denn natürlich möchte ich Liebe erleben. Aber es ist nicht so, dass Single-Sein für mich ein Provisorium ist, das behoben werden muss.

Mein Leben und ich – wir sind komplett.

Lange habe ich überlegt, welcher Tagebucheintrag der richtige ist für dieses letzte Kapitel. Erst habe ich gedacht, dass es hier ein »letztes Bild« braucht, wie in einem Film: Musik setzt ein. Und die tragische Heldin ist endlich vereint mit den Menschen, die wirklich zu ihrem Seelen-Clan gehören. Mann, Kind und Hund laufen vor die Kamera. Abblende!

Ich glaube, viel stimmiger ist es, Partnerschaft nicht zum Ziel zu erheben. Es ist nicht so, dass wir unter die Haube kommen müssen. Im Gegenteil: Je mehr Zeit wir uns lassen, wieder ganz zu werden, desto besser. Wohin Eile führt, wissen wir …

## Die Liebe anlocken

Mit der Liebe ist es ähnlich wie mit der Inspiration. Wir können sie nicht herbeizwingen – aber den Boden dafür bereiten, dass sie sich freiwillig bei uns niederlässt. Und möglichst viel von dem vermeiden, was sie verscheucht.

Den Herzensmenschen können wir uns ebenfalls nicht backen – nur für eine gute Grundlage sorgen, um ihn anzuziehen, zu erkennen und offen für echte Verbindung zu sein.

- Ich date erst dann wieder, wenn ich nicht mehr das Bedürfnis habe, allen beim ersten Treffen von meiner Ex-Beziehung zu erzählen.
- Ich gestalte mein Leben so, dass ich es liebe.
- Ich räume in der Seele auf. Devise: beziehungs-fähig statt beziehungs-abhängig!
- Ich schaffe Gelegenheiten, bei denen ich (zufällig) jemanden kennenlernen kann.
- Ich sorge für Kapazität, mich wirklich auf neue Menschen einzulassen.
- Weil ich mich selbst achte, setze ich in meinem Leben sinnvolle Grenzen und gewöhne mich daran, diese zu wahren.
- Ich halte mich fern von Menschen mit toxischen Beziehungsmustern.

Aber, fragst du dich vielleicht: Wenn ich nun jemanden kennenlerne – woran merke ich dann, ob ich diesmal wen an der Angel hab, der mir guttut?

## Gesunde Beziehungen: Was ist das eigentlich?

Ungute Beziehungen sind ungesünder als Adipositas und Bewegungsmangel.[474] Aber das hast du bestimmt schon am eigenen Leib erfahren. Schwieriger zu beantworten kann die Frage danach sein, wie denn nun eine geglückte Beziehung aussieht. Gerade für diejenigen, die das – inklusive Elternhaus – bisher kaum je erlebt haben.

Doch im Prinzip kennen wir die Antwort: Nicht so wie das, was wir gerade durchhaben!

Brené Brown hat ein Akronym für die Definition von Vertrauen geschaffen, das ich sehr passend finde: BRAVING.

| **BRAVING: 7 Aspekte von Vertrauen**[475] | | |
|---|---|---|
| **B**oundaries | Grenzen | Grenzen werden respektiert; im Zweifel wird gefragt. |
| **R**eliability | Verlässlichkeit | Versprechen sind realistisch und werden gehalten. |
| **A**ccountability | Verantwortung | Fehler werden eingestanden, entschuldigt und wiedergutgemacht. |
| **V**ault | Vertraulichkeit | Intimes ist zwischen uns sicher. |
| **I**ntegrity | Integrität | Werte werden nicht behauptet, sondern gelebt. |
| **N**onjudgement | Nicht-Urteilen | Wir können Bedürfnisse teilen, Bitten äußern und Schwächen haben. |
| **G**enerosity | Großzügigkeit | Motive, Worte und Taten werden wohlwollend interpretiert. |

Na? Merkst du was? In der toxischen Beziehung sah das ganz anders aus: Grenzen wurden aufgeweicht. Zukunftspläne wurden versprochen, aber nie wahr gemacht. Verantwortung war kein Thema, nur Schuld – und die lag bei dir. Du wurdest belogen, betrogen und trianguliert. Worte und Taten passten nicht zusammen; und dank Doppelstandard war der Anspruch an dich immer ungleich höher. In deine Wunden wurde Salz gestreut, und deine Bedürfnisse einzubringen war ein Ärgernis, für das du bestraft wurdest. Spätestens am Ende warst du das personifizierte Böse und hattest keine Chance, das richtigzustellen. Kein Wunder also, dass gerade unser Vertrauen so empfindlich gestört ist!

Wir merken, dass wir in einer gesunden Beziehung sind, wenn wir uns klar und zentriert, wohl und sicher fühlen. Und wenn wir energetisiert aus der gemeinsam verbrachten Zeit hervorgehen. Echte Intimität ist möglich – im Sinne aller Facetten dieses Wortes.

Eine toxische Beziehung hat viele Aufs und Abs. Dagegen fühlt sich eine stabile Beziehung eher wie eine Straße in Norddeutschland an: flach, relativ gerade und vielleicht ein bisschen durchschnittlich. Nach der wilden Achterbahnfahrt (die wir für Leidenschaft gehalten haben) könnte sie uns direkt ein bisschen langweilig vorkommen. Und zwar von Anfang an. Das könnte ein Zeichen dafür sein, dass dein Beuteschema die nötige Veränderung noch nicht vollständig durchlaufen hat.

## Das erste Date: Unspektakulär ist gut!

Vom grandiosen Narzissmus sind wir atemberaubende Überraschungen gewohnt, die uns den Boden unter den Füßen wegziehen; vom vulnerablen Narzissmus die Dramen, die schon beim ersten Gespräch vor sich hergetragen werden. So oder so: Es ist schnell und intensiv. Und von Anfang an ist klar, wer die Fäden in der Hand hat und die Strippen zieht.

Wenn dir beim ersten Date die Geigen am Himmel fehlen, genieß die Stille! Es könnte sein, dass du da richtig bist. Vielleicht ist es nicht der siebte Himmel. Aber auf »Wolke vier«[477] könnte es gemütlicher sein. Es ist einfach unkompliziert. Das Gespräch fließt dahin. Vielleicht könnt ihr auch miteinander schweigen. Niemand ist sauer oder besonders wichtig. Aber es fühlt sich gut an. Und so geht es auch weiter:

»Wenn es leicht ist, ist es richtig!«
KATJA DEMMING[476]

## Die ersten Wochen: Voll normal!

Ob Kurztrip nach Saint Tropez mit Mr. Big oder Rettungsaktion für Miss Vulnerable – Lovebombing kennen und erkennen wir inzwischen. Selbst wenn es eher verdeckt ist, können wir es an der Intensität, an der atemlosen Taktung und an dem Drängen, wir mögen doch mehr Zeit zu zweit verbringen, identifizieren.

In einer gesunden Beziehung hingegen ist immer noch alles normal. Man unternimmt was zusammen oder bleibt gemeinsam gechillt zu Hause. Die Kontakt-Frequenz ist stimmig. Man freut sich immer schon aufs nächste Date. Und es bildet sich eine tiefe Verbindung.

Es ist keine Gefühlsexplosion. Aber angenehm.

Wir fühlen uns gehört – aber nicht auf die narzisstische Art, wo uns gesagt wird, was wir hören wollen. Wir lernen viel übereinander. Und wenn wer einen Fehler macht, gibt es eine Entschuldigung.

Apropos: Konflikte sind ein guter Gradmesser für die Qualität der Beziehung. Also geh ihnen nicht aus dem Weg!

## Ärger im Paradies: Früchte des Zorns – ein Baum der Erkenntnis!

Du erinnerst dich sicher nur zu gut an die Streitigkeiten in deiner Ex-Beziehung. Es ging um Macht, Gewinnen und Dominieren. Am Ende warst du vermutlich voller Selbstzweifel und völlig erschöpft von den Grabenkämpfen, die zu nichts führten als zu noch mehr Verletzungen. Vielleicht hast du begonnen, Diskussionen zu umschiffen. Vielleicht hat dir schon der bloße Gedanke an eine Auseinandersetzung Angst gemacht.

Klar: Niemand (der nicht narzisstisch ist) mag Streit! Aber im Normalfall ist es nichts, weswegen man das P in den Augen hat.

Wenn sich das erste Mal Gewitterwolken über der sich anbahnenden neuen Beziehung zusammenbrauen, ergreift dich vielleicht die alte Furcht. Aber bitte: Hör nicht auf sie! Geh der Auseinandersetzung auf keinen Fall aus dem Weg. Denn sie ist ein guter Indikator für die Güte der neuen Partnerschaft. Und außerdem ist sie dein Teil an der Wechselseitigkeit – dem Gegenmodell zur narzisstischen Einseitigkeit. Es ist wichtig, deine Anliegen einzubringen. Hier können diejenigen von uns, die zu Konfliktvermeidungs-Champions geworden sind, etwas Wichtiges lernen: nicht in die alte Rolle zu schlüpfen, die narzisstisches Verhalten ermöglichen und fördern würde.

Wenn ihr also diskutiert, beobachte, was passiert! Zugegeben: Jedem und jeder rutscht mal was raus, was im Nachhinein lieber ungesagt geblieben wäre. Das ist menschlich. Dennoch gibt es ein paar Eckpfeiler, die eine gesunde Streitkultur ausmachen.

**Streitigkeiten in gesunden Beziehungen sind in der Regel[478]**

- … respektvoll,
- … ohne Angriffe, Abwertung, Grausamkeit oder Verachtung,

- ... frei von Stonewalling, Silent Treatment oder anderen Manipulationen,
- ... von Lösungsorientierung geprägt,
- ... voller Bereitschaft zu gegenseitigem Verständnis,
- ... etwas, das letztlich zu mehr Nähe und Bindung beiträgt,
- ... eine Wachstumsgelegenheit für beide Individuen sowie für das Paar.

Hier endet dieses Buch. Aber dein Prozess geht vermutlich erst richtig los.

Dass eine Krise eine Chance ist, mag zynisch klingen, wenn wir mitten im Sturm stecken – aber nichtsdestotrotz ist es wahr. Ein Trauma kann uns – den Kräften der Zerstörung trotzend – über uns hinauswachsen und aufblühen lassen. *Traumatic Growth* heißt dieses (post-) *traumatische Wachstum* in der Fachsprache. Quasi eine Überkompensation der Seele.[479] Oder etwas flapsiger gesagt: Die Scheiße der Vergangenheit ist der Dünger für die Zukunft.[480]

Vielleicht hast du die Liebe schon gefunden. Oder du begegnest ihr bald. Kann sein, du gehst zuvor noch ein paar Umwege.

Was zählt, ist, dass du die Beziehung zurückhast, die die wichtigste von allen ist: die Beziehung zu dir selbst. Das ist das eigentliche Happy End.

Die dunklen Kapitel werden immer ein Teil deiner Geschichte sein. Aus dem Buch des Lebens lässt sich nichts rausreißen. Doch sind diese düsteren Abschnitte gut in die Erzählung integriert, wird die weitere Handlung nicht von ihnen bestimmt. *Du* hast den Stift in der Hand. Und du füllst die Seiten, die noch kommen – nach deinem Belieben. Viel Freude dabei!

## Impulse

1. Ideal normal: Wie stellst du dir eine gute Beziehung vor? Was ist dir wichtig? Welche Eigenschaften wünschst du dir beim Gegenüber? Worauf legst du im Miteinander Wert? Was ist das Normale daran? Könntest du dich an Normalität freuen? Oder sucht eine Stimme in dir das Abenteuer?
2. Skills: Welche neuen Fähigkeiten wünschst du dir selbst für deine nächste Liebesbeziehung? Wie kannst du sie entwickeln? Beginn damit, die neuen Verhaltensweisen in niederschwelligen Situationen anzuwenden und steigere dich langsam bis hin zu den emotional aufgeladeneren Momenten.
3. Deine *Konstante*: Vielleicht hast du bisher keine gesunde Partnerschaft erlebt. Aber möglicherweise gibt es eine tragfähige Beziehung anderer Art, die dir als Vorlage dienen kann: Das kann z. B. eine Freundschaft, eine Arbeitsbeziehung, der Draht zu einem Familienmitglied, einem Tier, zu dir selbst oder zu einem höheren Wesen sein. Nimm die Art des Miteinanders als Blaupause für eine funktionierende Partnerschaft. Übrigens zeigt dir diese konstante Beziehung auch, dass du sehr wohl gelingende Beziehungen führen kannst – nur für den Fall, dass du in eine andere Annahme hinein gegaslightet wurdest ...[481]
4. Amouröse Jungfräulichkeit: Zum ersten Mal echte Liebe zu suchen oder zu finden könnte sich ein bisschen anfühlen wie emotionale Jungfräulichkeit. Diese zarte Pflanze braucht ziemlich genau das Gegenteil von dem, was narzisstische Beziehungen uns verpassen. Sie braucht Behutsamkeit. Sei behutsam mit dir selbst! Und seid behutsam miteinander!
5. Qualitätsmerkmale: Gesunde Beziehungen zeichnen sich zum Beispiel durch folgende Qualitäten aus: Respekt, Mitgefühl, Gegenseitigkeit, Herzlichkeit, Geduld, Dankbarkeit, Wertschätzung, Vertrauen, Co-Evolution & Wachstum, Beständigkeit, Grenzen (nach innen und nach außen). Darüber hinaus gibt es in solchen Beziehun-

gen ein Ich & Du, und es gibt ein Wir.[482] Welche dieser Gütezeichen sind dir besonders wichtig, und welche möchtest du ergänzen?

6. Altlasten: Manchmal tun wir unserer neuen besseren Hälfte unrecht, weil die alten Reflexe in uns noch wirksam sind. Selbst wenn uns längst klar ist, dass wir mit diesem Menschen in sicherer Geborgenheit sind, werden Ängste und Schutzmechanismen zuweilen getriggert. Wenn du das bei dir beobachtest, spiel (sobald du vertrauen kannst) mit offenen Karten. So ist dein Verhalten für deinen neuen Schatz leichter einzuordnen. Nutze die korrektiven Erfahrungen, die du sammeln kannst, um die alten Wunden weiter zu schließen. Wenn du merkst, dass dein neues Glück von den alten Schrecken überschattet wird, such dir professionelle Unterstützung.
7. Emotionsregulation: Eine Qualität, die dich in deinem Umgang mit dir und anderen unterstützen kann, ist *Emotionsregulation*[483] – die Fähigkeit, Emotionen auszuhalten, zu fühlen und (wenn nötig) zu beruhigen. Nicht so leicht mit unseren vielen neuen Triggern! Gefühle sind nüchtern betrachtet biochemische Prozesse. Als solche steigen sie in uns auf und klingen Minuten später wieder ab. Dass wir unter manchen Gefühlen deutlich länger leiden, liegt daran, dass wir sie immer wieder erneut auslösen. Und zwar durch eine innere Stimme, die in unserem Kopf eine Geschichte erzählt. Das kann zum Beispiel der innere Kritiker sein oder der schwarzmalerische Katastrophenlüstling. Doch: Beruhigen wir den Körper, beruhigen wir auch den Geist. Probier aus, was für dich passt: Achtsamkeitsübungen, Alexandertechnik, Feldenkrais, der erfahrbare Atem, Progressive Muskelentspannung, Autogenes Training oder (geführte) Meditationen. Was regelt dich in Trigger-Situationen zuverlässig runter?

# Anhang

# Nachwort

Als ich den Verlagsvertrag unterzeichnet hatte, bekam ich so etwas wie einen Mut-Kater. Meine überschwängliche Sorglosigkeit bereitete mir tags darauf Kopfzerbrechen: Ein Buch? Über narzisstischen Missbrauch schreiben?!

Es kam mir vor, als hätte ich eingewilligt, mich nackt in einen Ring zu stellen und dem Publikum palettenweise Tomaten und faule Eier in die Hand zu drücken. »Dass du dich im privaten Umfeld mit Victim Blaming rumschlagen musst, hat dir wohl noch nicht gereicht!«, moserte der Zweifel bei dem Gedanken an Titelstorys und fröhliche Talk-Runden.

Was dann passierte, hätte ich nie für möglich gehalten: Je öfter ich über meine Erfahrungen sprach, desto mehr Menschen meldeten sich bei mir, die Ähnliches erlebt hatten. Und die Gruppe der Menschen war so divers, wie sie nur sein konnte. Manche Überlebende hatten die Schatten der Vergangenheit längst hinter sich gelassen, andere kämpften noch damit, sich aus den krank machenden Beziehungen zu befreien. Aber eins hatten sie alle gemein: die Erleichterung, dass darüber gesprochen wird. Alle fanden es brandwichtig, das Thema in die Öffentlichkeit zu bringen.

Ich verstand, dass ich nicht allein war. Im Gegenteil: Ich beginne zu ahnen, dass das hier ein riesiges Problem ist, das sehr viel mehr Menschen betrifft, als wir uns vorstellen können.

Wie kann das sein?

Ich glaube, vor allem aus zwei Gründen:

1. Weil den wenigsten Betroffenen klar ist, dass das, was sie erleben, Missbrauch ist.
2. Weil über häusliche Gewalt, und insbesondere über diese Form, wenig gesprochen wird. (Und vor allem nicht über Konstellationen, in denen Männer die Opfer sind.)

Beides bedingt sich gegenseitig und bereitet den Boden dafür, dass der Missbrauch weitergeht.

Darum möchte ich an dieser Stelle allen Überlebenden, die ihre Erfahrungen zur Verfügung gestellt haben, damit das Schweigen gebrochen wird, aus vollem Herzen danken.

Ohne euch wäre das Buch so nicht möglich gewesen. Eure Geschichten zeigen, wie groß die Herausforderung ist, mit der wir es hier zu tun haben. Wie allgegenwärtig und unsichtbar.

Dank eurer Courage kann emotionaler Missbrauch hoffentlich zu etwas werden, das der Gesellschaft ein Begriff ist. Denn (wer wüsste es besser als wir?): Nur was wir benennen können, können wir erkennen und verändern.

… und dann gibt es da natürlich noch ein paar andere Menschen, denen ich unbedingt danken möchte …

# Dank

Ich danke meinen Fellow-Survivors, die mir in nebligen Zeiten Klarheit schenken durch Seminare, Bücher, Videos, Chats und Gespräche. Ich bin ewig dankbar für den Anstoß, mich in Persönlichkeitsstörungen einzulesen – es hat mein Leben gerettet.

Ein »Danke!« reicht nicht aus, um auszudrücken, wie glücklich mich deine Unterstützung gemacht hat, lieber Peter. Ohne dich wäre dieses Buch vielleicht eine Idee geblieben.

Und wer weiß, ob ich überhaupt schreiben würde, wenn ich keine Musen-Muddi hätte, liebe Edith.

Mein Vater hat mein Leben als Autorin allerdings immer schon vorausgesehen. Für diesen Glauben an mich bin ich ihm (gerade in Momenten des Zweifels) unheimlich dankbar …

… und meiner Mutter dafür, dass sie es bei Exposés und Co. immer wieder unermüdlich mit meiner eher kreativen Rechtschreibung aufnimmt.

Ich danke Aaron L. Pincus für die erhellende Korrespondenz zum Thema Narzissmus. Er möge mir die grobschlächtigen Vereinfachungen verzeihen. Aaron, ich weiß: Es gibt keinen verdeckten Narzissmus in Reinform. Und offene und verdeckte Modi sind lediglich unterschiedliche Ausdrucksformen von vulnerablem und grandiosem Narzissmus – und gehen immer Hand in Hand. Eure Forschung hierzu hat mich bei der Recherche im Definitions-Sumpf so was von gerettet!

Mein Dank gilt natürlich auch und ganz besonders dem Verlag, der das Thema sehr ernst genommen und mir viele Freiheiten gelassen hat. Meine Lektorinnen haben mich sicher durch mein erstes Buch geschippert. Ich weiß, dass ich sehr dickköpfig sein kann, und danke von Herzen für eure Geduld: Caroline, du hast mit großem Einsatz viel möglich gemacht für dieses Buch.

Liebe Frau Mark, Sie haben mein Fachchinesisch ins Alltagsdeutsche übersetzt, ausufernde Satzkonstruktionen vereinfacht und mich manches Mal von meiner Betriebsblindheit geheilt. Ohne Sie wäre das Buch nicht nur länger, sondern auch deutlich schwerer lesbar. Danke!

Die Zusammenarbeit mit allen verlagsinternen und -externen Kolleginnen hat wahnsinnig viel Spaß gemacht. Und ich freue mich, dass es nach der Veröffentlichung weitergeht!

Ach, und Torge … selbst wenn ich keine Fotos mehr brauchen würde, käme ich ab und an auf ein Shooting vorbei! Sonst würde mir was fehlen! (Und während ich das schreibe, lächle ich übrigens ganz natürlich …)

Liebe Anja, lieber Jan – was wäre ich ohne eure Verpflegung für Körper, Geist und Seele!?

So … und jetzt weiß ich auch, warum in Büchern so oft den engsten Angehörigen gedankt wird: Meine Lieblingsmenschen haben in den letzten Monaten nicht viel von mir gesehen. Danke für euer Verständnis für mein Abtauchen. Ich tauche dann jetzt wieder auf!

# Kontakte

*Hilfe gegen Suizidgedanken*
Notarzt: 112
Telefonseelsorge: 0800 111 0 111 oder 0800 111 0 222
www.suizidprophylaxe.de/hilfsangebote/hilfsangebote/
Akut-Psychotherapie-Plätze: 116 117

*Hilfe gegen häusliche Gewalt*
www.frauen-gegen-gewalt.de
www.frauenhauskoordinierung.de
www.frauenhaus-suche.de
www.staerker-als-gewalt.de
www.weisser-ring.de / Opfertelefon: 116 006
Hilfetelefon »Gewalt gegen Frauen«: 08000 116016
Hilfetelefon »Gewalt an Männern«: Nummer 0800 1239900
Telefonseelsorge: 0800 111 0111 oder 0800 111 0222

*Narzissmus-Selbsthilfe*
www.em-life-forum.de/selbsthilfegruppen.html
www.narzissmus-selbsthilfe.de
https://forum-umgang-mit-narzissten.de/
www.nakos.de/adressen/datenbanksuche/
www.psychenet.de/de/hilfe-finden/hilfesystem-im-ueberblick/selbsthilfe-und-trialog.html

*Therapieplatz-Suche*
www.therapie.de/therapeutensuche/
Patienten-Beratung: www.patientenberatung.de / 0800 01 77 22

*Über Narzissmus informierte rechtliche Unterstützung:*
https://narzissmus-selbsthilfe.de/anwalt-narzissmus-suche/

# Weiterführendes


*Achtsamkeit*

Bach, Tara: Mit dem Herzen eines Buddha: Heilende Wege zu Selbstakzeptanz und Lebensfreude. München: O.W. Barth 2013

Kabat-Zinn, Jon: Achtsamkeit für Anfänger. Freiburg: Arbor 2013

*Empathische Menschen*

Orloff, Judith: Wenn dir alles unter die Haut geht: Das Überlebenshandbuch für Empathen und Hochsensible. München: Scorpio 2020

Heintze, Anne: Die Gabe der Empathen: Wie du dein Mitgefühl steuerst und dich und andere stärkst. München: mvg 2018

*Häusliche Gewalt, sexuelle Gewalt*

Jäger, Nicole: Unkaputtbar: Wie mein Mangel an Selbstwert zum Problem wurde und wie ich da wieder rauskam. Hamburg: Rowohlt 2021

www.re-empowerment.de

*Intuition*

Orloff, Judith: Jenseits der Angst: Die außersinnlichen Fähigkeiten entdecken und damit leben. Berlin: Allegria 2004

*Narzissmus & Heilung nach toxischen Partnerschaften*

MacKenzie, Jackson: Keine Macht den Psychopathen: So befreien Sie sich von emotional traumatischen Beziehungen. München: Kösel 2021

MacKenzie, Jackson: Ganz ich! Finden Sie zurück zu Ihrem Selbst. Kandern: Unimedica 2021

Mirza, Debbie: The Covert Passive-Aggressive Narcissist: Recognizing the Traits and Finding Healing After Hidden Emotional and Psychological Abuse. Debbie Mirza Coaching 2017

Narcissistic Abuse Documentary: https://youtu.be/pfE-u2NzyQw
Durvasula, Ramani: www.youtube.com/user/DoctorRamanDurvasula

*Scham/Innerer Kritiker*

Brown, Brené: Die Gaben der Unvollkommenheit. Bielefeld: Kamphausen 2012

Brown, Brené: www.ted.com/search?q=brene%20brown

Walker, Pete: 13 Schritte gegen Kritiker-Attacken: www.pete-walker.com/flashbackManagement.htm

Walker, Pete: Den inneren Kritiker schrumpfen: www.pete-walker.com/shrinkingInnerCritic.htm

*Trauma*

Charf, Dami: Auch alte Wunden können heilen: Wie Verletzungen aus der Kindheit unser Leben bestimmen und wir dennoch Frieden in uns selbst finden können. München: Kösel 2020.

Runkle, Anna: Crappy Childhood Fairy: www.youtube.com/channel/UCCZlDCbFTqHkzV_rUP4V5bg

Schwartz, Arielle: Arbeitsbuch Komplexe PTBS: Ein Geist-Körper-Ansatz zur Wiedererlangung der Emotionskontrolle und der Ganzheit. Lichtenau: G. P. Probst Verlag 2021.

Van der Kolk, Bessel: Verkörperter Schrecken: Traumaspuren in Gehirn, Geist und Körper und wie man sie heilen kann. Lichtenau: G. P. Probst Verlag 2021.

Walker, Pete: Posttraumatische Belastungsstörung – Vom Überleben zu neuem Leben: Ein praktischer Ratgeber zur Überwindung von Kindheitstraumata. Kandern: Narayana 2019

*Yoga*

Arend, Stefanie: Gesund durch Yin Yoga: Der sanfte Weg, deinen Körper von alltäglichen Beschwerden und seelischen Belastungen zu befreien. München: Südwest 2016

Arend, Stefanie: Yin Yoga – der sanfte Weg zur inneren Mitte. Darmstadt: Schirner 2011

Dunemann, Angela/Weiser, Regina/Pfahl, Joachim: Traumasensibles Yoga – TSY (Leben Lernen, Bd. 291): Posttraumatisches Wachstum und Entwicklung von Selbstmitgefühl. Stuttgart: Klett-Cotta 2019

Mady Morrison: www.youtube.com/c/MadyMorrison

# Quellennachweis

Seite 50, 55: aus Elinor Greenberg, Borderline und Narzissmus
© 2021 Kösel-Verlag, München, in der Penguin Random House Verlagsgruppe GmbH

Seite 75: Cycle of Abuse (Leonore E. Walker), www.soulshepherding.org

Seite 157, 193, 355: aus Jackson MacKenzie, Keine Macht den Psychopathen
© 2001 Kösel-Verlag, München, in der Penguin Random House Verlagsgruppe GmbH

Seite 255: aus Dami Charf, Auch alte Wunden können heilen
© 2020 Kösel-Verlag, München, in der Penguin Random House Verlagsgruppe GmbH

Seite 359, 388: aus Brené Brown, Entdecke deine innere Stärke
© 2018 Kailash-Verlag, München, in der Penguin Random House Verlagsgruppe GmbH

# Anmerkungen


1 Walter, Marc/Bilke-Hentsch, Oliver: Narzissmus: Grundlagen – Formen – Interventionen. Stuttgart: Kohlhammer 2021, S. 62; Schweitzer, Jan: Aus der Ferne. In: ZEIT ONLINE, DIE ZEIT Nr. 45/2017: www.zeit.de/2017/45/psychologie-donald-trump ferndiagnose?utm_referrer=https%3A%2F%2Fwww.google.de%2F

2 Wardetzki, Bärbel: Narzissmus, Verführung und Macht: Was Narzissten ausmacht und wie sie verführen. München: Goldmann 2018, S. 23

3 Team Narzissmus Facetten:: www.instagram.com/narzissmus_facetten/

4 Es geht mir wie den meisten Betroffenen: Ich habe keine Belege. Dass ich hier Menschen aus meinem Umfeld als narzisstisch oder toxisch bezeichne, ist also allein meine persönliche, subjektive Einschätzung. Ich bin viel zu nah dran, um eine professionelle Diagnose zu stellen, ich habe kein Mandat dafür, Ferndiagnosen sind nicht zulässig, und zu allem Überfluss bin ich keine Therapeutin. Ich gebrauche den Begriff also nicht im Sinne einer klinischen Diagnose. Ich benutze ihn deskriptiv: als Beschreibung charakteristischer Muster. Frei nach dem Bestseller von Robert Betz hoffe ich, keinem meiner »Arsch-Engel« auf diesen Seiten zu nahe zu treten. Vgl. Betz: Frieden mit meinen »Arsch-Engeln«

5 DoctorRamani: The cognitive trap keeps people stuck in relationships with narcissists: https://youtu.be/7IT_-7BildA

6 Miller, Alice: Das Drama des begabten Kindes und die Suche nach dem wahren Selbst. Frankfurt: Suhrkamp 1979, S. 7 ff.

7 Huiberts, Annemarie: Auf dem einsamen Sockel. In: Spektrum: www.spektrum.de/news/auf-dem-einsamen-sockel/1634374

8 Wardetzki, Bärbel: Weiblicher Narzissmus: Der Hunger nach Anerkennung. Hörbuch, Leipzig: Lagato 2021, Kap. 6

9 Bonelli, Raphael M.: Männlicher Narzissmus: Das Drama der Liebe, die um sich selbst kreist. München: Pantheon 2018, S. 75 (Erstausgabe München: Kösel 2016)

10 Doering, Stephan/Hartmann, Hans-Peter/Kernberg, Otto F. (Hrsg.): Narzissmus: Grundlagen – Störungsbilder – Therapie. Stuttgart: Schattauer 2021, S. 26 ff.

11 Pincus, Aaron L. & Lukowitsky, Mark R.: Pathological Narcissism and Narcissistic Personality Disorder. In: Annu. Rev. Clin. Psychol. 2010.6:8.1–8.26, S. 423 ff.

12 Ebd., S. 424 ff.

13 Wardetzki, Bärbel: Eitle Liebe: Wie narzisstische Beziehungen scheitern oder gelingen können. München: Kösel 2020, S. 25

14 DoctorRamani: Everything you need to know about the 7 types of narcissists: https://youtu.be/4jfRGnG--H4

15 Gronwald, Silke/Siegert, Almut: Genug ist genug: Narzissmus, Egozentrik und emotionaler Missbrauch: Wie toxische Beziehungen entstehen – und wie Sie sich daraus lösen können. Self-Publishing 2020, eBook, S. 32

**16** Doering, Stephan & Hartmann, Hans-Peter & Kernberg, Otto F. (Hrsg.): Narzissmus: Grundlagen – Störungsbilder – Therapie, a.a.O., S. 1 ff.

**17** Ebd., S. 326

**18** Sonnenmoser, Marion: Narzisstische Persönlichkeitsstörung: Erkrankung mit vielen Facetten. In: Ärzteblatt: PP 13, Ausgabe Dezember 2014, S. 567: www.aerzteblatt.de/archiv/165552/Narzisstische-Persoenlichkeitsstoerung-Erkrankung-mit-vielen-Facetten

**19** Walter, Marc & Bilke-Hentsch, Oliver: Narzissmus, a.a.O., S. 22

**20** Haller, Reinhard: Die Narzissmusfalle: Anleitung zur Menschen- und Selbstkenntnis. Salzburg: Ecowin Verlag bei Benevento Publishing, eine Marke der Red Bull Mediahouse GmbH, 2013. 12. Auflage 2019, S. 92

**21** Haller, Reinhard: Die Narzissmusfalle: Anleitung zur Menschen- und Selbstkenntnis. Ecowin Verlag bei Benevento Publishing, eine Marke der Red Bull Mediahouse GmbH, 2013. 12. Auflage 2019, S. 177

**22** American Psychiatric Association: Falkai, Peter & Wittchen, Hans-Ulrich: Diagnostisches und Statistisches Manual Psychischer Störungen DSM-5®. 2., korrigierte Auflage, Hogrefe 2018, S. 903 ff.

**23** MedCircle: Narcissism? Borderline Personality Disorder? This may imitate both …: https://youtu.be/kYeylv5o274

**24** Zitiert aus: American Psychiatric Association: Falkai, Peter & Wittchen, Hans-Ulrich: Diagnostisches und Statistisches Manual Psychischer Störungen, a.a.O., S. 918

**25** Walter, Marc & Bilke-Hentsch, Oliver: Narzissmus, a.a.O., S. 17

**26** Pincus, Aaron L. & Wright, Aidan G. C. & Cain, Nicole: Narcissistic Grandiosity and Narcissistic Vulnerability in Psychotherapy. In: Personality Disorders: Theory, Research, and Treatment. January 2014 & Pincus, Aaron L.: Narcissistic Personality Disorder and Pathological Narcissism. In: R. F. Krueger, & P. H. Blaney (Eds.), Oxford Textbook of Psychopathology (4th Ed.). New York: Oxford University Press, S. 3

**27** Pincus, Aaron L. & Lukowitsky, Mark R.: Pathological Narcissism and Narcissistic Personality Disorder, a.a.O., S. 421 & Pincus, Aaron L.: Narcissistic Personality Disorder and Pathological Narcissism, a.a.O., S. 12-13

**28** Pincus, Aaron L. & Lukowitsky, Mark R.: Pathological Narcissism and Narcissistic Personality Disorder, a.a.O., S. 427

**29** Walter, Marc & Bilke-Hentsch, Oliver: Narzissmus, a.a.O., S. 137

**30** Doering, Stephan & Hartmann, Hans-Peter & Kernberg, Otto F. (Hrsg.): Narzissmus, a.a.O., S. 190-191

**31** Zabel, Lukas: Narzisstische Depression. Theorien und Konzepte in Psychiatrie und Psychoanalyse. Gießen: PsychosozialVerlag 2019, S. 24

**32** DoctorRamani: Grandiose Narcissists: Everything you need to know (Part 1/2): https://youtu.be/guPO3sfzIGI & DoctorRamani: Hybrid/mixed type Narcissists: Everything you need to know: https://youtu.be/3u2O7S3Vj5w & Sindes, Dawood & Pincus, Aaron L.: Pathological Narcissism and the Severity, Variability and Instability of Depressive Symptoms. In: Personality Disorders: Theory Research and Treatment. April 2018

**33** Pincus, Aaron L.: Narcissistic Personality Disorder and Pathological Narcissism, a.a.O., S. 23

**34** Ebd., S. 17 & 31 ff.
**35** Ebd., S. 20
**36** DoctorRamani: Covert Narcissists: Everything you need to know (Part 1/3): https://youtu.be/mNFIQ46-s-A & (Part 3/3): https://youtu.be/5Ll2lYIY-zI
**37** Gronwald, Silke & Siegert, Almut: Genug ist genug, a.a.O., S. 49
**38** Doering, Stephan & Hartmann, Hans-Peter & Kernberg, Otto F. (Hrsg.): Narzissmus, a.a.O., S. 326
**39** Zabel, Lukas: Narzisstische Depression, a.a.O., S. 25
**40** Pincus, Aaron L.: Narcissistic Personality Disorder and Pathological Narcissism, a.a.O., S. 8 & 20 & Walter, Marc & Bilke-Hentsch, Oliver: Narzissmus: Grundlagen – Formen – Interventionen, a.a.O., S. 50
**41** Pincus, Aaron L. & Lukowitsky, Mark R.: Pathological Narcissism and Narcissistic Personality Disorder, a.a.O., S. 437 & Walter, Marc & Bilke-Hentsch, Oliver: Narzissmus, a.a.O., S. 22 & 95 & Pincus, Aaron L. & Wright, Aidan G. C. & Cain, Nicole: Narcissistic Grandiosity and Narcissistic Vulnerability in Psychotherapy, a.a.O.; Pincus, Aaron L.: Narcissistic Personality Disorder and Pathological Narcissism, a.a.O., S. 4
**42** Zabel, Lukas: Narzisstische Depression, a.a.O., S. 44 & Sindes, Dawood & Pincus, Aaron L.: Pathological Narcissism and the Severity, Variability and Instability of Depressive Symptoms, a.a.O. & Pincus, Aaron L. & Wright, Aidan G. C. & Cain, Nicole: Narcissistic Grandiosity and Narcissistic Vulnerability in Psychotherapy, a.a.O., S. 4 & Pincus, Aaron L.: Narcissistic Personality Disorder and Pathological Narcissism, a.a.O., S. 28 ff. & Stirn, Aglaja & Hartkamp, Norbert J.: Krankheitstypische Gegenübertragungsreaktionen. In: Psychotherapeut, May 2004, S. 204-205 & 208
**43** Stirn, Aglaja & Hartkamp, Norbert J.: Krankheitstypische Gegenübertragungsreaktionen. In: Psychotherapeut, May 2004, S. 204
**44** Zabel, Lukas: Narzisstische Depression, a.a.O., S. 113
**45** DoctorRamani: Explain narcissism to others using the C.R.A.V.E.D. method: www.youtube.com/watch?v=M4ypZnVF03M & Walter, Marc & Bilke-Hentsch, Oliver: Narzissmus, a.a.O., S. 50/95
**46** Mirza, Debbie: The Covert Passive-Aggressive Narcissist: Recognizing the Traits and Finding Healing after Hidden Emotional and Psychological Abuse, eBook Pos. 141 ff.
**47** MacKenzie, Jackson: Keine Macht den Psychopathen: So befreien Sie sich von emotional traumatischen Beziehungen. München: Kösel 2001, S. 53
**48** Pincus, Aaron L. & Lukowitsky, Mark R.: Pathological Narcissism and Narcissistic Personality Disorder, a.a.O., S. 430 ff. & Pincus, Aaron L. & Wright, Aidan G. C. & Cain, Nicole: Narcissistic Grandiosity and Narcissistic Vulnerability in Psychotherapy, a.a.O., S. 2
**49** Pincus & Lukowitsky: Pathological Narcissism and Narcissistic Personality Disorder, a.a.O., S. 430 ff.
**50** Ebd., S. 438
**51** Ebd., S. 437-438
**52** Payson, Eleanor D.: The Wizard of Oz and Other Narcissists: Coping with the One-Way Relationship in Work, Love, and Family. Hörbuch, Julian Day Publications 2012, Kap. 3
**53** Mirza, Debbie: The Covert Passive-Aggressive Narcissist, a.a.O., S. 146 ff.

**54** Payson, Eleanor D.: The Wizard of Oz and Other Narcissists, a.a.O., Kap. 3
**55** In Anlehnung an: Pincus, Aaron L. & Wright, Aidan G. C. & Cain, Nicole: Narcissistic Grandiosity and Narcissistic Vulnerability in Psychotherapy, a.a.O., S. 2 & Pincus & Lukowitsky: Pathological Narcissism and Narcissistic Personality Disorder, a.a.O., S. 431
**56** Walter, Marc & Bilke-Hentsch, Oliver: Narzissmus, a.a.O., S. 82
**57** DocorRamani: Are more men or women covert narcissists? https://youtu.be/NCTW-HSMELA
**58** Haller, Reinhard: Die Narzissmusfalle, a.a.O., S. 95
**59** Zabel, Lukas: Narzisstische Depression, a.a.O., S. 26-27
**60** Wardetzki, Bärbel: Weiblicher Narzissmus, a.a.O., Kap. 39
**61** DocorRamani: Are more men or women COVERT narcissists? https://youtu.be/NCTW-HSMELA
**62** Ebd.
**63** Haller, Reinhard: Die Narzissmusfalle, a.a.O., S. 37
**64** Doering, Stephan & Hartmann, Hans-Peter & Kernberg, Otto F. (Hrsg.): Narzissmus, a.a.O., S. 191
**65** DoctorRamani: Everything you need to know about the 7 types of narcissists: https://youtu.be/4jfRGnG--H4
**66** Doering, Stephan & Hartmann, Hans-Peter & Kernberg, Otto F. (Hrsg.): Narzissmus, a.a.O., S. 191. & Pincus & Lukowitsky: Pathological Narcissism and Narcissistic Personality Disorder, a.a.O.
**67** Doering, Stephan & Hartmann, Hans-Peter & Kernberg, Otto F. (Hrsg.): Narzissmus, a.a.O., S. 191-192 & Pincus & Lukowitsky: Pathological Narcissism and Narcissistic Personality Disorder, a.a.O., S. 438
**68** Zabel, Lukas: Narzisstische Depression, a.a.O., S. 27
**69** Doering, Stephan & Hartmann, Hans-Peter & Kernberg, Otto F. (Hrsg.): Narzissmus, a.a.O., S. 191 ff.
**70** Zabel, Lukas: Narzisstische Depression, a.a.O. & Sindes, Dawood & Pincus, Aaron L.: Pathological Narcissism and the Severity, Variability and Instability of Depressive Symptoms, a.a.O.
**71** Doering, Stephan & Hartmann, Hans-Peter & Kernberg, Otto F. (Hrsg.): Narzissmus, a.a.O., S. 224
**72** Twenge, Jean M. & Campbell, W. Keith: The Narcissism Epidemic: Living in the Age of Entitlement. Atria Books, 2010 & Bonelli, Raphael M.: Männlicher Narzissmus, a.a.O., S. 163.
**73** Walter, Marc & Bilke-Hentsch, Oliver: Narzissmus, a.a.O., S. 5
**74** Bonelli, Raphael M.: Männlicher Narzissmus, a.a.O., S. 72
**75** Walter, Marc & Bilke-Hentsch, Oliver: Narzissmus, a.a.O., S. 33
**76** Ebd., S. 52
**77** Haller, Reinhard: Die Narzissmusfalle, a.a.O., S. 21
**78** Walter, Marc & Bilke-Hentsch, Oliver: Narzissmus, a.a.O., S. 33
**79** Greenberg, Elinor: Borderline und Narzissmus: Wie Menschen nach Liebe und Bewunderung streben. München: Kösel 2021, S. 343
**80** Walter, Marc & Bilke-Hentsch, Oliver: Narzissmus, a.a.O., S. 52

**81** Greenberg, Elinor: Borderline und Narzissmus, a.a.O., S. 163 ff.
**82** DoctorRamani: Everything you need to know about the 7 types of narcissists: https://youtu.be/4jfRGnG--H4
**83** DoctorRamani: Benign Narcissist: Everything you need to know (Part 1/2): https://youtu.be/mgmfGRXi2E8 & (Part 2/2): https://youtu.be/ZCOuf3OZfzw
**84** DoctorRamani: Cerebral narcissists: What to look out for: https://youtu.be/zrpjDIRnQH4
**85** Gebauer, Jochen E.: Communal Narcissism: Theoretical and Empirical Support: https://link.springer.com/chapter/10.1007/978-3-319-92171-6_7
**86** Kaufmann, Scott Barry: Spiritualität auf Abwegen. In: Spektrum: www.spektrum.de/news/yoga-und-meditation-ein-spiritueller-deckmantel-fuer-narzissmus/1938055?fbclid=IwAR3b-09FinD8jpDIgHlrxdjmHDtYspd_9JWsV0yxqBk0EA8jw7uhDNZmziQ
**87** DoctorRamani: Communal Narcissists: Everything you need to know (Part 1-3): https://youtu.be/aF8fiHTbGtY / https://youtu.be/CtDJ7ijcl8w / https://youtu.be/qQxnf0anbLw
**88** Gebauer, J. E., Sedikides, C., Verplanken, B., & Maio, G. R. (2012). Communal narcissism. Journal of Personality and Social Psychology, *103(5)*, S. 854–878: https://doi.org/10.1037/a0029629
**89** DoctorRamani: Lovebombed by a self-righteous narcissist: https://youtu.be/AA-OrklLL-C4
**90** DoctorRamani: Neglectful Narcissist: Everything you need to know (Part 1-3): https://youtu.be/uhYe5SuVIKc / https://youtu.be/BbQAJkY40rc / https://youtu.be/mFOuRWKVzy8
**91** Greenberg, Elinor: Borderline und Narzissmus, a.a.O., S. 122 ff.
**92** DoctorRamani: Hybrid/mixed type Narcissists: Everything you need to know: https://youtu.be/3u2O7S3Vj5w
**93** Wardetzki, Bärbel: Weiblicher Narzissmus, a.a.O., Kap. 39
**94** Haller, Reinhard: Die Narzissmusfalle, a.a.O., S. 95
**95** Achter, Patricia: Moderne Formen des Narzissmus – psychologische Studien. Universität Bamberg, 2019: https://idw-online.de/de/news718032
**96** Bonelli, Raphael M.: Männlicher Narzissmus, a.a.O., S. 73
**97** Ebd. & Pincus, Aaron L.: Narcissistic Personality Disorder and Pathological Narcissism, a.a.O., S. 15
**98** Walter, Marc & Bilke-Hentsch, Oliver: Narzissmus, a.a.O., S. 21
**99** Greenberg, Elinor: Borderline und Narzissmus, a.a.O., S. 362
**100** Ebd., S. 109 ff.
**101** Doering, Stephan & Hartmann, Hans-Peter & Kernberg, Otto F. (Hrsg.): Narzissmus, a.a.O., S. 318 ff. & Pincus & Lukowitsky: Pathological Narcissism and Narcissistic Personality Disorder, a.a.O., S. 437
**102** Das Maskenmodell ist umstritten. Vgl.: Bonelli, Raphael M.: Männlicher Narzissmus, a.a.O., S. 110
**103** Doering, Stephan & Hartmann, Hans-Peter & Kernberg, Otto F. (Hrsg.): Narzissmus, a.a.O., S. 189 ff. & DoctorRamani: Can narcissists change? https://youtu.be/vvvZY-pdmQs & Greenberg, Elinor: Borderline und Narzissmus, a.a.O., S. 22

**104** Haller, Reinhard: Die Narzissmusfalle, a.a.O., S. 21
**105** Gronwald, Silke & Siegert, Almut: Genug ist genug, a.a.O., S. 35
**106** Ebd.
**107** Doering, Stephan & Hartmann, Hans-Peter & Kernberg, Otto F. (Hrsg.): Narzissmus, a.a.O., S. 333
**108** Gronwald, Silke & Siegert, Almut: Genug ist genug, a.a.O., S. 31
**109** & Pincus, Aaron L. & Wright, Aidan G. C. & Cain, Nicole: Narcissistic Grandiosity and Narcissistic Vulnerability in Psychotherapy, a.a.O., S. 4
**110** Zabel, Lukas: Narzisstische Depression, a.a.O., S. 25
**111** Doering, Stephan & Hartmann, Hans-Peter & Kernberg, Otto F. (Hrsg.): Narzissmus, a.a.O., S. 216
**112** Ebd., S. 214
**113** DoctorRamani: When a narcissist promises to change: https://youtu.be/ZjHkMcNekQU
**114** DoctorRamani: 5 reasons why people get stuck in narcissistic relationships: https://youtu.be/wgZQaYI_gAw
**115** DocorRamani: 9 things you should never do in couples therapy: https://youtu.be/Guv2IlFkTIY
**116** Mirza, Debbie: The Covert Passive-Aggressive Narcissist, a.a.O., S. 7
**117** Gronwald, Silke & Siegert, Almut: Genug ist genug, a.a.O., S. 52
**118** DoctorRamani: What is »mind reading«? (Glossary of Narcissistic Relationships): https://youtu.be/VLNnBu-e4_g
**119** Haller, Reinhard: Die Narzissmusfalle, a.a.O., S. 44
**120** Greenberg, Elinor: Borderline und Narzissmus, a.a.O., S. 9
**121** DoctorRamani: Everything you need to know about the 7 types of narcissists https://youtu.be/4jfRGnG--H4
**122** Gronwald, Silke & Siegert, Almut: Genug ist genug, a.a.O., S. 15
**123** DoctorRamani: www.youtube.com/c/DoctorRamani/featured
**124** www.narcissisticvictimsyndrome.com
**125** Ebd.
**126** Mirza, Debbie: The Safest Place Possible: A Guide to Healing and Transformation. Safest Place Publishing 2019
**127** Stahl, Stefanie: Das Kind in dir muss Heimat finden: Der Schlüssel zur Lösung (fast) aller Probleme. München: Kailash 2015 & Bradshaw, John: Das Kind in uns: Wie finde ich zu mir selbst. München: Knaur, 2000
**128** Cameron, Julia: Der Weg des Künstlers: Ein spiritueller Pfad zur Aktivierung unserer Kreativität. München: Knaur MensSana 2000, Seite 33 ff.
**129** Mirza, Debbie: The Covert Passive-Aggressive Narcissist, a.a.O., S. 23 ff.
**130** Kati Morton: What Are The 7 Signs of Grooming by a Sexual Predator: https://www.youtube.com/watch?v=uNlSPUQ17u0
**131** What's Working! With Callie … und Kyle: How to Avoid Dating a Narcissist – with Dr. Ramani: https://youtu.be/3ska9CXcuI8
**132** www.albertacacs.ca/blog/stages-of-grooming & www.skillsplatform.org/blog/6-stages-of-grooming-adults-and-teens-spotting-the-red-flags/
**133** DoctorRamani: www.youtube.com/c/DoctorRamani/featured

**134** DoctorRamani: www.youtube.com/c/DoctorRamani/featured
**135** Mirza, Debbie: The Covert Passive-Aggressive Narcissist, a.a.O., S. 26
**136** DoctorRamani: What is love bombing? https://youtu.be/GOx8l2QquZY
**137** DoctorRamani: What is love bombing? https://youtu.be/GOx8l2QquZY
**138** Mirza, Debbie: The Covert Passive-Aggressive Narcissist, a.a.O., eBook S. 24
**139** MacKenzie, Jackson: Keine Macht den Psychopathen, a.a.O., S. 118
**140** Mirza, Debbie: The Covert Passive-Aggressive Narcissist, a.a.O., S. 29
**141** MacKenzie, Jackson: Keine Macht den Psychopathen, a.a.O., S. 58
**142** DoctorRamani: What is love bombing? https://youtu.be/GOx8l2QquZY
**143** Schneider, Andrea: Soul Vampires: Reclaiming Your Lifeblood After Narcissistic Abuse. Book Baby 2015
**144** DoctorRamani: What is »narcissistic supply«? (Glossary of Narcissistic Relationships): https://youtu.be/xUnmx3tgKZI
**145** Mirza, Debbie: The Covert Passive-Aggressive Narcissist, a.a.O.
**146** DoctorRamani: What is »breadcrumbing« (Glossary of Narcissistic Relationships) https://youtu.be/tned8H1DD2M
**147** Gronwald, Silke & Siegert, Almut: Genug ist genug, a.a.O., S. 56
**148** MacKenzie, Jackson: Keine Macht den Psychopathen, a.a.O., S. 82
**149** Laura Malina Seiler: So erkennst du eine toxische Beziehung sofort! – Interview Special mit Katja Demming: www.youtube.com/watch?v=nFWxfdw2syc
**150** MacKenzie, Jackson, a.a.O., S. 126
**151** Mirza, Debbie: The Covert Passive-Aggressive Narcissist, a.a.O., S. 35
**152** DoctorRamani: What is »narcissistic ghosting« (Glossary of Narcissistic Relationships): https://youtu.be/Y1zQrViVj3s
**153** MacKenzie, Jackson: Keine Macht den Psychopathen, a.a.O., S. 109-110
**154** Ebd., S. 110-111
**155** DoctorRamani: What is »hoovering«? (Glossary of Narcissistic Relationships): https://youtu.be/yPc7UxIfMfY
**156** Rossini, Afrodite: Adult Children of Narcissistic Parents: Recovering from Emotional Immature Parents & Narcissism Abuse. CPTSD Recovery. How You Can Heal Your Life and Your ... Relationships. Forget the Past Shine Again. Hörbuch, Charlie Creative Lab Ltd. 2021, Kap. 5. & www.soulshepherding.org/breaking-free-cycle-abuse/ & https://gedankenwelt.de/lenore-walkers-kreislauf-des-missbrauchs/
**157** Rossini, Afrodite: Adult Children of Narcissistic Parents, a.a.O., Kap. 5.
**158** https://despair2deliverance.wordpress.com/2017/12/12/the-nature-of-narcissistic-abuse/
**159** Bonelli, Raphael M.: Männlicher Narzissmus, a.a.O., S. 148 & https://static1.squarespace.com/static/5ab6c727a9e02868fa113fc4/t/5e5ab79abcd48e5c8c2859cc/1583003547074/Narcissistic+cycle+of+violence.pdf
**160** https://mymonk.de/rumi-zitate
**161** Mirza, Debbie: The Covert Passive-Aggressive Narcissist, a.a.O., S. 71
**162** Mirza, Debbie: The Covert Passive-Aggressive Narcissist, a.a.O., S. 18/19
**163** Dr. Ramani: Why autism is DIFFERENT from narcissism: https://youtu.be/XEDda93M_mg

**164** MacKenzie, Jackson: Keine Macht den Psychopathen, a.a.O., S. 109
**165** Hilfe für Opfer von Narzissten: Narzissten – 8 Anzeichen von verdeckten Narzissten: https://youtu.be/IyLReVcO8cc
**166** DoctorRamani: Narcissism and Münchhausen Syndrome: https://youtu.be/37pYJAtMQCE
**167** Mirza, Debbie: The Covert Passive-Aggressive Narcissist, a.a.O., S. 25
**168** Mirza, Debbie: The Covert Passive-Aggressive Narcissist, a.a.O., S. 55 & MacKenzie, Jackson: Keine Macht den Psychopathen, a.a.O., S. 173
**169** Willi, Jürg: Die Zweierbeziehung: Das unbewusste Zusammenspiel von Partnern als Kollusion. Reinbek: Rowohlt digitalbuch 2012, S. 97
**170** Mirza, Debbie: The Covert Passive-Aggressive Narcissist, a.a.O. & Haller, Reinhard: Die Narzissmusfalle, a.a.O., S. 104
**171** Mirza, Debbie: The Covert Passive-Aggressive Narcissist, a.a.O.
**172** MacKenzie, Jackson: Keine Macht den Psychopathen, a.a.O., S. 46
**173** Mirza, Debbie: The Covert Passive-Aggressive Narcissist, a.a.O., S. 26
**174** Ebd.
**175** Ebd., S. 56
**176** Ebd.
**177** Dr. Ramani: When you try to give a narcissist feedback: https://youtu.be/VV-bEGozPB4
**178** Mirza, Debbie: The Covert Passive-Aggressive Narcissist, a.a.O., Kap. 8
**179** Doering, Stephan & Hartmann, Hans-Peter & Kernberg, Otto F. (Hrsg.): Narzissmus, a.a.O., S. 482
**180** https://personalerblog.com/2014/09/25/das-kalte-empathiesystem-warum-skrupellose-menschen-in-wirtschaft-und-politik-erfolgreich-sind/
**181** DoctorRamani: Narcissists don't lack empathy – they just choose not to use it: https://youtu.be/O7qxMu3nSLw & Pincus, Aaron L.: Narcissistic Personality Disorder and Pathological Narcissism, a.a.O., S. 10.
**182** Haller, Reinhard: Die Narzissmusfalle, a.a.O., S. 49
**183** Doering, Stephan & Hartmann, Hans-Peter & Kernberg, Otto F. (Hrsg.): Narzissmus, a.a.O., S.184
**184** Ebd., S. 456 ff.
**185** DoctorRamani: DAY 28 CARELESS (30 DAYS OF NARCISSISM): https://youtu.be/LY9gJfo0Ris
**186** DoctorRamani: www.youtube.com/c/DoctorRamani/featured
**187** Garrelts, Nantke: Narzissmus spielt auch eine Rolle. In: DER TAGESSPIEGEL, 01.09.2020: www.tagesspiegel.de/politik/sozialpsychologin-ueber-corona-demonstranten-narzissmus-spielt-auch-eine-rolle/26145256.html
**188** Payson, Eleanor D.: The Wizard of Oz and Other Narcissists, a.a.O., Kap. 3
**189** DoctorRamani: Narcissistic hypochondriacs: https://youtu.be/LY9gJfo0Ris
**190** Haller, Reinhard: Die Narzissmusfalle, a.a.O., S. 51
**191** Ebd., S. 121 ff.
**192** Ebd., S. 147 & Pincus, Aaron L.: Narcissistic Personality Disorder and Pathological Narcissism, a.a.O., S. 32
**193** Dahindern, Isabelle: Toxische Beziehungen können im Tod enden. In: zentral-

plus, 22.10.2020: www.zentralplus.ch/toxische-beziehungen-koennen-im-tod-enden-1919731/ & DoctorRamani: Narcissism and …: https://youtu.be/yfkY43bO-Pow

**194** Payson, Eleanor D.: The Wizard of Oz and Other Narcissists, a.a.O., Kap. 8

**195** Haller, Reinhard: Die Narzissmusfalle, a.a.O., S. 110

**196** Ebd., S. 111 & Pincus, Aaron L.: Narcissistic Personality Disorder and Pathological Narcissism, a.a.O., S. 32

**197** Payson, Eleanor D.: The Wizard of Oz and Other Narcissists, a.a.O., Kap. 3

**198** Gronwald, Silke & Siegert, Almut: Genug ist Genug, a.a.O., S. 65

**199** Wardetzki, Bärbel: Narzissmus, Verführung und Macht, a.a.O., S. 102

**200** https://de.wikipedia.org/wiki/Gaslighting

**201** Mirza, Debbie: The Covert Passive-Aggressive Narcissist, a.a.O. S. 74

**202** Dr. Ramani: Webinar »How to Become More Gaslight Resistant«

**203** https://psychcentral.com/health/stonewalling-and-gaslighting#what-are-they

**204** Herrmann, Sebastian: In den Kopf gehämmert. In: Süddeutsche Zeitung, 01.07. 2019: www.sueddeutsche.de/wissen/psychologie-in-den-kopf-gehaemmert-1.4507778

**205** Dr. Ramani: The rules of gaslighting and narcissism in racism: https://youtu.be/4aZKNck6LDE

**206** Mirza, Debbie: The Covert Passive-Aggressive Narcissist, a.a.O., S. 73

**207** MacKenzie, Jackson: Keine Macht den Psychopathen, a.a.O., S. 220

**208** Ebd., S. 105

**209** https://umgang-mit-narzissten.de/silent-treatment/

**210** MacKenzie, Jackson: Keine Macht den Psychopathen, a.a.O., S. 44.

**211** DoctorRamani: What is »mind reading«? (Glossary of Narcissistic Relationships): https://youtu.be/VLNnBu-e4_g

**212** Mirza, Debbie: The Covert Passive-Aggressive Narcissist, a.a.O., S. 20

**213** Dr. Ramani: What is »stonewalling«? (Glossary of Narcissistic Relationships): https://youtu.be/IhIvZBUfpHo

**214** Charf, Dami: Auch alte Wunden können heilen: Wie Verletzungen aus der Kindheit unser Leben bestimmen und wir dennoch Frieden in uns selbst finden können. München: Kösel 2020, S. 145

**215** Mirza, Debbie: The Covert Passive-Aggressive Narcissist, a.a.O., S. 46

**216** Dr. Ramani: Narcissists and the Silent Treatment: https://youtu.be/o8Cv5tSE6RI

**217** Wardetzki, Bärbel: Narzissmus, Verführung und Macht, a.a.O., S. 112

**218** Dr. Ramani: The narcissist an the shame-rage spiral: www.youtube.com/watch?v=xYWPuJNuvMc

**219** Charf, Dami: Auch alte Wunden können heilen, a.a.O., S. 225 ff.

**220** Ebd., S. 231

**221** Brené Brown: TED-Talks: The power of vulnerability & listening to shame: www.ted.com/search?q=brene+brown

**222** Doering, Stephan & Hartmann, Hans-Peter & Kernberg, Otto F. (Hrsg.): Narzissmus, a.a.O., S. 470 ff.

**223** Ebd., S. 249

**224** Mirza, Debbie: The Covert Passive-Aggressive Narcissist, a.a.O., Kap. 8

**225** Higher Perspective: 5 Phrases Sociopaths And Narcissists Use To undermine Your Confidence: Higher Perspective: 5 Phrases Sociopaths And Narcissists Use To Mar Your Confidence
**226** Haller, Reinhard: Die Narzissmusfalle, a.a.O., S. 43
**227** Bonelli, Raphael M.: Männlicher Narzissmus, a.a.O., S. 145
**228** Mirza, Debbie: The Covert Passive-Aggressive Narcissist, a.a.O., S. 19
**229** Bonelli, Raphael M.: Männlicher Narzissmus, a.a.O., S. 120
**230** Haller, Reinhard: Die Narzissmusfalle, a.a.O., S. 26/153
**231** Gauger, Andreas: Narzissmus Manipulation – 34 Red Flags, die du unbedingt kennen solltest: https://andreas-gauger.de/narzissmus-manipulation/
**232** Miller, Meredith: Inner Integration: DARVO | The abuser›s tactic of blame-shifting that causes you to blame yourself for the abuse: https://youtu.be/Muh_rO_0xtc & https://en.wikipedia.org/wiki/DARVO
**233** Mirza, Debbie: The Covert Passive-Aggressive Narcissist, a.a.O., S. 19
**234** Doering, Stephan & Hartmann, Hans-Peter & Kernberg, Otto F. (Hrsg.): Narzissmus, a.a.O., S. 487
**235** DoctorRamani: What are »flying monkeys«? (Glossary of Narcissistic Relationships): https://youtu.be/lDclCIFQML8
**236** Haller, Reinhard: Die Narzissmusfalle, a.a.O., S. 153
**237** DoctorRamani: The pollyanna narcissistic enabler: https://youtu.be/eT3EcQbRdw4
**238** DoctorRamani: Narcissists and Toxic Positivity: https://youtu.be/l19QSxWyaWI
**239** Mirza, Debbie: The Covert Passive-Aggressive Narcissist, a.a.O., Kap. 8
**240** Haller, Reinhard: Die Narzissmusfalle, a.a.O., S. 44
**241** https://schutzgarten.wordpress.com/tag/grooming/
**242** MacKenzie, Jackson: Keine Macht den Psychopathen, a.a.O., S. 189/14
**243** Wardetzki, Bärbel: Eitle Liebe, a.a.O., S. 117 ff.
**244** Gauger, Andreas: Narzissmus Manipulation – 34 Red Flags, die du unbedingt kennen solltest: https://andreas-gauger.de/narzissmus-manipulation/
**245** DoctorRamani: In narcissistic relationships hope dies last: https://youtu.be/3VPY4Yxu2g4
**246** DoctorRamani: What is »narcissistic amnesia«? (Glossary of Narcissistic Relationships): https://youtu.be/J_6DD35aVCk
**247** MacKenzie, Jackson: Keine Macht den Psychopathen, a.a.O., S. 21–22
**248** Haller, Reinhard: Die Narzissmusfalle, a.a.O., S. 137
**249** www.selbsthilfe.at/lexikon/emotionaler-missbrauch & https://bayern-gegen-gewalt.de/gewalt-infos-und-einblicke/formen-von-gewalt/psychische-gewalt/ & www.euro.who.int/de/media-centre/sections/press-releases/2013/09/who-report-draws-attention-to-the-abuse-of-18-million-children & Gronwald, Silke & Siegert, Almut: Genug ist genug, a.a.O., S. 13
**250** www.re-empowerment.de/gewalt/unsichtbare-wunden_v1/
**251** May, Bex April: Uncovering The Surprising Link Between Erectile Dysfunction And Narcissism … And What It Reveals About Impotence Treatment. In: MINDSPLAIN, 27.01.2021: https://mindsplain.com/erectile-dysfunction-and-narcissism/?fbclid=IwAR2xXrHT79ldE0uo9yPQa72UYCaAmb7jBSGTzB7-YqA-97joB-hhyIZP-6aM

**252** Mirza, Debbie: The Covert Passive-Aggressive Narcissist, a.a.O., S. 112
**253** Ebd., S. 68
**254** Willi, Jürg: Die Zweierbeziehung, a.a.O., S. 101
**255** Doering, Stephan & Hartmann, Hans-Peter & Kernberg, Otto F. (Hrsg.): Narzissmus, a.a.O., S. 457
**256** Ebd., S. 459
**257** Narzissmus_facetten: www.instagram.com/p/CTsnvUNMxxQ/
**258** Willi, Jürg: Die Zweierbeziehung, a.a.O., S. 99
**259** Doering, Stephan & Hartmann, Hans-Peter & Kernberg, Otto F. (Hrsg.): Narzissmus, a.a.O., S. 462
**260** https://mindsplain.com/erectile-dysfunction-and-narcissism/
**261** Ebd.
**262** Mirza, Debbie: The Covert Passive-Aggressive Narcissist, a.a.O., S. 115
**263** www.re-empowerment.de/gewalt/formen/sexuelle-gewalt/
**264** Dugan, Meg Kennedy & Hock, Roger R.: Neu anfangen nach einer Misshandlungsbeziehung. Göttingen: Hogrefe 2020, S. 86
**265** Geflügeltes Wort, zurückgehend auf Megan LeBoutillier
**266** www.re-empowerment.de/gewalt/formen/sexuelle-gewalt/
**267** Dugan, Meg Kennedy & Hock, Roger R.: Neu anfangen nach einer Misshandlungsbeziehung, a.a.O., S. 89
**268** MacKenzie, Jackson: Keine Macht den Psychopathen, a.a.O., S. 93
**269** https://de.wikipedia.org/wiki/Kognitive_Dissonanz & https://dorsch.hogrefe.com/stichwort/kognitive-dissonanz
**270** MacKenzie, Jackson: Keine Macht den Psychopathen, a.a.O., S. 56
**271** Ebd., S. 59
**272** Mirza, Debbie: The Covert Passive-Aggressive Narcissist, a.a.O., S. 78 ff.
**273** Birch, Adelyn: 30 Covert Emotional Manipulation Tactics: How Manipulators Take Control in Personal Relationships. CreateSpace Independent Publishing Platform, Ebook, S. 51
**274** MacKenzie, Jackson: Keine Macht den Psychopathen, a.a.O., S. 233 ff.
**275** DoctorRamani: What a slot machine and a narcissist have in common: https://youtu.be/TUSdu3G6MSM
**276** Traumabindung: Wie Schmerz die Liebe vertieft: https://ichi.pro/de/traumabindung-wie-schmerz-die-liebe-vertieft-272811721143572
**277** Robert Sapolsky – Intermittent reinforcement: Bind. Blown: https://youtu.be/kan2ZGqEOso
**278** Traumabindung: Wie Schmerz die Liebe vertieft: https://ichi.pro/de/traumabindung-wie-schmerz-die-liebe-vertieft-272811721143572
**279** DoctorRamani: What is »cognitive dissonance« (Glossary of Narcissistic Relationships) https://youtu.be/l58hj6Kyvyg
**280** Mirza, Debbie: The Covert Passive-Aggressive Narcissist, a.a.O., Kap. 8
**281** Schaef, Anne Wilson: Co-Abhängigkeit: Die Sucht hinter der Sucht. München: Heyne 2002 & Beatty, Melody: Die Sucht, gebraucht zu werden. München: Heyne 2004.
**282** Traumabindung: Wie Schmerz die Liebe vertieft (ichi.pro)

**283** https://de.wikipedia.org/wiki/Traumabindung
**284** DoctorRamani: What is »cognitive dissonance« (Glossary of Narcissistic Relationships) https://youtu.be/l58hj6Kyvyg
**285** DoctorRamani: Trauma bonding and self blame in narcissistic relationships: https://youtu.be/LOC44pjJvrg
**286** DoctorRamani: What is »cognitive dissonance« (Glossary of Narcissistic Relationships) https://youtu.be/l58hj6Kyvyg
**287** Müller, Turid: Kognitive Verzerrungen: Denkfehler erkennen und entmachten. Studis Online: www.studis-online.de/Studieren/Wissenschaftliche_Texte/kognitive-verzerrungen-und-denkfehler.php#sunk-cost-fallacy
**288** DoctorRamani: Ego-syntonic vs. ego-dystonic narcissists: https://youtu.be/gZZOBqdpQTo
**289** Wardetzki, Bärbel: Eitle Liebe, a.a.O., S. 136
**290** DoctorRamani: Why you SHOULD NEVER call narcissists out: https://youtu.be/SPNf0YqM8lU
**291** Internet-Fund
**292** DoctorRamani: A painful look at narcissistic relationships and radical acceptance: https://youtu.be/_rmr06k7nGc
**293** Dodgson, Lindsay: 6 Wege, wie euer Körper euch zeigt, dass ihr in einer toxischen Beziehung seid. In: BUSINESS INSIDER, 10.04.2020: www.businessinsider.de/leben/beziehung/6-wege-wie-euer-koerper-euch-zeigt-dass-ihr-in-einer-toxischen-beziehung-seid/
**294** https://umgang-mit-narzissten.de/narzisstischer-missbrauch-und-die-koerperlichen-folgen/
**295** Mirza, Debbie: The Covert Passive-Aggressive Narcissist, a.a.O., S. 156 ff.
**296** Dodgson, Lindsay: 6 Wege, wie euer Körper euch zeigt, dass ihr in einer toxischen Beziehung seid. In: BUSINESS INSIDER, 10.04.2020: www.businessinsider.de/leben/beziehung/6-wege-wie-euer-koerper-euch-zeigt-dass-ihr-in-einer-toxischen-beziehung-seid/
**297** Payson, Eleanor D.: The Wizard of Oz and Other Narcissists, a.a.O., Kap. 7 & Mirza, Debbie: The Covert Passive-Aggressive Narcissist, a.a.O., S. 159
**298** www.healthline.com/health/narcissistic-victim-syndrome#physical-symptoms
**299** MacKenzie, Jackson: Keine Macht den Psychopathen, a.a.O., S. 103 ff.
**300** Haller, Reinhard: Die Narzissmusfalle, a.a.O., S. 126
**301** Gronwald, Silke & Siegert, Almut: Genug ist genug, a.a.O., S. 23
**302** Dugan, Meg Kennedy & Hock, Roger R.: Neu anfangen nach einer Misshandlungsbeziehung, a.a.O., S. 51
**303** https://opferhilfe-hamburg.de/informationen/schutzmoeglichkeiten-bei-beziehungsgewalt-und-stalking/
**304** DoctorRamani: https://www.youtube.com/c/DoctorRamani/featured
**305** Internet-Fund, z.B.hier: https://www.pinterest.de/pin/826480969106676587/
**306** MacKenzie, Jackson: Keine Macht den Psychopathen, a.a.O., S. 77
**307** DoctorRamani: Euphoric Recall keeps you trapped in the NARCISSIST'S web: https://youtu.be/06QEn0oTkMQ
**308** MacKenzie, Jackson: Keine Macht den Psychopathen, a.a.O., S. 205

309 Laura Malina Seiler: So erkennst du eine toxische Beziehung sofort! Interview Special mit Katja Demming: www.youtube.com/watch?v=nFWxfdw2syc
310 DoctorRamani: What does it mean to go »gray rock«? (Glossary of Narcissistic Relationships): https://youtu.be/ly0EfWUYArU & What happens when you go »gray rock«?: https://youtu.be/AmksB-SIvtA
311 DoctorRamani: Soul distancing as a method of dealing with narcissists: https://youtu.be/NU9P41Vifec
312 Haller, Reinhard: Die Narzissmusfalle, a.a.O., S. 185
313 DoctorRamani: www.youtube.com/c/DoctorRamani/featured
314 DoctorRamani: What happens when you go »gray rock«?: https://www.youtube.com/watch?v=AmksB-SIvtA&t=9s
315 Narzissmus_facetten: https://www.instagram.com/narzissmus_facetten/
316 http://www.stalking-justiz.de/handlungsmoglichkeiten-fur-betroffene/juristische-moglichkeiten/einstweilige-anordnung/
317 DoctorRamani: www.youtube.com/c/DoctorRamani/featured
318 DoctorRamani: How to »firewall« the narcissist: https://youtu.be/49HGOGy8lzw
319 Motivation Thrive: How to deal with narcissists / Dr. Ramani: https://youtu.be/zeF-pgbfecos
320 DoctorRamani: Narcissism and the deep technique: https://youtu.be/7HcU3s-drzU0
321 DoctorRamani: www.youtube.com/c/DoctorRamani/featured
322 Frei nach: American Psychiatric Association: Falkai, Peter & Wittchen, Hans-Ulrich: Diagnostisches und Statistisches Manual Psychischer Störungen DSM-5®, a.a.O., S. 369 ff.
323 Frei nach: American Psychiatric Association: Falkai, Peter & Wittchen, Hans-Ulrich: Diagnostisches und Statistisches Manual Psychischer Störungen DSM-5®, a.a.O., S. 371
324 MedCircle: 6 Hidden Signs of Complex PTSD (cPTSD) https://youtu.be/44hqDT7NNHU
325 Charf, Dami: Auch alte Wunden können heilen, a.a.O., S. 42
326 Schwartz, Arielle: Arbeitsbuch Komplexe PTBS: Ein Geist-Körper-Ansatz zur Wiedererlangung der Emotionskontrolle und der Ganzheit. Lichtenau: G. P. Probst, 2. Auflage 2021, S. 43
327 Ebd., S. 26 ff.
328 Walker, Pete: Shrinking the inner Critic in Complex PTSD: www.pete-walker.com/shrinkingInnerCritic.htm
329 van der Kolk, Bessel: The Body Keeps the Score: Mind, Brain and Body in the Transformation of Trauma. Penguin Audio 2019, Kap. 13
330 Schwartz, Arielle: Arbeitsbuch Komplexe PTBS, a.a.O., S. 37–38
331 Ebd., S. 38
332 van der Kolk, Bessel: The Body Keeps the Score, a.a.O.Kap. 19
333 https://hilfefueropfervonnarzissten.com/2017/05/26/narzissmus-posttraumatische-belastungsstoerung/
334 van der Kolk, Bessel: The Body Keeps the Score, a.a.O. Kap. 16
335 Ebd., Kap. 15

**336** MacKenzie, Jackson: Keine Macht den Psychopathen, a.a.O., S. 33
**337** https://survivingnthriving.quora.com/It-is-true-narcissistic-abuse-is-a-soul-rape
**338** van der Kolk, Bessel: The Body Keeps the Score, a.a.O., Kap. 13.
**339** Orloff, Judith: The Empaths Survival Guide: Life Strategies for Sensitive People. Sounds true Inc. 2018
**340** Charf, Dami: Auch alte Wunden können heilen, a.a.O., S. 119
**341** DoctorRamani: How being forgiving makes us vulnerable to narcissism: https://youtu.be/3MgQLLJQoAU
**342** DoctorRamani: Indifference and healing from narcissistic relationships: https://youtu.be/EmCPSeZ9W8c
**343** DoctorRamani: What narcissistic relationships do to our sympathetic nervous system: https://youtu.be/-vmKnOhdCH0
**344** Kast, Verena: Trauern: Phasen und Chancen des psychischen Prozesses. Freiburg: Kreuz 2013
**345** www.re-empowerment.de/gewalt/ausstieg/nach-der-trennung/rueckfallprophylaxe/
**346** Der Masken-Begriff stammt aus der Theatermethode FOOLING von Franki Anderson
**347** www.themovingcycle.com
**348** MacKenzie, Jackson: Keine Macht den Psychopathen, a.a.O., S. 132
**349** DoctorRamani: Trauma bonding and self blame in narcissistic relationships: https://youtu.be/LOC44pjJvrg
**350** MacKenzie, Jackson: Keine Macht den Psychopathen, a.a.O., S. 55
**351** Ebd., S. 21
**352** DoctorRamani: https://www.youtube.com/c/DoctorRamani/featured
**353** MacKenzie, Jackson: Keine Macht den Psychopathen, a.a.O., S. 55
**354** Jay Reid: Recovery from Narcissistic Abuse: https://youtu.be/MZFQnME0BJY & DoctorRamani: Imposter syndrome and narcissistic relationships: https://youtu.be/1CblQvliOpo
**355** DoctorRamani: Are you afraid of losing your empathy after a narcissistic relationship? https://youtu.be/_SfMa5nC1YY & MacKenzie, Jackson: Keine Macht den Psychopathen, a.a.O., S. 184
**356** DoctorRamani: Did you get accused of this when you started dating after a narcissistic relationship?: https://youtu.be/3DV4OubEHeY
**357** Schwartz, Arielle: Arbeitsbuch Komplexe PTBS, a.a.O., S. 28
**358** Crappy Childhood Fairy: How to calm CPTSDTriggers INSTANTLY: https://youtu.be/CV-J1vqyK9o
**359** Ebd.
**360** Ebd.
**361** Walker, Pete: Shrinking the Inner Critic in Complex PTSD: www.pete-walker.com/shrinkingInnerCritic.htm
**362** www.brenebrown.com
**363** Ebd.
**364** Ebd.
**365** Charf, Dami: Wie wir unseren Atem nutzen, um Gefühle zu regulieren: https://youtu.be/Es8QMlVvMPI

**366** MacKenzie, Jackson: Keine Macht den Psychopathen, a.a.O., S. 258

**367** Lancer, Darlene: How to Handle Narcissistic Abuse. In: PSYCHOLOGY TODAY, 05.06.2018: www.psychologytoday.com/us/blog/toxic-relationships/201806/how-handle-narcissistic-abuse

**368** Haller, Reinhard: Die Narzissmusfalle, a.a.O., S. 27

**369** Katherine, Anne: Where to Draw the Line: How to Set Healthy Boundaries Every Day. Tantor Audio 2018, Kap. 28.

**370** Ebd.

**371** Internet-Meme, z. B. gefunden auf www.facebook.com/EducatedMindsPage

**372** Donaldson-Pressman, Stephanie & Pressman, Robert M.: The Narcissistic Family: Diagnosis and Treatment. Tantor Audio 2020.

**373** Schulz von Thun, Friedemann

**374** Orloff, Judith: The Empaths Survival Guide, a.a.O.

**375** Lancer, Darlene: How to Handle Narcissistic Abuse, a.a.O.: https://www.psychologytoday.com/us/blog/toxic-relationships/201806/how-handle-narcissistic-abuse

**376** www.brenebrown.com

**377** MacKenzie, Jackson: Keine Macht den Psychopathen, a.a.O., S. 24

**378** DoctorRamani: www.youtube.com/c/DoctorRamani/featured

**379** Mirza, Debbie: The Covert Passive-Aggressive Narcissist, a.a.O., S. 39–43 & MacKenzie, Jackson: Keine Macht den Psychopathen, a.a.O., S. 264 ff.

**380** https://dorsch.hogrefe.com/stichwort/kollusion

**381** Willi, Jürg: Die Zweierbeziehung, a.a.O., S. 9

**382** Ebd., S. 87 ff.

**383** Ebd., S. 10

**384** Wardetzki, Bärbel: Eitle Liebe, a.a.O., S. 31

**385** Willi, Jürg: Die Zweierbeziehung, a.a.O., S. 103 ff.

**386** Jacoby, Sarah: Bist du möglicherweise ein:e Co-Narzisst:in?. In: REFINERY29, 03.03.2021: www.refinery29.com/de-de/co-narzissismus-was-ist-co-abhaengigkeit

**387** Willi, Jürg: Die Zweierbeziehung, a.a.O., S. 101 ff.

**388** Wardetzki, Bärbel: Weiblicher Narzissmus, a.a.O., S. 52/223

**389** Gronwald, Silke & Siegert, Almut: Genug ist genug, a.a.O., S. 50 ff.

**390** Willi, Jürg: Die Zweierbeziehung, a.a.O., S. 101 ff.

**391** Mirza, Debbie: The Covert Passive-Aggressive Narcissist, a.a.O., S. 80

**392** Orloff, Judith: The Differences Between Highly Sensitive People and Empaths. In: PSYCHOLOGY TODAY, 03.06.2071: www.psychologytoday.com/intl/blog/the-empaths-survival-guide/201706/the-differences-between-highly-sensitive-people-and-empaths

**393** Orloff, Judith: The Differences Between Highly Sensitive People and Empaths. In: PSYCHOLOGY TODAY, 03.06.2071: www.psychologytoday.com/intl/blog/the-empaths-survival-guide/201706/the-differences-between-highly-sensitive-people-and-empaths

**394** Orloff, Judith: The Differences Between Highly Sensitive People and Empaths. In: PSYCHOLOGY TODAY, 03.06.2071: https://www.psychologytoday.com/intl/blog/the-empaths-survival-guide/201706/the-differences-between-highly-sensitive-people-and-empaths

**395** https://umgang-mit-narzissten.de/narzissten-in-der-familie/
**396** DoctorRamani: www.youtube.com/c/DoctorRamani/featured
**397** DoctorRamani: The fate of the brainwashed child: https://youtu.be/YLzmzfWB_hw
**398** DoctorRamani: When the truth teller grows up: https://youtu.be/XRuWd7cpx5Y
**399** https://de.wikipedia.org/wiki/Narzisstischer_Elternteil & https://umgang-mit-narzissten.de/psychische-stoerungen-bei-kindern-narzisstischer-eltern/
**400** Mirza, Debbie: The Covert Passive-Aggressive Narcissist, a.a.O., S. 17
**401** Streep, Peg: Why Daughters of Unloving Mothers Struggle to Find a Partner. In: Psychology Today 09.04.218: www.psychologytoday.com/us/blog/tech-support/201804/why-daughters-unloving-mothers-struggle-find-partner & Narzissmus in der Familie – Umgang mit Narzissten (umgang-mit-narzissten.de)
**402** & https://tealswan.com/resources/articles/intermittent-reinforcement-why-you-cant-leave-the-relationship-r210/
https://de.wikipedia.org/wiki/Narzisstischer_Elternteil
**403** Schwartz, Arielle: Arbeitsbuch Komplexe PTBS, a.a.O., S. 39
**404** Ebd., S. 20-21
**405** Ebd., S. 47
**406** Ebd., S. 7
**407** https://crappychildhoodfairy.com/2019/04/25/did-childhood-ptsd-teach-you-to-fit-yourself-to-crap/
**408** Crappy Childhood Fairy: CPTSD Blinds You To Relationship RED FLAGS: https://youtu.be/VAB929g-Qxs
**409** Charf, Dami: Auch alte Wunden können heilen, a.a.O., S. 46
**410** Ebd., S. 24–25
**411** Vogt, Ralf: Täterintrojekte: Diagnostik und Behandlungsmodelle dissoziativer Strukturen. Kröning: Asanger Verlag 2012, S. 25
**412** Ebd., S. 87
**413** Schulz von Thun, Friedemann
**414** Mirza, Debbie: The Safest Place Possible, a.a.O.
**415** Dugan, Meg Kennedy & Hock, Roger R.: Neu anfangen nach einer Misshandlungsbeziehung, a.a.O., S. 266
**416** Ebd., S. 157
**417** MacKenzie, Jackson: Keine Macht den Psychopathen, a.a.O., S. 188
**418** Dugan, Meg Kennedy & Hock, Roger R.: Neu anfangen nach einer Misshandlungsbeziehung, a.a.O., S. 158/159
**419** MacKenzie, Jackson: Keine Macht den Psychopathen, a.a.O., S. 206
**420** Charf, Dami: Auch alte Wunden können heilen, a.a.O., S. 205
**421** www.re-empowerment.de /rueckfallprophylaxe/
**422** www.re-empowerment.de/gewalt/ausstieg/nach-der-trennung/rueckfallprophylaxe/
**423** DoctorRamani: How to push back on this narcissistic dynamic: https://youtu.be/sKvZGEn0cBY
**424** Wardetzki, Bärbel: Eitle Liebe, a.a.O., S. 106/107

**425** Celik, Monika: Narzissenkinder: Wenn Töchter unter narzisstischen Müttern leiden. München: Kösel 2019

**426** Miller, Meredith: The Journey: A Roadmap for Self-healing after Narcissistic Abuse. CreateSpace Independent Publishing Platform 2017, S. 175

**427** van der Kolk, Bessel: The Body Keeps the Score, a.a.O.

**428** Kaufmann, Scott Barry: Spiritualität auf Abwegen. In: Spektrum: www.spektrum.de/news/yoga-und-meditation-ein-spiritueller-deckmantel-fuer-narzissmus/1938055?fbclid=IwAR3b-09FinD8jpDIgHlrxdjmHDtYspd_9JWsV0yxqBk0EA8jw7uhDNZmziQ

**429** MacKenzie, Jackson: Ganz ich!: Finden Sie zurück zu Ihrem Selbst. Narayana 2021, S. 1 ff.

**430** Frei nach: MacKenzie, Jackson: Ganz ich!: Finden Sie zurück zu Ihrem Selbst. Narayana 2021, S. 34 ff.

**431** MacKenzie, Jackson: Ganz ich!: Finden Sie zurück zu Ihrem Selbst. Narayana 2021, S. ix

**432** Ebd., S. xiii ff.

**433** How To Academy Mindset: Healing Trauma & How the Bosy Keeps the Score, Dr. Bessel van der Kolk: www.youtube.com/watch?v=d_YApSkqsxM

**434** MacKenzie, Jackson: Keine Macht den Psychopathen, a.a.O., S. 252/253

**435** MacKenzie, Jackson: Keine Macht den Psychopathen, a.a.O., S. 229

**436** What's Working! With Callie … und Kyle: How to Avoid Dating a Narcissist – with Dr. Ramani: https://youtu.be/3ska9CXcuI8

**437** Ebd.

**438** DoctorRamani: www.youtube.com/c/DoctorRamani/featured

**439** Wardetzki, Bärbel: Narzissmus, Verführung und Macht, a.a.O., S. 45

**440** What's Working! With Callie … und Kyle: How to Avoid Dating a Narcissist – with Dr. Ramani: https://youtu.be/3ska9CXcuI8

**441** DoctorRamani: When malignant narcissists lovebomb: www.youtube.com/watch?v=UmP-FoTTRn0

**442** Gauger, Andreas: Narzissmus Manipulation – 34 Red Flags, die du unbedingt kennen solltest: https://andreas-gauger.de/narzissmus-manipulation/

**443** What's Working! With Callie … und Kyle: How to Avoid Dating a Narcissist – with Dr. Ramani: https://youtu.be/3ska9CXcuI8

**444** DoctorRamani: When malignant narcissists lovebomb: www.youtube.com/watch?v=UmP-FoTTRn0

**445** Miller, Meredith: When the Narcissist Hides Your Relationship: www.youtube.com/watch?v=mkJF6G-I-Cg

**446** Gerd Gigerenzer: Bauchentscheidungen: Die Intelligenz des Unbewussten und die Macht der Intuition. München: Goldmann 2008

**447** Charf, Dami: Auch alte Wunden können heilen, a.a.O., S. 115

**448** Ebd., S. 200

**449** Brown, Brené: Entdecke deine innere Stärke: Wahre Heimat in dir selbst und Verbundenheit mit anderen finden. München: Kailash 2018, S. 50

**450** What's Working! With Callie … und Kyle: How to Avoid Dating a Narcissist – with Dr. Ramani: www.youtube.com/watch?v=3ska9CXcuI8

**451** What's Working! With Callie … und Kyle: How to Avoid Dating a Narcissist – with Dr. Ramani: www.youtube.com/watch?v=3ska9CXcuI8
**452** DoctorRamani: The UNDETECTABLE way vulnerable narcissists love bomb: https://youtu.be/WctDnZQ8JVQ
**453** DoctorRamani: Lovebombed by a neglectful narcissist: https://youtu.be/G6iTVcdtpVM
**454** Crappy Childhood Fairy: How to Date Like You Had a NORMAL Childhood: https://youtu.be/wrqMjMa-I60
**455** Flucht.vor.narzissmus: www.instagram.com/p/CTCz9UBqfoH/
**456** Crappy Childhood Fairy: Childhood PTSD and Unhealthy Partners: The Real Reason It Seems Like You »Attract« Them: https://youtu.be/RY-LzBZwNwY
**457** Crappy Childhood Fairy: Childhood PTSD and Unhealthy Partners: The Real Reason It Seems Like You »Attract« Them: https://youtu.be/RY-LzBZwNwY
**458** https://youtu.be/sPOuIyEJnbE
**459** Strelecky, John: Wenn du Orangen willst, such nicht im Blaubeerfeld: Aha-Momente aus dem Café am Rande der Welt. München: Deutscher Taschenbuch Verlag 2015
**460** Charf, Dami: Auch alte Wunden können heilen, a.a.O., S. 222
**461** Katherine, Anne: Where to Draw the Line: How to Set Healthy Boundaries Every Day. Tantor Audio 2018, Kap. 6
**462** MacKenzie, Jackson: Keine Macht den Psychopathen, a.a.O., S. 132
**463** Sehrt, Nele: Liebe passiert, Beziehung ist Arbeit. München: Zabert Sandmann 2020, S. 84
**464** What's Working! With Callie … und Kyle: How to Avoid Dating a Narcissist – with Dr. Ramani: www.youtube.com/watch?v=3ska9CXcuI8
**465** DoctorRamani: Knowing this distinction will help protect you from lovebombing (being desired vs. being cherished): https://youtu.be/57YjayjC-9o
**466** Wardetzki, Bärbel: Narzissmus, Verführung und Macht, a.a.O., S. 106-107
**467** Ebd., S. 45 ff.
**468** Wardetzki, Bärbel: Eitle Liebe, a.a.O., S. 69–70
**469** Ebd., S. 67
**470** Bonelli, Raphael M.: Männlicher Narzissmus, a.a.O., S. 38
**471** Haller, Reinhard: Die Narzissmusfalle, a.a.O., S. 41
**472** DoctorRamani: https://www.youtube.com/c/DoctorRamani/featured
**473** Wardetzki, Bärbel: Eitle Liebe, a.a.O., S. 81
**474** TEDx TALKS: 4 Habits of ALL Successful Relationships | Dr. Andrea & Jonathan Taylor-Cummings | TEDxSquareMile: https://youtu.be/o4Y5Mr8rZ9A
**475** Brown, Brené: Entdecke deine innere Stärke, a.a.O., S. 47–48
**476** www.instagram.com/p/CRj4-4hHCdQ/
**477** Philipp Dittberner & Mary: Wolke 4: https://youtu.be/C9HL-2IhZKg
**478** DoctorRamani: Healthy vs. narcissistic relationships: https://youtu.be/o8U-32luCcvc
**479** Charf, Dami: Auch alte Wunden können heilen, a.a. O., S. 159
**480** Englisches Sprichwort
**481** MacKenzie, Jackson: Keine Macht den Psychopathen, a.a.O., S. 31

**482** DoctorRamani: Healthy vs. narcissistic relationships: https://youtu.be/o8U-321uCcvc & Wardetzki, Bärbel: Eitle Liebe, a.a.O., S. 148 & https://tealswan.com/resources/articles/intermittent-reinforcement-why-you-cant-leave-the-relationship-r210

**483** https://youtu.be/gh5VhaicC6g

# Stichwortregister